理学療法 MOOK 16

脳科学と理学療法

シリーズ編集　黒川　幸雄（埼玉医科大学）
　　　　　　　高橋　正明（群馬パース大学）
　　　　　　　鶴見　隆正（神奈川県立保健福祉大学）
責任編集　　　大西　秀明（新潟医療福祉大学）
　　　　　　　森岡　　周（畿央大学）

編集にあたって

　理学療法の対象となる疾患の一つとして中枢神経疾患があり，脳血管障害に起因する場合や神経退行変性による場合など，さまざまです．理学療法士は，どのような対象者に対しても最善の治療法を選択し，最大限のパフォーマンスの向上を可能な限り短期間で目指さなければなりません．そのため，経験に基づいた治療法の重要性を認めながらも，それら治療法の学術的根拠を時々刻々と追究していくことが責務であると考えます．

　本書はMOOKであり，雑誌（magazine）と書籍（book）を合わせた機能を有する媒体ですので，脳科学に関する最新のトピックスを扱うと同時に，可能な限り臨床にも直結できるように工夫しました．現代の脳科学は，主に分子，細胞，システム，行動，認知の領域から成り立ち，ミクロからマクロの総合科学として社会に貢献しています．第1章では脳科学の進歩と理学療法との関わりに触れ，第2章ではこうした脳科学のうち理学療法との接点が強い「記憶」「学習」「可塑性」「運動」に関連した観点から重要な知見をレビューしています．

　近年，非侵襲的な脳機能イメージング装置の普及に伴い，ヒトを対象とした運動制御・運動学習のメカニズムの解明が急激に進んでいます．今後，われわれ理学療法士も脳機能イメージング装置に接する機会や，関連する情報に接する機会が急激に増えてくると思われます．そのため，第3章ではさまざまな脳機能イメージング装置の概要を解説するとともに，各装置の特徴（利点・欠点）を明確にし，最新の研究について紹介しています．第4章では，脳科学の進歩に伴う理学療法の手段や方向性について提供していただく場として企画しました．おのおのの病態を解説するための脳科学をレビューし，新しい病態の捉え方および最近の介入成果についても論じています．

　どの章も最新の科学的知見が盛り込まれています．本書を通して，近年の脳科学の進歩に触れ，理学療法との接点および理学療法の未来について考える機会になれば嬉しい限りです．

　2009年2月吉日

大西秀明・森岡　周

目　次

第1章　脳科学の進歩と理学療法
1. 脳科学の進歩に期待するもの……………………………………黒川　幸雄，他・2
2. 脳科学の進歩と理学療法の接点─過去から現在……………………大西　秀明・6
3. 脳科学の進歩と理学療法の接点─現在から未来……………………森岡　周・14

第2章　脳科学の進歩：基礎編
1. 学習と記憶の神経科学………………………………………………坂本　年将・22
2. 運動が脳に引き起こす生理生化学的反応……………………………川中健太郎・34
3. 脳の可塑性……………………………………………………………石田　和人・41
4. 神経回路網の再編成…………………………………………………金子　文成・50
5. 大脳皮質における感覚情報処理と運動制御の神経基盤……………森岡　周・66
6. 身体像の生成と運動学習の脳内機構…………………………………内藤　栄一・81
7. 歩行における中枢神経機構…………………………………………冷水　誠・99

第3章　脳科学の進歩：研究編
1. fNIRS …………………………………………………………………三原　雅史，他・116
2. fMRI ……………………………………………………………………村上　仁之・123
3. PET ……………………………………………………………………藤本　敏彦，他・130
4. MEG ……………………………………………………………………大西　秀明・138
5. TMS ……………………………………………………………………菅原　憲一・147

第4章　脳科学の進歩：臨床編
1. 臨床導入としての認知理論…………………………………………香川　真二・156
2. 臨床導入としての運動学習理論……………………………………久保　雅義・164
3. 臨床導入としての運動イメージ……………………………………高取　克彦・172
4. 片麻痺の脳科学と臨床………………………………………………松尾　篤・182
5. 失調症の脳科学と臨床………………………………………………越智　亮・193
6. 失行症の脳科学と臨床………………………………………………信迫　悟志・203
7. 半側空間無視の脳科学と臨床………………………………………富永　孝紀・216
8. パーキンソン病の脳科学と臨床……………………………………松尾　善美，他・224
9. 痛みの脳科学と臨床…………………………………………………前岡　浩，他・234

第 1 章
脳科学の進歩と理学療法

脳科学の進歩に触れ,理学療法と脳科学の接点および理学療法の未来について考える.

1. 脳科学の進歩に期待するもの
2. 脳科学の進歩と理学療法の接点
　　―過去から現在
3. 脳科学の進歩と理学療法の接点
　　―現在から未来

1 脳科学の進歩に期待するもの

黒川幸雄* 高倉保幸*

◆ Key Questions ◆
1. これからの理学療法に期待するもの
2. 理学療法の立場から脳科学に期待するもの

I. はじめに

今日のような生命科学と科学技術の著しい進展の基には，情報技術（IT：information technology）の著しい進歩を見逃せない．また学問それぞれの固有の歴史，研究成果，知識技術の蓄積が基盤を形成し，そこにITによるエネルギーが加わり飛躍的な進歩をもたらしてきたことは論をまたない．医科学のコペルニクス的転回を生み出す力も社会に備わった科学技術の蓄積基盤と21世紀初頭に飛躍したIT化とが強力に結びついてでき上がったものである．したがって，基盤研究を重視した戦略的な計画が重要になってくる．

理学療法士としては，読み解かれた脳の機能を理学療法という領域に活用可能な情報として取り込む時間が必要である．臨床理学療法の領域に脳科学が応用されるには，臨床家の努力が重要である．理学療法が課題とする運動障害の回復には，脳科学が広く深く関わり合っていることは想像に難くない．脳科学の発展が，仏の手のような寛容で柔和な手として理学療法に差しのべてくれるかは確かではない．

* Yukio KUROKAWA, Yasuyuki TAKAKURA/埼玉医科大学保健医療学部理学療法学科

II. これからの理学療法に期待するもの

理学療法は，1965（昭和40）年に法律第137号で「理学療法とは，身体に障害のある者に対し，主としてその基本的動作能力の回復を図るため，治療体操その他の運動を行わせ，及び……」と定義された．定義の要点は，「運動」の障害を改善するために主に「運動」を手段として用いて，障害の回復を図るとしている．ここではあまりにも無垢に運動との関係性を表現しており，それゆえ43年にもわたってこの定義を変えることなく継続して使用してきたため，普遍性を醸し出している．

「運動」を正しく行うためには感覚受容器，脊髄，求心性伝導路，大脳基底核，辺縁系，感覚野，運動野，大脳皮質連合野，小脳，遠心性伝導路，脊髄，効果器，以上のような諸要素を選択的複合的にシステム化して，まとまりのある運動にしている．人の運動は，環境条件と高次機能を統合して繰り出されるフィードフォワードに対するフィードバックシステムによって成り立っている．神経系の末梢システムと中枢システムの関係は協調し，統合され粗大運動から巧緻動作に至るまで，洗練されたものとなって

表 1　理学療法と脳科学との関係

1. ブラックボックス化
   - 理学療法の創成期から発展途上期には都合がよい
   - 臨床の現状を肯定するにはよい
2. 脳機能の病態と仮説論
   - CT，MRI などを使った病態把握と治療上の仮説
3. 中枢神経障害における機能回復のメカニズム
   - 回復のメカニズム
   - ファシリテーション理論の説明
   - 適切な運動を繰り返すことが重要
4. ヒトを対象とした脳機能評価法の技術進歩
   - 脳細胞活動の計測：電気活動（脳波），磁界計測（脳磁図）
   - 脳細胞活動に伴う血液反応：fMRI[*1]，PET[*2]，fNIRS[*3]
   - 大脳皮質刺激：経頭蓋磁気刺激，経頭蓋直流電気刺激
5. これからの理学療法に期待するもの―運動療法効果を脳科学的視点から説明
   - 運動の効果を脳科学的に証明
   - 臨床的に脳機能計測を応用する
   - 意欲・動機・認知機能・言語などと関係づけた運動発現メカニズムの解明

[*1]：機能的核磁気共鳴断層撮影（fMRI：functional magnetic resonance imaging）
[*2]：陽電子放射断層撮影，ポジトロン断層法（PET：positron emission tomography）
[*3]：近赤外線分光法（NIRS：functional near-infrared spectroscopy）

いる．厳しく修練された運動は，美の最高傑作として，芸術的な創造物ともなる．

理学療法は，対象とする障害を有した人間に対してその運動の障害を評価し，その運動，動作，行為，技術などの問題分析を行い，仮説をたてて治療に至ってきた．また，脳の障害部位は観察されるが，治療的な意味に活用されるまでには至らず，中枢システムの部分をブラックボックス化して，仮説作業と結果を結びつけてきた．すなわち理論と実践の帳尻り合わせを行ってきた．

表1は，「理学療法と脳科学との関係」についてアウトラインの流れを提示したものである．初期のころから今日に至るまで大勢としてはブラックボックス化することで理学療法はその根拠を明確にせずになんとかこられた．しかし，これからは理学療法効果の検証が求められ，症候学的理解から治療病態への適用基準の判断理解に踏み込んで検証される必要性があり，脳科学の知見の活用は，治療上非常に重要である．

理学療法は，脳科学の動きにもっと敏感でよいだろう．それにはまず理学療法の教育から見直されなければならない．脳の解剖学，脳の生理学，臨床神経系の内科学・外科学，あるいは運動学など，基礎に重きをおく教育課程が重要である．最近の理学療法教育は基礎の部分を軽視していないか．指定規則の改定の時期にもかかるこの時期にあらためて検証する意義がある．

理学療法の進歩は十年一日のようであり，今は脳科学の進歩が一日十年のごとく素早い感がある．運動を行うことによる身体能力の改善には，脳のどの部分が関与し，変化を期待する刺激レベルはいかにあるべきか，強く影響を与える因子は何かを追究していく必要がある．また，それらの解明には多くの人と時間，研究予算，臨床的課題が必要であり，問題指向型の探求が重要になってくる．

Ⅲ．理学療法の立場から脳科学に期待するもの

1．理学療法士の目標は「できるADL」から「しているADL」へ

理学療法士は日常生活活動（ADL：activities

of daily living）の基礎となる基本動作能力の回復が主たる業務として発展してきたが，近年ではリハビリテーション実施計画書で，いわゆる「できるADL」と「しているADL」が書き込まれるようになったことからも明らかなように，単に能力としての日常生活活動だけではなく，「できるADL」と「しているADL」の差を少なくすること，すなわち実際の日常生活活動に焦点をあてた理学療法を実施することが強く求められるようになってきている．

2．脳科学を発展させることで確立できる理学療法士の専門性

「できるADL」と「しているADL」に差がある場合，その差の解消が大切であることが強くいわれているにもかかわらず，差の原因を追究しようとする学問は未発展であるように思う．「できるADL」としての能力があるにもかかわらず，「しているADL」に結びつかないのはどうしてであろうか．思いつくままに考えられる理由をあげてみると，「自信がない」「必要性を感じていない」「面倒である」「習慣がない」「実行する意義をみつけられない」などといったものが考えられる．ほかにもまだまだあるであろうが，これらを考えてみると，そこには「感情」や「理解（認知）」「計画性（遂行機能）」といった人間の脳機能が関与している場合が多いように思う．

歴史的にみると，理学療法士の養成校における教育では，関節可動域や筋力，知覚，随意性，協調性，疼痛などといった生物学的な身体機能と基本動作やADLなどの活動性を個別に評価し，活動と身体機能の関係を考察することで活動能力を向上させるのに必要な身体機能を選択し，そのための理学療法プログラムを立案する方法が教育されてきた．しかし，これからの理学療法士は能力と身体機能の関係を明らかにするだけでなく，「できるADL」と「しているADL」の差を少なくするために，脳の機能を科学的に明らかにしていく必要があると思う．そうすることで，活動の一面である「できるADL」といった「能力」だけではなく，「しているADL」を含めたトータルな意味での「活動」と身体機能に脳の機能を加えた「心身機能」をみることのできる専門職として理学療法士が広く社会に認められるのではないかと思う．

3．脳の働きを考えることで広がる理学療法

「できるADL」と「しているADL」を例に，脳科学の必要性を述べてきたが，もちろん脳科学が必要な理由はそれだけではない．理学療法士の対象疾患では最も対象数の多い脳血管障害では，脳の損傷部位とその部位の脳機能とが明らかになることで，より科学的な予測に基づく理学療法が可能となるであろう．近年の脳機能の研究では，麻酔学や全身管理技術の発展などが組み合わさって覚醒下手術が行われるようになっている．覚醒下手術では，脳機能イメージング装置を用いて大脳皮質に電気刺激を加えることで，脳機能の局在が明らかとなってきている．言語中枢としてよく知られるブローカ野やウェルニッケ野に電気刺激を加え，一時的に皮質機能を停止させるとどちらも言語停止をきたす．さらには，聴覚理解障害はウェルニッケ野近傍の刺激で誘発されるばかりではなく，ブローカ野近傍の刺激でも誘発される症例がみられるという[1]．このことはブローカ野周辺領域でも聴覚障害の可能性を考える必要があると考えることができる．失行の責任病巣では，歴史的にはLiepmann[2]によるものがよく知られ，頭頂葉から後頭葉にかけての広範囲な皮質が失行の責任病巣として示されてきた．しかし，最近の覚醒下手術による研究では，左5野近傍の刺激で肢節運動失行，観念運動失行が縁上回・角回電気刺激で誘発されるなど，いずれも5～10 mmというかなり限局した大脳皮質の電気刺激で再現されることが明らかとなっている．

このような情報は，画像からより正確な機能予測を可能にさせ，予測に基づく効果的なリハビリテーション計画の立案につながるものと考えられる．

　筋・骨格系の理学療法でも脳機能の研究の貢献が期待できる．筋力や関節可動域は十分であるにもかかわらず，松葉杖が使えない人がいることは経験的に理解できるであろう．このような人を，一般には「運動神経が鈍い」などといった表現をすることもあるが，この「運動神経」は生理学用語でいう知覚神経と対になる運動神経ではなく，運動制御や運動学習に関わる中枢神経系のことであり，脳の機能が強く関与していると考えることができる．脳機能が明らかとなることで，このような人に対する効果的な学習方法も確立されてくることが期待できる．四肢の疼痛に関しても，脳の機能が関与していることはよく知られている．疼痛が残存する人は，疼痛が脳で知覚された後に，その情報が消去されていない状態であると考えることができる．疼痛情報を消去・抑制するメカニズムと部位が明らかとなれば，抑制部位を促通するような理学療法も考案できるかもしれない．

　脳機能の研究は大きな発展がみられているとはいえ，脳機能はまだまだ謎に包まれている．今後，多くの脳機能が明らかとなるにつれ，予想もしていなかったような発見がみられる可能性は十分にある．理学療法士も脳機能の研究に遅れることなく，積極的に情報を集め，あるいは積極的に関わる中で，理学療法に有益な脳機能の解明に努めていくことを多くの理学療法士に期待したい．

文　献

1) 板倉　徹，西林宏起，中尾直之：覚醒下手術からみた高次脳機能障害．高次脳機能研究　**28**：156-162，2008
2) Liepmann H：Apraxie. *Ergeb Ges Med*　**1**：516-543, 1920

2 脳科学の進歩と理学療法の接点
―過去から現在

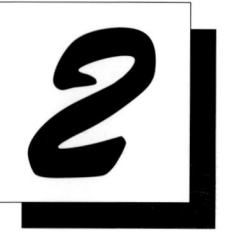

大西秀明*

> ◆ Key Questions ◆
> 1. 今までの脳研究について
> 2. 大脳皮質運動関連領野の機能はどこまでわかっているのか
> 3. 理学療法に希望を与えている脳科学研究とは

I. 古代から19世紀までの脳研究

脳研究の起源は紀元前にさかのぼり，その構造と機能について議論されている．古代解剖学者のガレノス（紀元129〜199年）は，豚と牛を使って脳の解剖を行い，頭蓋内の血管構造と脳室の存在を調べ，脳室で「霊魂・精気」が生産されると考えた[1]．また，ガレノスは運動神経と感覚神経を認め，運動神経と小脳，感覚神経と大脳とが関連しているとも考えていた[1,2]．古代では脳室が脳機能の中心であり，3つの脳室（側脳室を一つとして定めていた）で想像力，判断力，理性，思考，運動，記憶を支配していると考え，16世紀ごろまで受け入れられていた．

16世紀になり脳解剖学の図譜が詳細に示されるようになったが，まだ脳室が脳機能の中心的な役割と考えられていた．17世紀に入ってトーマス・ウィリスが大脳皮質に特定の機能があるとの考えを提唱した．ウィリスは脳機能の脳室局在論を終わらせ，線条体，脳梁，大脳皮質の3つの領域が感覚，想像，記憶を仲介しているとした[1]．18世紀後半から19世紀にかけて脳溝・脳回の研究が急速に発展し，脳回の形態が明らかにされるにつれ，しだいに脳機能の局在に研究の対象が移行してきた．

19世紀後半から20世紀前半に大脳皮質局在論が発展し，グスタフ・フリッチュ（1838〜1927）とエドワルド・ヒッツィヒ（1838〜1907）は犬の脳を露出し，電気刺激を用いて刺激すると反対側の肢が運動することを実験的に証明している[1,2]．その後，デービット・フェアリー（1843〜1928）やチャーチル・シェリントン（1857〜1952）らがサルやオランウータンなどの動物を対象として大脳皮質の機能局在を追究し，大脳中心溝の前方を刺激すると運動が起こることと，刺激する場所によって出現する運動が限定されていることを証明した[1,3]．また，コルビニアン・ブロードマン（1868〜1918）は細胞構築学的に大脳皮質を詳細に区分けし，現在の脳科学の基礎を作成している（図1）．さらに20世紀前半には，ワイルダー・ペンフィールド（1891〜1976）らによってヒトを対象とした詳細な大脳機能局在について報告された．

ペンフィールドは現在の脳科学の発展に大きく貢献した研究者の一人である．ヒトを対象として，意識のはっきりしているてんかん患者の手術中に大脳皮質に直接電気刺激を行い，大脳皮質局在の解明に関して大きく貢献した．ペン

---

* Hideaki ONISHI／新潟医療福祉大学医療技術学部

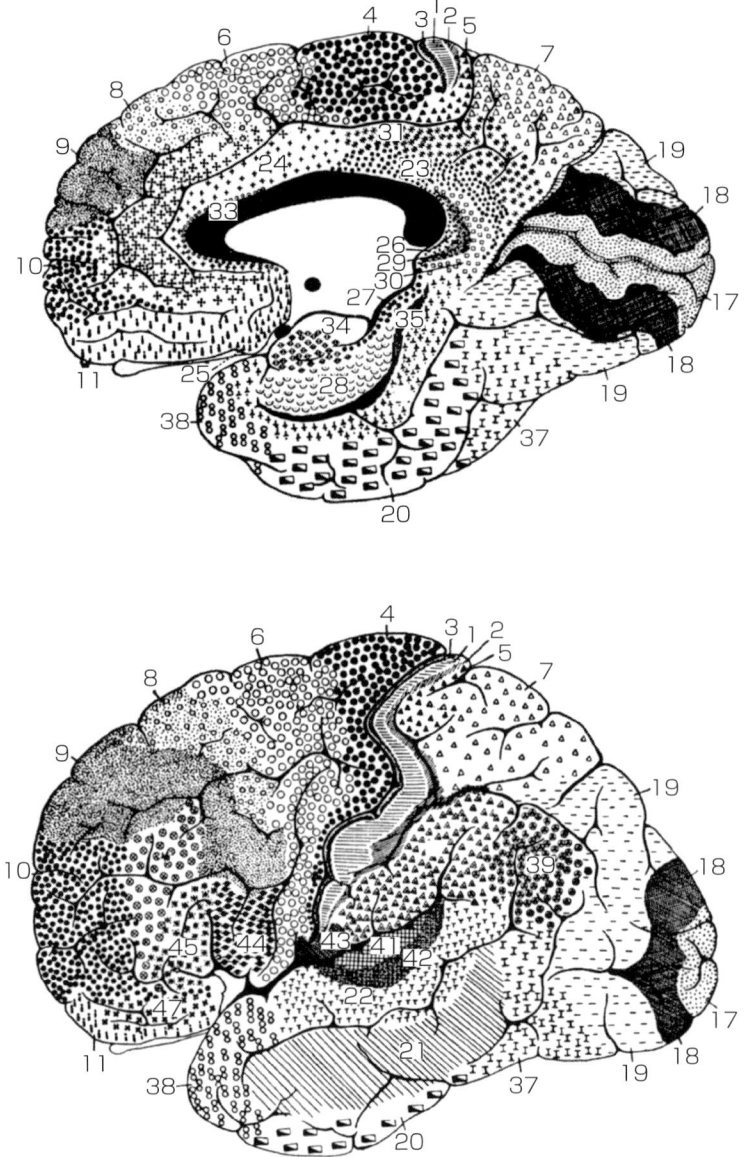

図1 ブロードマンによる大脳皮質の区分

フィールドの成果で最もよく知られているのが，一次体性感覚野および一次運動野の体部位局在である（**図2**）．しかし，彼の成果はそれだけではなく，補足運動野や言語野についても報告している．また，側頭葉の刺激により体験的な錯覚が生じ，側頭葉で記憶が蓄えられている可能性を示唆している[1,2]．ペンフィールドの研究に対して，てんかんという大脳皮質の興奮性が高まっている患者に見い出されているのであり，必ずしも正確ではないという批判的な論評もあったようだが，ペンフィールドの研究がその後の脳科学の発展に大きく寄与していることは明らかである．

19世紀の大脳機能局在論に対しても反局在論者がいた．神経細胞間の結合は膨大なために，機能局在を求めるのは意味がないというの

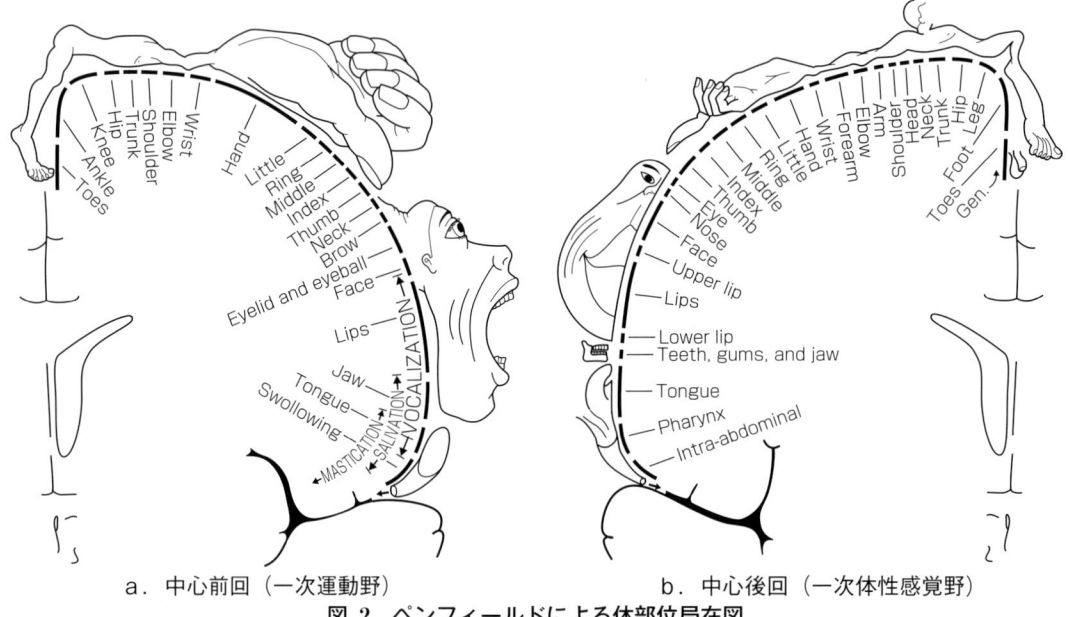

a．中心前回（一次運動野）　　　　　b．中心後回（一次体性感覚野）
図2　ペンフィールドによる体部位局在図

である．カール・ラシュリィー（1890〜1958）は，ネズミの学習能力の実験から，損傷されていない皮質領野が他の皮質機能を遂行する能力があるという大脳の「等潜能性理論」をたてた．しかしその後，多くの臨床データが報告されるにつれ，「全体の等能性」という理論から「領域別の等能性」の理論に改められている[1]．局在論も反局在論も相対するものでなく，お互いが補足し合っており，比較的単純な機能については特定の局在があり，複雑な行動は広範囲な領域が活用されていると考えられる．

II．大脳皮質運動関連領野の機能について

20世紀に入り急激に科学が進歩した．生理学的な実験手法の確立とともに，大脳皮質の運動関連領野の研究も盛んになり，一次運動野だけでなく運動前野，補足運動野，前補足運動野，帯状皮質運動野など，運動に関連する大脳皮質領野について明らかにされてきた．一次運動野以外の運動野（運動前野，補足運動野，前補足運動野，帯状皮質運動野）を高次運動野という．高次運動野は運動の発現・調節のための情報入力と運動出力の橋渡しをしているようなものと考えられる[3]．

一次運動野は中心前回に位置しブロードマンの4野にあたる．ペンフィールドが示したように，一次運動野には体部位局在があり（**図2a**），内側から外側に向けて下肢，体幹，手，顔の順に支配部位が配列されている．一次運動野からの出力は脊髄だけでなく，大脳皮質の他の部分（感覚野や高次運動野）や大脳基底核，視床，中脳，橋，延髄にも出力している．一次運動野の1個の細胞は脊髄の多数の細胞を支配し，脊髄前角細胞に直接信号を送ると同時に介在細胞にも出力を送りその活動を調節する．また，1個の前角細胞は複数の一次運動野の細胞とシナプス結合している．一次運動野への入力は，補足運動野，運動前野，帯状皮質運動野と体性感覚野の2野と5野から送られる[3]．一次運動野の活動と運動により発生する力の大きさの関係を調べた研究によると，両者には直線的な関係が示されている[4]．

運動前野はブロードマンの6野の外側部分に相当し，背側と腹側の2つの領域に分けられる．運動前野は感覚・認知情報に基づく動作の企画や準備における役割が主と考えられている[5]．運動前野からの出力は，一次運動野へ向かうものが主であるが，補足運動野や帯状皮質運動野，大脳基底核，視床，脊髄にも送られる．入力は頭頂葉からのものが主であり，背側運動前野には上頭頂小葉（5野）から強い入力を受け，腹側運動前野は頭頂連合野の後部領域から強い入力を受ける．Kurataら[6]はサルの腹側運動前野を不活性化すると，視覚刺激に応じた運動の学習を阻害するが，背側運動前野を不活性化した場合にはそのような減少はみられなかったとしている．背側運動前野は，運動を開始する前の待機時[7]や感覚情報と動作の連合時に必要であり[3]，腹側運動前野は視覚情報として捉えた目標物に腕を伸ばす際に強く活動することから，物体を認知して動作につなげる過程で重要なようである[3]．

補足運動野は，ブロードマンの6野の内側部分に相当する．ペンフィールドがはじめて報告した時には補足運動野は一つであったが，近年になり2つの領域に分けられ，当初の補足運動野の前方部分を前補足運動野，後方部分を補足運動野と呼んで区別している．補足運動野からは一次運動野や脊髄へ出力するが，前補足運動野からは一次運動野や脊髄への直接の出力はない．補足運動野は運動の時間的順序を制御していると考えられている[8,9]．また，単純な動作よりも複雑な動作時に強く活動することも報告されている[10]．前補足運動野はなんらかの情報に基づいて動作を企画する際や新たな動作パターンをつくる際に重要と考えられる[10]．また，脳機能イメージング研究では，自発的な運動を行う際に前補足運動野が強く活動するとの報告や[11]，運動をイメージした際にも補足運動野が活動するとの報告もある[12]．

帯状皮質運動野は，他の運動野に比べて最も遅くに発見された運動関連領野であり，帯状回のすぐ上に位置する帯状溝に埋もれている．帯状皮質運動野は，大脳辺縁系の広範囲と前頭前野，側頭連合野，頭頂連合野からの入力を受けており，帯状回と密接に関係している[3]．一次運動野や他の高次運動野および脊髄に出力している．帯状皮質運動野は，報酬に関する情報に基づいた動作の随意的選択過程に強く活動することが明らかになっている[13]．

III. 理学療法に希望を与えている脳科学研究とは

脳損傷後に理学療法を行うことにより動作パフォーマンスが向上するが，動作パフォーマンスの向上が何に起因しているのか，また運動が脳組織にどのような影響を及ぼしているのかをわれわれ理学療法士は検証していく必要がある．すべての脳研究が理学療法に希望を与えてくれるが，①脳損傷後に脳内で新たなネットワークが構築されるか，②一次運動野の部分損傷後に体部位局在が再構築されるか，③再構築された体部位局在に応じて運動機能も改善するか，という研究は特に理学療法に大きな希望をもたらしてくれるのではないだろうか．

Nudoら[14〜19]の一連の研究は理学療法に大きな希望を与えてくれている．彼らは，霊長類であるリスザルを対象にして，一次運動野を人工的に損傷させた後の脳組織の再編成をていねいに検証している．

例えば，一次運動野を損傷させた後，運動前野腹側部と一次体性感覚野の1野，2野のネットワークが新たに構築されることを示した（図3）[15]．すなわち，一次運動野損傷前は，一次運動野と一次体性感覚野，一次運動野と腹側運動前野との間に強いネットワークがあるが，腹側運動前野と1野・2野のネットワークは認められない．しかし，一次運動野を損傷させた後，腹側運動前野と1野・2野のネットワークが

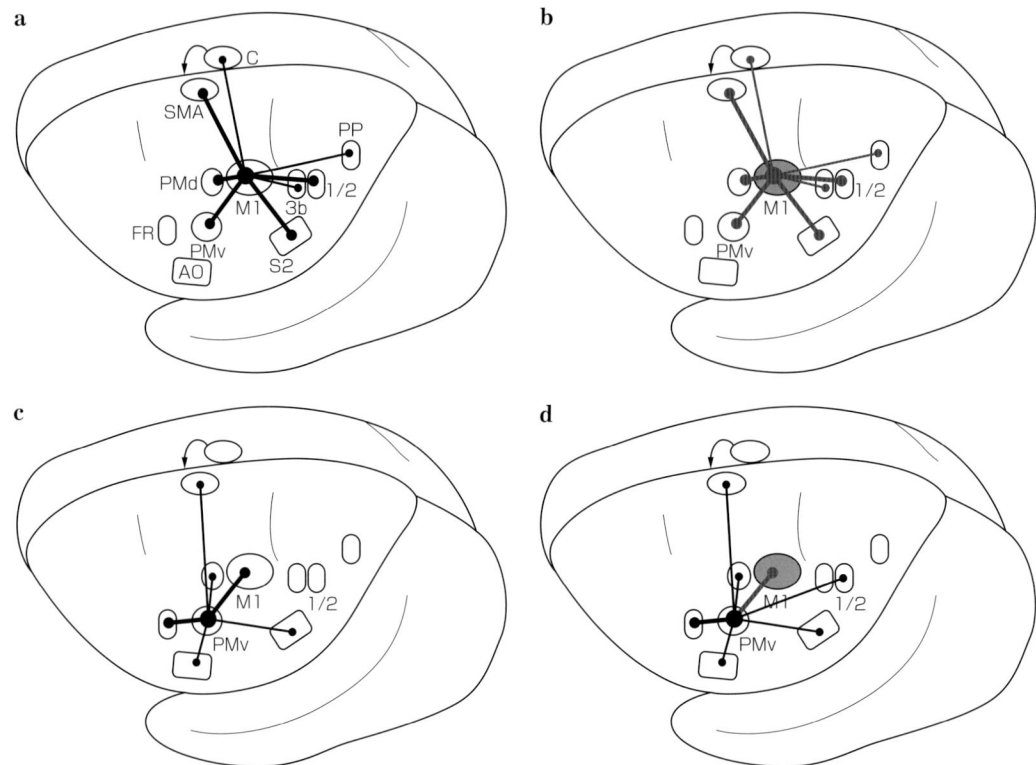

図3 一次運動野損傷前後の皮質間ネットワーク（文献15）より一部改変引用）
a．一次運動野損傷前の一次運動野（M1）のネットワーク．補足運動野（SMA），腹側運動前野（PMv），背側運動前野（PMd），一次体性感覚野の1野・2野（1/2），二次体性感覚野（S2）と強い接続があり，帯状皮質運動野（C），一次体性感覚野3b野（3b），後頭頂葉（PP）とも弱い結合がある
b．一次運動野損傷後，5カ月経過時のM1のネットワーク．損傷前に認められた一次運動野の連結はもはや存在しない
c．一次運動野損傷前のPMvのネットワーク．M1および前頭葉（FR）と強いネットワークがあり，FR，SMA，PMd，前頭弁蓋（AO），S2とも弱い結合がある
d．一次運動野損傷後，5カ月経過時のPMvのネットワーク．PMvとM1の連結がなくなり，PMvの1/2とのネットワークが新たに構築される

認められる[14,15]．このことは，脳損傷後に大脳皮質で皮質感ネットワークの再構築が認められることを示している．

また，一次運動野の手指領域を部分的に損傷させた後，自然治癒のみの場合とリハビリテーションを行った場合の一次運動野の体部位局在が異なることを明らかにしている**図4**[17]．手指領域の部分損傷後，自然回復の場合は残存している本来の手指領域は小さくなり，肩や肘の領域が大きくなる（**図4b**）．しかし，麻痺手指を動かさないといけない状況をつくり，強制的に運動を実施させると，手指領域が大きくなり，肩や肘の領域は大きくならないということを示している（**図4c**）[16,17]．この結果は適切な運動を行うことにより，一次運動野において機能局在の再構築がみられることを示している．

Nudoらはトレーニングをする際，リスザルが非麻痺側の手を使わないように非麻痺側を固定するためのジャケットを装着させ，麻痺側のみで餌をとるようにしてトレーニングを行っている．一次運動野を損傷させた後，1個の餌をとる際の指の屈曲回数を数えると，自然回復の

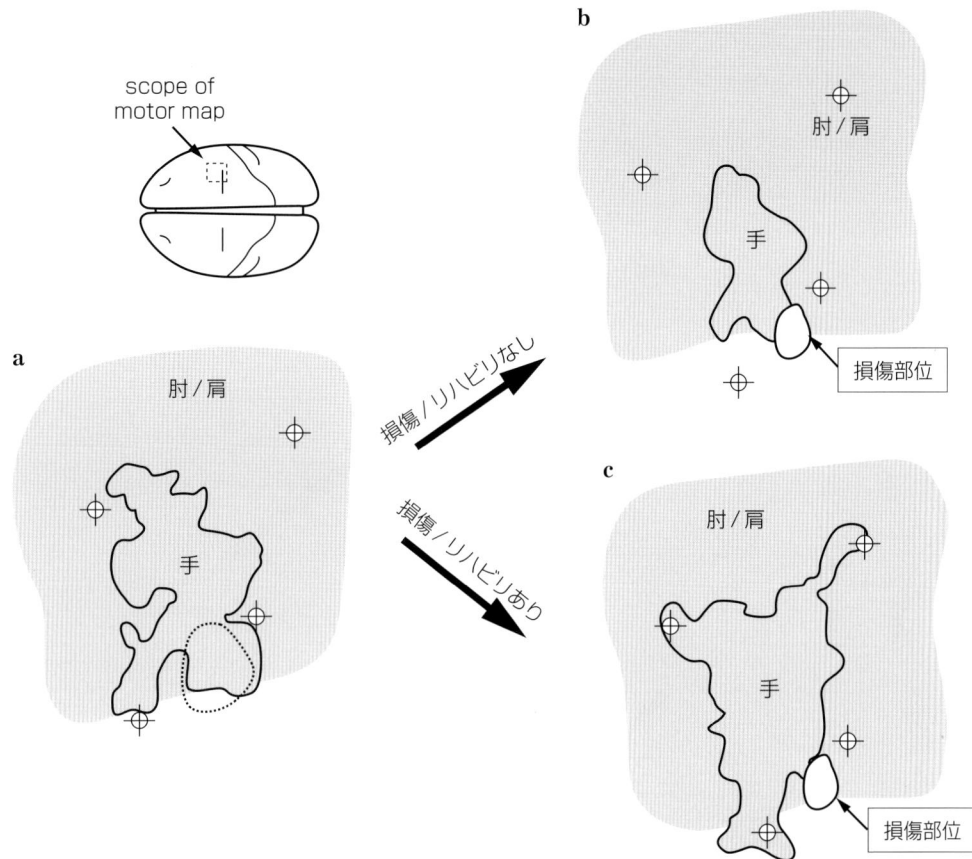

図 4 一次運動野手指領域の部分損傷後の一次運動野手指・肘・肩の体部位局在の変化（文献17）より一部改変引用）
a．一次運動野損傷前の一次運動野手指・肘・肩領域の体部位局在．破線で囲まれた部分は損傷させる部位を示している
b．一次運動野手指領域の部分損傷後，自然回復時の手指・肘・肩領域体部位局在．手指領域は小さくなり，肘・肩領域が広がっている．損傷部位は小さくなって変成している
c．一次運動野手指領域の部分損傷後，手指を強制的に運動させた場合の手指・肘・肩領域の体部位局在．手の領域が拡大している

状態では4.3～7.14回であったのが，強制的に手指の運動を行わせると1.64回に減少したと報告している（損傷前は2.44回である）[18]．この結果は，強制的に手指運動を行うことにより指をうまく使えるようになったことを示しており，一次運動野の再組織化に伴い運動機能面でも改善が認められることを意味している．

先述のように適切な運動を行うことによって，大脳皮質レベルでの再組織化が認められ，運動機能も向上することが実験的に証明されている．また，大脳皮質の神経細胞レベルにおいても，軸索数の増大，スパイン密度の増加，シナプス有孔数の増加や複合シナプスボタンの増加が認められることが報告されている（**図5**）[19]．

文　献

1) Clarke E, Dewhurst K（著），松下正明（訳）：図説脳の歴史―絵で見る大脳局在論の歴史．木村書店，1984

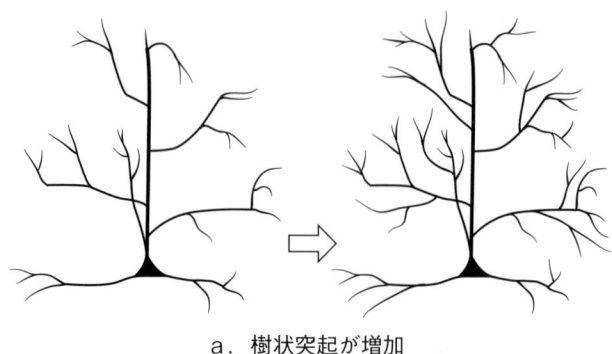

a．樹状突起が増加

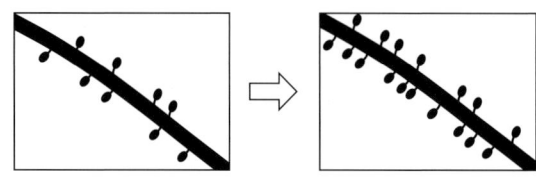

b．スパイン数が増加

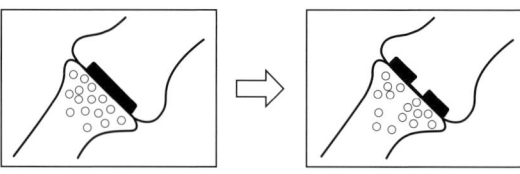

c．シナプス有孔が増加

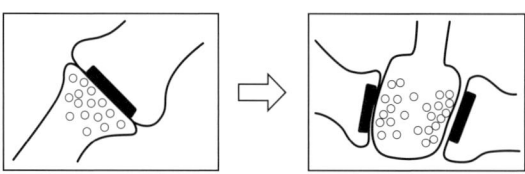

d．複合シナプスボタンの増加

図5　ラットの運動学習時の神経組織の変化（文献18）より一部改変引用）

2) Bear MF, Paradiso MA, Connors BW（著），加藤宏司，他（訳）：神経科学―脳の探求．西村書店，2007
3) 丹治　順：ブレインサイエンス・シリーズ　脳と運動―アクションを実行させる脳．共立出版，2001
4) Evarts EV：Relation of pyramidal tract activity to force exerted during voluntary movement. *J Neurophysiol* **31**：14-27, 1968
5) 伊藤正男，金沢一郎（監）：脳神経科学．三輪書店，2003
6) Kurata K, Hoshi E：Reacquisition deficits in prism adaptation after muscimol microinjection into the ventral premotor cortex of monkeys. *J Neurophysiol* **81**：1927-1938, 1999
7) Wise SP：The primate premotor cortex：past, present, and preparatory. *Annu Rev Neurosci* **8**：1-19, 1985
8) Mushiake H, Inase M, Tanji J：Neuronal activity in the primate premotor, supplementary, and precentral motor cortex during visually guided and internally determined sequential movement. *J Neurophysiol* **66**：705-718, 1991
9) Shima K, Tanji J：Neuronal activity in the supplementary and presupplementary motor areas for temporal organization of

multiple movements. *J Neurophysiol* **84**: 2148-2160, 2000
10) Picard N, Strick PL: Motor areas of medial wall: a review of their location and functional activation. *Cereb Cortex* **6**: 342-353, 1996
11) Lau HC, Rogers RD, Haggard P, et al: Attention to intention. *Science* **303**: 1208-1210, 2004
12) Miyai I, Tanabe HC, Sase I, et al: Cortical mapping of gait in humans: a near-infrared spectroscopic topography study. *Neuroimage* **14**: 1186-1192, 2001
13) Shima K, Tanji J: Role for cingulate motor area cells in voluntary movement selection based on reward. *Science* **282**: 1335-1338, 1998
14) Dancause N, Barbay S, Frost SB, et al: Extensive cortical rewiring after brain injury. *J Neurosci* **25**: 10167-10179, 2005
15) Nudo RJ: Postinfarct cortical plasticity and behavioral recovery. *Stroke* **38**: 840-845, 2007
16) Nudo RJ, Wise BM, SiFuentes F, et al: Neural substrates for the effects of rehabilitative training on motor recovery after ischemic infarct. *Science* **272**: 1791-1794, 1996
17) Nudo RJ: Remodeling of cortical motor representations after stroke: implications for recovery from brain damage. *Mol Psychiatry* **2**: 188-191, 1997
18) Barbay S, Plautz EJ, Friel KM, et al: Behavioral and neurophysiological effects of delayed training following a small ischemic infarct in primary motor cortex of squirrel monkeys. *Exp Brain Res* **169**: 106-116, 2006
19) Nudo RJ, Plautz EJ, Frost SB, et al: Role of adaptive plasticity in recovery of function after damage to motor cortex. *Muscle Nerve* **24**: 1000-1019, 2001

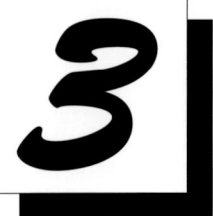

脳科学の進歩と理学療法の接点
—現在から未来

森岡　周*

◆ Key Questions ◆
1．現在の脳科学のトピックは
2．これから解明されるべき脳の機能は
3．リハビリテーションに応用される近未来の脳科学成果は

I．はじめに

　脳科学は認知，思考，行動，学習，情動，意識などのメカニズムを解明することを目指した学際的な学問体系であり，分子・細胞から心・自意識までを取り扱う．脳は約1,000億もの数多くの神経細胞（neuron）から構成される巨大な情報処理器官であり，これら神経細胞の複雑なネットワークによって，人間らしさの象徴である知性や美意識が生まれると考えられている．脳はヒトが人間らしく生きるための根幹をなす器官であり，その機能の解明は急速に進んでいる．しかしながら，現在までに感覚，運動，情動，記憶などの解明が進む一方で，高次認知，言語，知性，意識の解明は依然として端緒についたばかりといっても過言ではなく，本質的には魚類，爬虫類，鳥類，旧哺乳類（ネズミやネコなど）の脳の解明でしかないともいえる．ポール・マクリーン（1913〜2007）による脳の三位一体仮説[1]（図1）における新哺乳類脳ならびに3層の壮大な神経ネットワークの解明は，神経細胞の数，そしてその細胞同士のシナプス結合によるパターンの詳細な解析を待たなければならず，その証明は空間的にも時間的にも宇宙の解明に匹敵すると考えられている[2]．

　しかしながら，そう嘆いても始まらない．サルを対象にした霊長類研究や，ヒトを対象にした脳機能イメージング研究によって，おおいに脳科学が発展したのも事実である．なかでもリハビリテーションに勇気を与えた成果は，自己の身体経験によって神経細胞の活動が変わるという神経可塑性がサルやヒトを対象に明らかにされたことである．

　ここではリハビリテーションにおいて重要な現在の脳科学のトピックとして，損傷脳における神経再編成，これから解明されるべき「環境-身体-脳」の相互作用から生まれる人間の行為システム，そして近未来社会への応用が示唆されている脳と機械をつなぐインターフェース研究について紹介したい．

II．脳の中の身体地図の再編成

　Jenkinsら[3]はサルに指を回転させることができる溝つき円盤に触れさせる課題を数カ月にわたって行った後に一次体性感覚野の神経細胞の活動を記録した．すると円盤に触れていた指の領域が拡大することがわかった．一方，Nudoら[4]はサルに前肢を使う運動課題を訓練し，

---

* Shu MORIOKA／畿央大学健康科学部理学療法学科

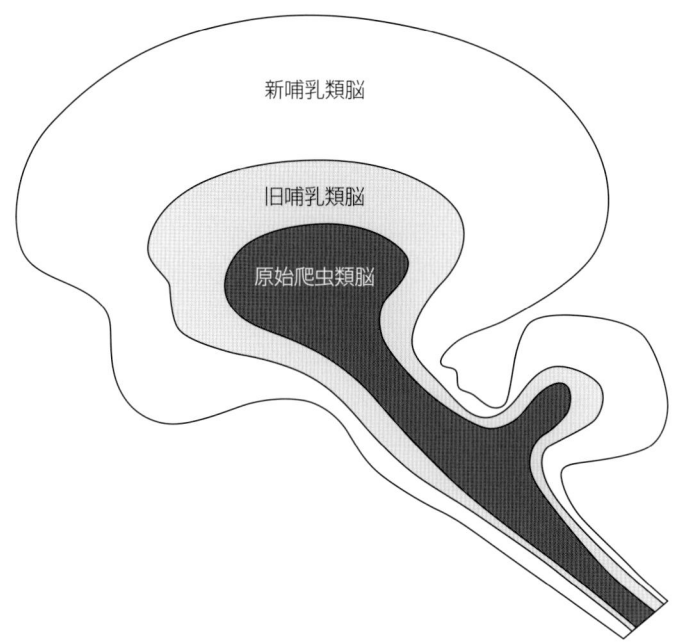

図1　ポール・マクリーンによる三位一体モデル

皮質内微小刺激法で訓練前後の一次運動野の再現部位を調査した結果，指を主に使用する運動課題では指を支配する領域の拡大がみられ，前腕を使う運動課題では訓練によって前腕の領域が拡大することを明らかにした．これらの結果は，感覚野および運動野の身体部位再現が再編成することを示している．また，使用すれば拡大するが，使用頻度が減少すると，再現部位の領域が縮小することも明らかになっている．この視点から「学習された不使用（learned non-use）」という用語も生まれた．身体受容器からの入力が脳で情報化されないと，脳はその領域を縮小し，情報化できる領域を拡大するといった相対的な可塑的変化を起こす．特にその変化は大脳皮質で著しく，この相対的な変化は自己組織化（self-organization）に基づく脳の可塑性と考えられている．

一連の神経可塑性研究から，一次体性感覚野の神経細胞活動は注意機能によって変化することが明らかにされ，単純に感覚入力を与えても感覚野の地図の再組織化は起こらず，注意を向けることによって再組織化が起こることが明らかにされている[5]．継続される感覚入力のみで神経可塑性が起こるのではなく，その可塑性は刻々と変化する個人の意識経験に影響を受ける．すなわち，ボトムアップ処理のみではなく，経験に基づくトップダウン処理と双方向に関係づけられることで情報化されると考えられている．したがって，セラピストの一方向的な感覚刺激のみで学習されるというわけではなく，患者自らの注意機能と双方向の神経ネットワークが構築されることで学習が生まれると考えられる．

Ⅲ．脳損傷後の機能再編成

今日，脳機能イメージング技術の開発によって，ヒトの脳において損傷後の神経ネットワークが可塑的に変化することが数多く明らかにされている．脳損傷後の神経機能回復は局所性変化と脳神経系の再組織化に分けられる．局所性変化は脳浮腫，ペナンブラ，ディアスキシスの改善のことである．一方，脳神経系の再組織化

は神経伝達物質の変化,潜在神経細胞の顕在化,代償性経路の開発,シナプス可塑性に基づく神経ネットワークの再構築のことである.

脳損傷後の運動機能回復に伴い,身体運動と同側の運動関連領野の活動,あるいは損傷部に隣接する運動関連領野の活動増加により,機能再編成が起こることが脳機能イメージング研究によって明らかにされている.Chollet ら[6]は陽電子断層撮影法（PET：positron emission tomography）を用いて脳梗塞患者の回復過程をみたところ,麻痺側手指対立運動時において両側の小脳,運動前野,下頭頂葉,感覚運動野が賦活することを明らかにした.Weiller ら[7,8]は比較的麻痺の回復した脳梗塞患者の手指運動時の脳活動は健常者と比較して同側運動前野や同側大脳基底核をはじめ,多くの領域に賦活を認めることを明らかにした.Kato ら[9]も広範囲な右半球損傷患者の手の運動において,非麻痺側では反対側一次運動野,一次体性感覚野,補足運動野の活動がみられるが,麻痺側の運動時には両側の一次運動野,補足運動野,頭頂葉の活動がみられることを報告した.これらの知見で注目すべきは,身体運動と同側の賦活を認めた点である.すなわち,非交叉皮質脊髄路の動員がなされていることが推察される.一方,麻痺側の運動は損傷半球の不均衡な半球間抑制に強く影響されることが,さまざまな研究に基づいて明らかにされている.例えば,Boggio ら[10]は慢性期で重度な運動障害を有する症例の非損傷半球の一次運動野の興奮性を低下させ,損傷半球の興奮性を高めることで,麻痺側の運動機能が向上することを明らかにした.

非病変半球の運動関連領野の中でも感覚運動野の活動が認められる報告[11,12],あるいは認められない報告[13]と感覚運動野の賦活についてはいまだ散見されるが,運動前野や補足運動野といった運動プログラムに関わる領域[14]は,損傷後の運動機能回復過程においてほとんどの研究で賦活が認められている.一方,継続的研究においては運動機能の回復に伴い,病変半球の感覚運動野の過剰な賦活の減少と非病変半球の前頭前野および運動前野の賦活が認められることが報告されている[15].さらに,麻痺側手の把握運動時にみられる運動関連領野,前頭前野,基底核,視床,小脳などの活動は,亜急性期の麻痺の程度や回復の程度にかかわらず,機能障害の回復とともに減少することが示された[16].今日では麻痺側の機能回復に伴い,脳活動がダイナミックに変化することが明らかになっている.その特徴としては,運動機能の回復が得られた脳卒中片麻痺患者の麻痺肢運動時の脳活動は,しだいに健常者が運動する際に活動する部位に収束しており,機能回復過程にみられる活動領域は,健常者の運動学習の際にみられる領域（前頭前野,運動前野,補足運動野,頭頂連合野,海馬,小脳など）と類似している[17].

これらの研究を整理すると,非交差性皮質脊髄路の動員,活動中心の変位,遮蔽回路の開発,そして神経ネットワークの再編成がみられることが考えられる.リハビリテーションという環境の提示によって,神経ネットワークをどのように再編成していくか,そして運動学習に関与する領域をいかに効率的に賦活させるかが,今後の理学療法の課題になると考えられる.

それらの領域を効率的に賦活させる方法として,運動イメージの想起やミラーニューロンシステムを作動させる動作観察療法（action observation therapy）の効果が最近の研究で明らかになり,運動療法における新しい試みとして注目されている.今日,これら治療法の開発により,実体のない想像(image)や思考(thinking)によっても,実体である神経機能や身体機能の回復をもたらすことが明らかにされたことはたいへん意義深い.もちろん,これらの治療法が開発されてきた背景には,脳機能イメージングに基づくヒトのブレイン・リーディング(brain reading)研究の進歩であることはいうまでもない.

Ⅳ．環境と相互作用する身体

　身体受容器に入力された感覚は，一次体性感覚野までは修飾されずに伝達される．しかしながら，ここでは身体の位置（内部感覚）の認識もできず，また身体によって操作される道具（外部感覚）の認識もされない．一次体性感覚野のみでは断片的な情報処理であるが，その情報は頭頂連合野に向かって全体像として統合されていく．さらに脳内ではボトムアップ情報処理のみならず，前頭前野における注意機能を用いたトップダウン情報処理も行われる．こうした脳内メカニズムが解明されたのもこの10年ほどであり，行為や運動といった学習のメカニズム解明に大きく寄与している．理学療法においても，このような背景から，セラピスト側からの一方向的な外部感覚刺激のみならず，対象者の注意，イメージ，意識といった内部感覚の操作を用いて双方向的に介入する理論やその実際が紹介されるようになった．こうした方法の科学的解明はまだなされていないが，脳科学的観点からみてその理論は大きくは間違っていないと考える．

　さて，下肢機能は移動を生み出し，上肢は道具を操作する機能を有する．手の自由度を上げるためにヒトは二足歩行を選んだという人類学的仮説もある．下肢機能は「動く」ための原動力になっていることは間違いないが，それはただ漠然と動いているのではない．外界の状況や自己の身体に関する情報に基づいて動いている．そして動くことによって情報を収集している．下肢は自己の身体を効率的に移動させるために最適化された機能をもっている．手を利用しない動物は四足歩行を行い，その四肢は身体の側面あるいは下側についており，顔より前に出ることがないため，視覚的に身体を操作することは不可能であった．したがって，運動を自覚するためには体性感覚（触覚，関節覚，筋感覚などに基づく運動感覚）から情報を得ることが不可欠であり，その感覚情報を記憶し，予測制御に役立てていることが考えられている．一方，ヒト（一部の霊長類を含む）にみられる手を使用して道具を操作する行為は，顔よりも前で起こっており，視覚的に身体運動を制御する特徴がある．すなわち，体性感覚情報のみでなく視覚情報を利用し，それらの情報を統合することで行為が達成されると考えられている．このような上肢の動きは意図を含んだものであり，その動きによって外界を知るという知性をもたらしている．

　こうした上肢と下肢機能の生態学的な違いは，運動制御に関与する頭頂連合野の対応領域の違い[18]をもたらしている．すなわち，上頭頂小葉の上部は下肢に関連した神経細胞が多く発見されているが，この領域は同一の感覚モダリティに属する情報処理に限られており，概して体性感覚（触覚，関節覚，筋感覚など）情報のみの統合に基づく身体図式の形成がなされる[19]．一方，下頭頂小葉や頭頂間溝周辺は上肢に関連した神経細胞が多く発見されている．この領域は異なる複数の感覚情報が統合されることが明らかにされている[20]．特に視覚と体性感覚の統合が行われる領域としても知られ，上肢の身体図式の形成には体性感覚のみならず視覚情報が必要であることが示唆されている．上肢運動は意図ある行為であり，そこには動かす身体と動かされる客体の相互作用がみられる．こうした道具使用の巧緻性は象徴操作[21]に由来したものであり，言語の発達・学習に大きく影響を受ける．

　このように，生態学的あるいは神経科学的な視点に基づき，環境-身体-脳の相互作用の面からヒトの脳機能の特徴の解明がなされている．人間を人間たらしめる機能である移動，行為(道具操作)，言語のすべての領域を扱うリハビリテーションにおいて，こうした知見が役に立つのはいうまでもなく，科学の進歩とともに理学療法の介入手段も変化していくことが望まれる．

V．脳の延長としての機械操作

2006年7月13日号のNature誌の表紙を四肢麻痺であるMN氏と彼を取り巻く研究者の実験風景が飾った．この表紙を飾った画期的な研究は，ナイフ傷によって第3～4頸椎間の脊髄が切断され，四肢麻痺となったMN氏の頭蓋骨に小さな穴をあけ，電極束を一次運動野の上肢・手の支配領域に埋め込み，その後，いくつかの手続きを経て，一次運動野の活動に基づきコンピュータ上のカーソルを動かすというものである[22]．まさに「念じるだけで機械を動かす」といった衝撃的な事実である．

この脳から直接信号を読み取ることで，身体を介さずにコミュニケーションを図ることを可能にする画期的な技術は「ブレイン・マシン・インターフェース（BMI：brain-machine interface）」もしくは「ブレイン・コンピュータ・インターフェース（BCI：brain-computer interface）」と呼ばれ，今日では，筋萎縮性側索硬化症や脊髄損傷に対する日常生活の援助貢献が示唆されている．また，現在では先の侵襲型のみならず，非侵襲型の開発も取り組まれている．これらの成功の背景には，正確な一次運動野のマッピングや神経細胞の記録が前提である．

一次運動野が損傷した者，一次運動野の損傷はなくとも運動に関連する領域が機能不全を起こした者，神経ネットワークが形成されていない者に対しては現在のところBMIの適応は難しい．さらに，知性に基づいた行為は脳の複雑なシステムから成り立っていることから，広い範囲での日常生活の援助にはまだ程遠い．例えば，通常ドアノックという行為は利き手で行うが，荷物を利き手で持っている時は，非利き手で行ったり，荷物を持ちかえたり，あるいは荷物を地面に置いて利き手でノックするなど，行為の自由度は環境や状況に応じて変化する．この変化をもたらしているのが脳の機能的システムであるため，現在のところBMIは限られた環境の範囲での応用となるであろう．

少しずつではあるが，それを乗り越えようとする目的で実験が開始されている．ヨザルを用いた動物実験では，一次運動野だけでなく，左右の運動前野背側部，頭頂葉後部に電極を埋め込み，その神経活動に基づいてロボットアームを動かすことが可能であることが証明された[23]．この成果には複雑とされていた運動制御における認知過程（予測や記憶など）の解明が寄与している．すなわち，一次運動野は動きの出力を担うが，運動前野背側部は動作の時空間的な組み立ての決定（運動プログラム），頭頂葉下部は物体の空間内での位置認識のための視覚・体性感覚情報処理といった機能の解明である．

これらの成果が実用化されるには，神経ネットワークの解明（神経細胞集団の多数同時記録），さらに実際にコンピュータとつながることによって生じる神経の可塑的変化機構の時系列的な解明をクリアしなければならず，まだ先のことといえるが，確実なことは神経科学と工学の融合といった学際的な取り組みによって，少しずつではあるが，これらの研究が進歩しているということである．

Miyawakiら[24]はごく最近，2名の被験者（ヒト）が図形や文字をみている時の一次視覚野の活動を機能的磁気共鳴画像（fMRI：functional magnetic resonance imaging）で読み取り（ブレイン・コーディング；brain coding），その認識パターンをコンピュータで作成した．その後，実際に図形や文字対象をみている際の被験者の一次視覚野による活動から図形や文字をコンピュータ上に復元する（ブレイン・ディコーディング；brain decoding）ことを実現した．この実現は非侵襲型のBMI研究を促進させるきっかけになるに違いない．また，コミュニケーション障害者の意思伝達手段としても期待が膨らむ．その一方で，ヒトの心の状態を読む（ぬすむ）ことの倫理的な側面において，近い将

来，社会的なリスクを伴う危惧も否めない．2008年2月には「ニューロエシックス（Neuroethics）」という雑誌も創刊され，警告が鳴らされ始めている．遺伝子を解明した人間がなす脳研究であることから，ヒトの意識や感情を含んだ心の解明がある程度進むことは想像しやすい．近い将来，ヒトのサイボーグ化が実現可能な問題としてクローズアップされるかもしれない．患者の quality of life の保障に BMI の理念・開発は意味あることだと思うが，それを超えたブレイン・コーディングに基づくエンハンスメント（enhancement）[*1]が横行してしまうと，それは生命の自然現象に逆らう危険性をはらんでいる．ヒトの一生は自然現象にすぎないことを人間自身が忘れてはならない．脳科学の進歩がそれを教えてくれる．

文献

1) MacLean PD（著），法橋　登（訳）：三つの脳の進化―反射脳・情動脳・理性脳と「人生らしさ」の起源．工作舎，1994
2) Edelman GM（著），冬樹純子（訳），豊嶋良一，他（監）：脳は空より広いか―「私」という現象を考える．草思社，2006
3) Jenkins WM, Merzenich MM, Ochs MT, et al：Functional reorganization of primary somatosensory cortex in adult owl monkeys after behaviorally controlled tactile stimulation. *J Neurophysiol* **63**：82-104, 1990
4) Nudo RJ, Jenkins WM, Merzenich MM, et al：Neurophysiological correlates of hand preference in primary motor cortex of adult squirrel monkeys. *J Neurosci* **12**：2918-2947, 1992
5) Schwartz JM, Begley S（著），吉田利子（訳）：心が脳を変える―脳科学と「心の力」．サンマーク出版，2004
6) Chollet F, DiPiero V, Wise RJ, et al：The functional anatomy of motor recovery after stroke in humans：a study with positron emission tomography. *Ann Neurol* **29**：63-71, 1991
7) Weiller C, Chollet F, Friston KJ, et al：Functional reorganization of the brain in recovery from striatocapsular infarction in man. *Ann Neurol* **31**：463-472, 1992
8) Weiller C, Ramsay SC, Wise RJ, et al：Individual patterns of functional reorganization in the human cerebral cortex after capsular infarction. *Ann Neurol* **33**：181-189, 1993
9) Kato H, Izumiyama M, Koizumi H, et al：Near-infrared spectroscopic topography as a tool to monitor motor reorganization after hemiparetic stroke：a comparison with functional MRI. *Stroke* **33**：2032-2036, 2002
10) Boggio PS, Alonso-Alonso M, Mansur CG, et al：Hand function improvement with low-frequency repetitive transcranial magnetic stimulation of the unaffected hemisphere in a severe case of stroke. *Am J Phys Med Rehabil* **85**：927-930, 2006
11) Cramer SC, Nelles G, Benson RR, et al：A functional MRI study of subjects recovered from hemiparetic stroke. *Stroke* **28**：2518-2527, 1997
12) Cao Y, D'Olhaberriague L, Vikingstad EM, et al：Pilot study of functional MRI to assess cerebral activation of motor function after poststroke hemiparesis. *Stroke* **29**：112-122, 1998
13) Seitz RJ, Höflich P, Binkofski F, et al：Role of the premotor cortex in recovery from middle cerebral artery infarction. *Arch Neurol* **55**：1081-1088, 1998
14) Allen GI, Tsukahara N：Cerebrocerebellar communications systems. *Physiol Rev* **54**：957-1006, 1974
15) Calautti C, Baron JC：Functional neuroimaging studies of motor recovery after stroke in adults：a review. *Stroke* **34**：1553-1566, 2003
16) Ward NS, Brown MM, Thompson AJ, et al：Neural correlates of motor recovery after stroke：a longitudinal fMRI study. *Brain* **126**：2476-2496, 2003
17) Jenkins IH, Brooks DJ, Nixon PD, et al：Motor sequence learning：a study with positron emission tomography. *J Neurosci* **14**：3775-3790, 1994
18) Rizzolatti G, Luppino G, Matelli M：The organization of the cortical motor system：new concepts. *Electroencephalogr Clin Neurophysiol* **106**：283-296, 1998
19) Sakata H, Takaoka Y, Kawarasaki A, et al：Somatosensory properties of neurons in the superior parietal cortex（area 5）of the rhesus monkey. *Brain Res* **64**：85-102, 1973
20) Bremmer F, Schlack A, Shah NJ, et al：Polymodal motion processing in posterior parietal and premotor cortex：a human fMRI study strongly implies equivalencies be-

---

[*1] 病気の治療を超えて身体や精神の能力を増強すること．

tween humans and monkeys. *Neuron* **29**：287-296, 2001
21) 入來篤史：神経心理学コレクション Homo faber—道具を使うサル．医学書院，2004
22) Hochberg LR, Serruya MD, Friehs GM, et al：Neuronal ensemble control of prosthetic devices by a human with tetraplegia. *Nature* **442**：164-171, 2006
23) Mussa-Ivaldi S：Real brains for real robots. *Nature* **408**：305-306, 2000
24) Miyawaki Y, Uchida H, Yamashita O, et al：Visual image reconstruction from human brain activity using a combination of multi-scale local image decoders. *Neuron* **60**：915-929, 2008

第2章

脳科学の進歩
：基礎編

　現代の脳科学は，主に分子，細胞，システム，行動，認知，社会の領域から成り立ち，ミクロからマクロの総合科学として社会に貢献している．そうした脳科学の知見に関して，理学療法との接点が考えられる脳の可塑性，学習と記憶，そして運動の観点から重要な事象をレビューしていただく．

1．学習と記憶の神経科学
2．運動が脳に引き起こす生理生化学的反応
3．脳の可塑性
4．神経回路網の再編成
5．大脳皮質における感覚情報処理と運動制御の神経基盤
6．身体像の生成と運動学習の脳内機構
7．歩行における中枢神経機構

1 学習と記憶の神経科学

坂本年将*

◆ Key Questions ◆
1. 記憶とは
2. 学習・記憶の分子メカニズム
3. 運動学習時に脳では何が起こっているのか

I. 記憶とは何か

「人生とは思い出です」
といった詩人がいたかどうかは知らないが，記憶が「私」というアイデンティティーを成立させている重要な要素であることは間違いない．もし，あなたが明日の朝目覚めた時，それまでに得たすべての記憶（思い出）を失っていたとしたら，あなたは自分が何者であるかを認識できるだろうか？

家族や友人たちはいろいろとあなたに語りかけ，また記憶を呼び起こす具体的な手がかりを与えてくれるかもしれない．子どものころの写真やら，擦り切れた学生服やら，大学時代によく聞いたCDやら，パスポート，職員証，貯金通帳などなど……．

だが，あなたの記憶がすでに消去されてしまっている以上，それらのものがあなたの心を響かせることはおそらくないだろう．あなたは目の前にいる家族や友人すら誰だか忘れてしまっているのだ．

こんな事態になってしまった自分自身を想像すると，とても悲しくなる（嬉しくなるという人もなかにはいるかもしれないけれど）．周りの人の話を基に，それまでの人生の経過を学び知ることはできるかもしれない．だがそんなバイオグラフィーに人は強い愛着（attachment）を感じることができるだろうか．

それまでの自分とこれからの自分の連続性の中で人は生きている．もし，私がこのように一夜にして記憶を失ってしまったなら，人生を先へと進めていくうえで，自分の拠り所をどこに求めてよいのか，わからなくなってしまうのではないかと思う．

「記憶を失うということは，それまでのあなたを失うということです」
という言葉は，誰かが何かの本で書いていたような気がする．

そうだ，記憶とは命みたいなものなのだ．

II. 記憶の神経心理学

1. 前向健忘と逆向健忘

「I．記憶とは何か」の冒頭のように，通常の眠りの中で記憶が失われることは，きわめてまれである．実際には，睡眠は記憶を強固にする

---

* Toshimasa SAKAMOTO／神戸学院大学総合リハビリテーション学部理学療法学専攻，マサチューセッツ工科大学脳認知科学科

ことが知られている[1]．しかし，外傷や脳炎などの疾病を契機に過去のことが思い出せなくなることは，しばしばある．

記憶障害（健忘）は大脳の機能が阻害された時に起こる認知症状の一つである．健忘には前向健忘と逆向健忘がある．前向健忘は発症以後，記憶が新たに形成されない健忘であり，逆向健忘は発症以前の記憶を想起することができない健忘である．

記憶がつくられ呼び起こされるためには，①まず記憶される内容の脳神経系への入力が必要であり，②その入力情報が脳神経系内で一定期間保持され，③それが適切に取り出される必要がある．このように記憶は「入力」「保持」「再生」のプロセスを経るが，前向健忘，逆向健忘ともに，その症状からだけでは記憶のどの過程が障害されているのか，しばしば判別が困難である．例えば，"獲得した記憶を失う"タイプの健忘（記憶喪失）は逆向健忘であるが，症状からだけでは保有していた記憶の本体が喪失してしまったのか，記憶の検索や取り出しといった再生のプロセスにおける障害なのか判別することができない．この点は記憶や健忘のメカニズムを考える場合，常に注意する必要がある（**図1**）．

健忘に関する報告例で最も有名なのは「H.M」として知られている症例である．10歳のころからてんかん発作がたびたび起こるようになり，成長するにつれ，発作は激しさを増していった．薬物療法を含むあらゆる治療にもかかわらず，27歳の時には仕事もできないほどに症状は悪化した．最後の手段として，海馬を含む側頭葉内側面が手術により両側除去された．1953年のことである．術後，てんかんは軽減し，知覚，知能，性格，運動機能なども正常を保ったが，予期せずして重度の前向健忘が出現した．即時記憶は正常だが，記憶の保持はきわめて悪い．5分前に起こった出来事や会った人を忘れている．手術後40年以上にわたりH.M氏を

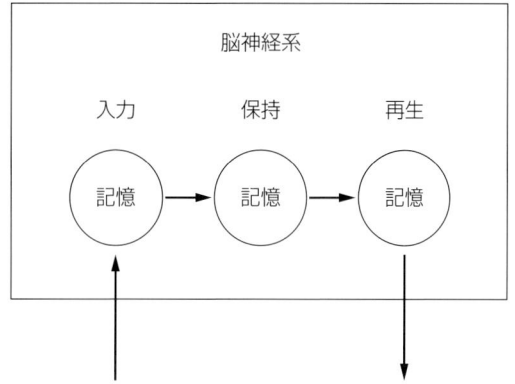

図1　記憶の形成と再生
すべての記憶が忠実に入力から再生までのステップを経るわけではない．入力されたのちに消えていく記憶もあれば，変形していく記憶もある．脳が他の記憶媒体と大きく異なる点である

検査してきたMilner博士は，これまでずっと検査のたびに自己紹介をしているという[2]．

H.M氏にとってこの手術が成功であったかどうかはわからない．ただ，彼が術後に示した記憶障害が多くの記憶研究者の関心を引いたことだけは確かである．H.M氏は重度の前向健忘がある一方，即時記憶や術前の長期記憶は保たれていた．術前数年間の出来事に対する軽度の健忘はあったが，子どものころの記憶など，長期記憶は保持されていた．このことは，記憶の形成と形成された記憶の貯蔵は，それぞれ脳の異なる領域を用いることを示唆している．具体的には，記憶の形成には海馬を含む内側側頭葉が必要であるが，長期記憶の保存とその再生には異なる領域が使われているということである．

実際には「記憶」と一口にいってもさまざまなタイプの記憶があり，それぞれ異なる脳領域が関与する．また，一つの記憶に対しても数多くの脳領域が関わっており，海馬や大脳皮質の特定の領域など，単一の構造にすべての記憶の所在やメカニズムを求めることには無理がある．しかし，H.M氏のケースはその後数多くの研究者を触発したように，記憶と脳の関係を

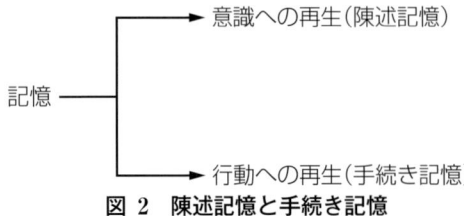

図2 陳述記憶と手続き記憶

考えるうえでたいへん示唆に富む．

2．陳述記憶と手続き記憶

H.M氏は術後に重度の前向健忘を示したが，運動技能は新たに習得することが可能であった．彼のような内側側頭葉の損傷に伴う強い健忘をもつ人でも，手を用いた目標追跡課題[3]，視覚性の迷路課題[4]，鏡像にした単語の読誦課題[5]など，スキルを要する学習課題は試行を重ねることでマスターし，その技能を維持できることが知られている．ただ患者は健忘のため，練習を重ねたという事実や鏡像にした単語が何であったかは忘れている．これらの知見は，日常の出来事や単語などのアイテムに関する記憶と感覚運動系を用いた技能の習得・記憶は異なる神経メカニズムを介すことを示唆している．

山鳥[6]は，記憶の再生の様式には，①意識への再生（意識への出力）と②行動への再生（運動への出力）の2つがあると述べている．意識に再生される記憶は，言語を介して他人へ伝達が可能であり，一般に陳述記憶（declarative memory）と呼ばれる．行動に再生される記憶は手続き記憶（procedural memory）と呼ばれ，自転車の運転，水泳，楽器の演奏，手芸，パズル解きの技術など，運動・作業手順に関する記憶である（「procedure」には「手順」という意味がある）（図2）．

手続き記憶の範疇に含まれるものは数多い．カラオケが次第に上手になることや，カウンターの向こう側で黙々とカクテルをつくるバーテンダーの手の動き，鮨屋の板前が寿司をにぎる一連の動きも，もちろんそうだ．理学療法士や作業療法士が治療する患者の運動・作業能力の向上や，セラピストの検査，治療手技も手続き記憶に基づいている（新人セラピストと10年目の人では身のこなしが明らかに違う）．さらにこれは一見異なるタイプの技能のように思われるかもしれないが，双眼鏡や顕微鏡下で目的とする物体（野鳥や染色体など）を素早く目で捉えることができるようになること（知覚学習；perceptual learning）なども作業効率の向上を反映しており，手続き記憶と解釈できる．

手続き記憶は意識ではなく行動に再生される記憶であり，高度の技能を有する人でも，その技能を現す手順，またはその技能を可能にしているメカニズム（理由）を言葉で明快に説明できる人はまれである．筆者は子どものころ，テレビでよく野球を観ていたが，ヒットやホームランを打った選手の多くが試合後のヒーローインタビューでアナウンサーと次のようなやりとりをしていたのを覚えている．

アナウンサー：7回裏，どんなことを考えて打席に入りましたか？
選手：そうですね，ただ思い切っていこうとだけ考えていました．
アナウンサー：打ったのは変化球でした．
選手：カーブかスライダーだったと思います．
アナウンサー：難しい球だったと思いますが．
選手：うまくついていけたと思います．

ファンに向けたインタビューであるから，技術的なことはあえて口にしないのかもしれない．だがプロの選手といえども，自分の動きの詳細（関節角度や個々の筋の収縮度など）について語れる人はおそらくいないだろう．たとえいたとしても，試合の最中にいちいち言葉で理解しながらプレーする選手はいないはずである．例えば，高めに甘い球がきたとすると，意識の中ではその球に合わせた一連のバッティング動作を始動させるだけである．"Just do it"という英語の決まり文句があるけれど，手続き記憶は「不言実行」の記憶である．

余談であるが，筆者は銀行のATMやコピー機を使用するための暗証番号を忘れてしまうことがある．しかし機械の前に立つと，右手がひとりでに正しい入力を始めることがしばしばある．これらも手続き記憶の一例であり，感覚的に表現すれば，頭ではなく，右手（身体）に刻み込まれた記憶だといえる．

3．記憶の解剖学

H.M氏のような内側側頭葉切除後に現れる健忘症状から示唆されるように，陳述記憶と手続き記憶にはそれぞれ異なる脳領域が関与する．ここでは紙面の都合上，脳神経解剖の詳細は省略し，陳述記憶と手続き記憶における大脳皮質と皮質下構造との関わりについて簡単に述べることにする．

1）陳述記憶

側頭葉内側面に位置する海馬およびそれに隣接する皮質連合野（海馬傍回）の損傷が，出来事記憶や意味記憶などの陳述記憶の障害を引き起こすことはよく知られている．H.M氏の健忘症状が最初に報告された論文[7]では，統合失調症の治療を目的に両側側頭葉内側面が切除された30例が合わせて報告されている．うち2例に重度，5例に中等度の健忘を認めている．鈎，扁桃体までの切除，または一側切除では健忘は生じないが，海馬・海馬傍回の前方が両側切除されると強い健忘が生じるとしている（H.M氏においては内側側頭葉先端部皮質，扁桃体と嗅内野皮質の大部分，そして海馬の前方1/2が切除された）[6]．

しかし，海馬・海馬傍回の切除例では一般に強い前向健忘は示すが，過去に形成された古い記憶は比較的保たれる．このことから長期記憶の貯蔵やその再生にはこれらの部位とは異なる脳領域が関与することが示唆される．

これまでの研究では，視覚記憶は視覚連合野，聴覚記憶は聴覚連合野，体性感覚記憶は体性感覚連合野を中心に形成されると考えられている．これらの大脳皮質領域の異常は，それぞれ視覚，聴覚，体性感覚の記憶の生成を阻害する[6,8]．Penfieldら[9]は，てんかん患者において側頭葉を局所的に電気刺激すると，患者が既視感を伴う幻覚を経験することを報告している．幻覚はしばしば視聴覚が複合した情景的なものであった．出来事記憶のうち，個別的な知覚記憶は感覚連合野で成立し，これらが複合して構成される情景表象には側頭連合野が関与することが示唆される[6,8]．

大脳連合野に形成される記憶痕跡（memory trace）が長期記憶として定着するためには，大脳連合野と海馬を結ぶ神経回路の持続的な活動が必要であると考えられている[10,11]．山鳥[6]は，海馬性健忘症例においても即時記憶は正常であることに着目し，記憶痕跡の生成は連合野における神経ネットワークだけで行われ，海馬は必須でないとしている．海馬は連合野に生成された記憶痕跡を賦活する役目を担っており，海馬自体に記憶が蓄えられたり，海馬において記憶が再生されたりすることはない．このモデルに従えば，古い記憶ほど海馬による賦活期間が長く，安定化しており，海馬損傷後の逆向健忘の回復における規則性(より過去の記憶から回復)を説明することができる（図3）．

2）手続き記憶

手続き記憶に関わる脳領域は習得される運動または認知的技能（スキル）によってさまざまである．しかし，多くの研究は大脳皮質，小脳，大脳基底核の重要性を示唆している．虫明[12]は適応的運動学習と連続的運動学習からなるDoyonら[13,14]の運動学習モデルに従い近年の知見をまとめている．

適応的運動学習は，感覚情報に基づき運動の様式を外界に適応させていくタイプの学習であり，感覚情報から運動司令までの変換過程をつかさどる内部モデル（internal model）の生成・更新を必要とする[15,16]．実験環境においてはプリズム眼鏡を装着しての（視覚座標を偏位させ

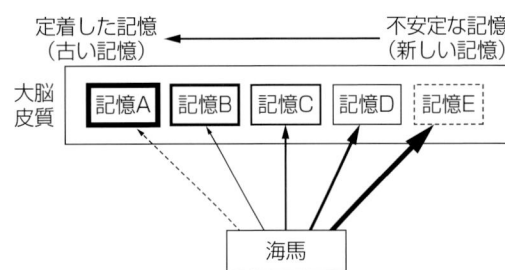

図3 陳述記憶の形成における海馬の役割
記憶痕跡は大脳皮質にあり，海馬はその記憶痕跡を定着させる（consolidate する）役割をもつ．大脳皮質における安定した長期記憶の形成には海馬からの賦活が必要である．海馬から皮質に向かう矢印の太さは賦活量を表す．図では「記憶A」が最も安定化しており，記憶の保持，再生において海馬からほぼ「自立」している

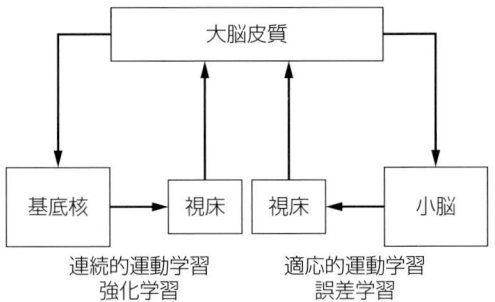

図4 運動学習における大脳皮質-小脳系と大脳皮質-基底核系

た状況下での）上肢の目標到達運動などが課題として用いられるが，日常生活の中でも経験したことのない特有の凹凸がある表面を歩いたり，持ち慣れない形状のコップを口に運ぶ場合など，このタイプの学習を要する場面は数多く存在する．内部モデルが生成・更新され，感覚入力と運動出力との間の適切なマッピングが成立する背景には，大脳皮質-小脳系を介した誤差学習がある．これは目標とする運動の結果と実際の運動の結果の差（誤差）を求め，その差が最小になるように運動制御を行う学習であるが，小脳における機能的神経回路の再編成を基盤とする[15〜18]．

一方，連続的運動学習は動作・行動を成立させる一連の動きを習得するタイプの学習である．スポーツで例をあげれば，ボクシングにおけるパンチのコンビネーションや野球選手がゴロをさばく一連の動作などがある．日常生活では食事動作や車の運転，臨床的には片麻痺患者の杖歩行（例えば，杖→患側→健側）などがあげられるだろう．連続的運動学習の神経基盤は大脳皮質-基底核系にあると考えられている．連続運動課題において，大脳基底核は学習初期に活動するとともに，学習成立後は学習した連続運動の記憶を貯蔵することが示唆されている[19]．連続的な運動は習慣形成と密接な関わりがあるが，基底核には習慣形成を促す報酬に反応する細胞もあり，強化学習の神経基盤とも考えられている[20〜24]．

適応的運動学習，連続的運動学習ともに，学習初期には大脳皮質-小脳系と大脳皮質-基底核系の両方に活動を認めることがある[25〜27]．また，認知的スキルの習得も行われるためか，前頭連合野などの高次連合野，さらには側頭葉内側の海馬系にも活動を認めることがある[14,28]．運動学習が進み，運動が自動化する段階になると，しだいに活動する脳領域の範囲が限定的になり，適応的運動では大脳皮質-小脳系が，連続的運動では大脳皮質-基底核系が選択的に活動するようになる[12]（図4）．

III．学習と記憶の分子細胞生物学

1．環境への適応とシナプスの可塑性

記憶は人の心的世界を豊かなものにするばかりでなく，外的環境の中で身を守り，よりよく生存していくためにも不可欠なものである．例えば，アメリカのショッピングモールの広大な駐車場の一画に車を止めたとする．買い物を終えた後，自分がどこに車を止めたのか忘れてしまった場合，その人はとても困るだろう．時間を浪費するばかりでなく，時間帯や地区によっては，身の危険にさらされることだってあるか

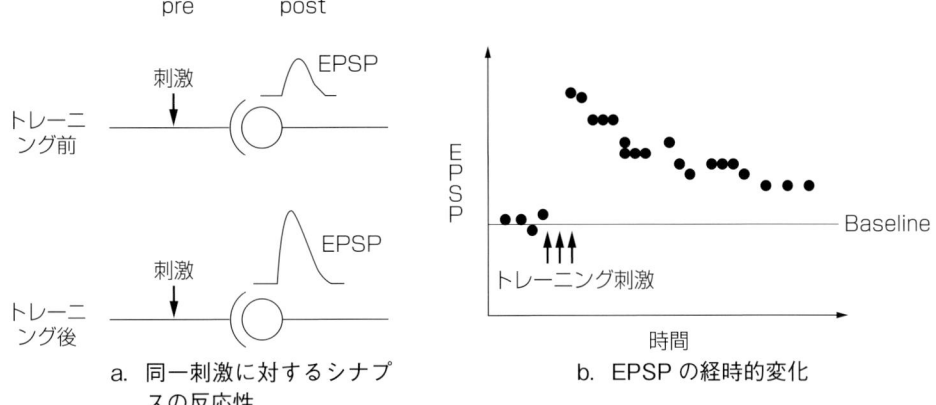

図5 長期増強（LTP：long-term potentiation）（文献29）より引用）
a．シナプス前細胞（pre）に特定の刺激（トレーニング刺激）を加えると，トレーニング後，トレーニング前と同一の刺激に対してシナプス後細胞（post）の反応性（EPSP：excitatory postsynaptic potential）が増大することがある．この現象をLTPと呼ぶ
b．LTPを誘発する刺激を加える前後でEPSPを経時的にプロットすると図のようになる．トレーニング刺激などさまざまな条件によって左右されるが，EPSPの増大は刺激後数時間持続する

もしれない．あるいはアメリカの片田舎に留学し，車の運転操作を覚えることができなければ，それはその人にとって大きな社会的不利となる．

環境に適応するためには知識や技能を獲得し，記憶しておく必要がある．そしてそのためにはシナプスの可塑性が必要となる．「II．記憶の神経心理学」では陳述記憶と手続き記憶に関与する脳領域とその活動について述べたが，シナプスの可塑性はその脳活動を生み出す基盤となる．ここではさまざまなタイプの学習と記憶に共通するシナプスの可塑性の様式，そのメカニズムの一端について手短に解説する．

2．Donald Hebbと長期増強

1949年，心理学者のDonald Hebbは，物体の内的表象（internal representation）はその物体から受ける刺激によって活動するすべての神経細胞から成り立つと仮定した[2]．彼はこれらの神経細胞群は互いに結合し，ともに活動することで，外界にあるその物体を身体内部で表象すると考えた．彼はさらにこの神経細胞群の活動が繰り返されると，細胞間の結合はより強固となり，その物体の記憶が形成されると考えた．ここでいう「細胞間の結合」とはシナプスを介した結合であり，記憶の形成はシナプス結合の強化を介した神経ネットワークの形成であるということができる．

Hebbの内的表象の仮説は，その後の実験で繰り返し証明され，学習や記憶のメカニズムを説明する一つの重要な理論となっている．彼は，シナプス結合はそれを形成する2つの神経細胞が同時に活動することで強化されると考えた．この仮説は長期増強（LTP：long-term potentiation）という現象の発見によって証明されている．

LTPとはシナプスに特定の刺激を加えた後にそのシナプスの伝達効率が上がる（シナプス結合が強化される）現象である（**図5**）[29]．LTPを誘発する刺激のパターンにはさまざまなものがあるが，端的にいえば，シナプス前細胞とシナプス後細胞が同時に興奮（脱分極）するような刺激でLTPは起こる．これはまさにHebbがイメージしたシナプス強化のメカニズムであ

り，このようなかたちでLTPを発現するシナプスは，しばしばHebbianシナプスと呼ばれる[2]．

LTPの研究でモデル系としてしばしば使われる海馬の神経経路（Schaffer collateral pathway）はグルタミン酸を神経伝達物質としている．シナプス後細胞であるCA1細胞には，グルタミン酸受容体であるAMPA型グルタミン酸受容体（AMPA受容体：alpha-amino-3-hydroxy-5-methyl-4-isoxazolepropionic acid receptor）とNMDA型グルタミン酸受容体（NMDA受容体：N-methyl-D-aspartic acid receptor）が発現している．AMPA受容体はNa^+のみを透過させ，NMDA受容体はNa^+とCa^{2+}を透過させることができる．

LTPは，①活動電位によりシナプス前細胞であるCA3細胞からグルタミン酸が放出され，②AMPA受容体からのNa^+の流入による興奮性シナプス後電位（EPSP：excitatory postsynaptic potential）が起こり，③NMDA受容体を介したCA1細胞へのCa^{2+}の流入があった時に誘発される．Ca^{2+}の流入はLTPを発現させるためのスイッチである．

上の3つのステップが意味することは，シナプス前細胞（CA3）とシナプス後細胞（CA1）が同時に興奮した時にNMDA受容体からCa^{2+}が流入するということである．NMDA受容体はグルタミン酸によって活性化されるリガンド依存性イオンチャネルであるが，電位依存性でもあり，CA1細胞が脱分極していない状態ではMg^{2+}がNMDA受容体のイオン孔を塞いでおり，Ca^{2+}の流入は起こらない．Mg^{2+}による閉塞から解放され，NMDA受容体からCa^{2+}がCA1細胞に流れ込むためには，グルタミン酸のNMDA受容体への結合（シナプス前細胞の興奮）だけではなく，CA1細胞の脱分極（シナプス後細胞の興奮）が同時に起こる必要がある．シナプスの強化に必要なメカニズムは，この2つの条件を同時に満たし，CA1細胞内のCa^{2+}濃度が一定値を超えた時に起動する仕組みになっている（図6）[29]．

3．空間学習と長期増強

先に触れたように，広い駐車場で自分の車を探し出すような空間的課題には海馬が強く関与する．H.M氏のような海馬切除例では，単独で目的地に辿り着くことが困難である[2]．動物実験においては，ラットの海馬を破壊した時に，空間記憶の形成が阻害されることがよく知られている[30]．例えば「水迷路（water maze）」という課題がある．これはラットやマウスが不透明な水で隠されたプールの足場を室内に配置された空間的手がかりを基に探し出す課題である．海馬を破壊されたラットは，足場の位置をなかなか覚えることができない[31]．海馬には場所細胞（place cell）という，動物が特定の場所に位置した時に活動する細胞が集まって存在する[32]．これらの細胞がそれぞれ異なる空間座標を表象することで，認知的な空間地図を形成している可能性がある．NMDA受容体がCA1細胞において欠損したマウスでは，CA3-CA1シナプスにおけるLTPが障害され，CA1領域における場所細胞の機能（空間表象）が阻害される[33〜35]．これらの知見は分子，細胞，脳領域，認知，行動レベルの現象をつなぐものである．海馬依存性の学習・記憶のメカニズムについては，海馬系の神経回路に基づき，さらに詳細な研究が続けられている[36〜39]．

4．古典的条件づけと皮質ネットワークの再編成

LTPの興味深い特性の一つに連合性（associativity）というものがある．これは，単独ではLTPを誘発できない微弱なシナプスを，強力な（強い結合をもつ）シナプスと同時に刺激すると，前者にLTPが発現するというものである．単独ではシナプス後細胞の脱分極を十分に引き起こすことができない微弱なシナプス

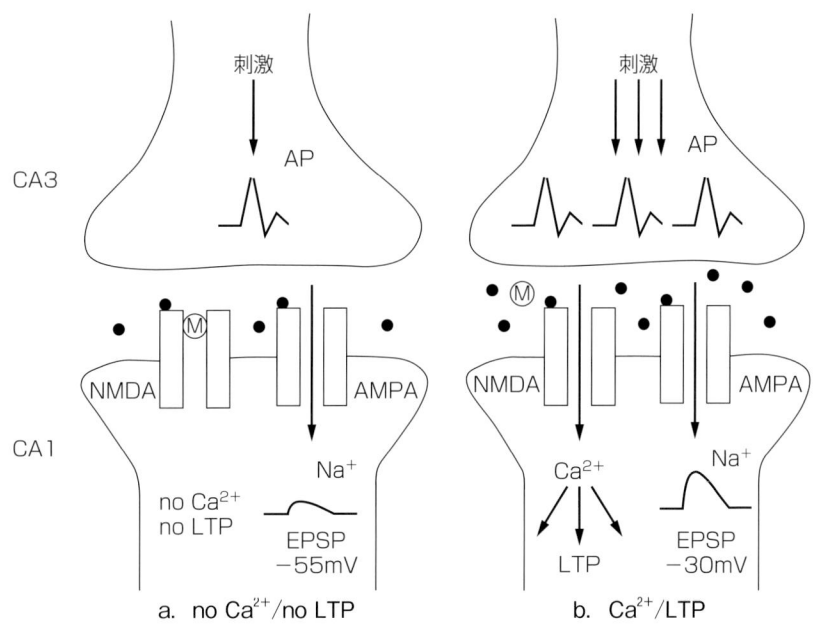

図 6 長期増強（LTP）誘発のメカニズム（文献 29）より引用）
a．NMDA 受容体はグルタミン酸（●）によって刺激されているが，CA1 細胞の脱分極が不十分なため Mg^{2+}（Ⓜ）が NMDA 受容体のイオン孔を塞いでいる
b．グルタミン酸による NMDA 受容体の活性化と CA1 細胞の十分な脱分極（NMDA 受容体からの Mg^{2+} の除去）が同時に起こり，LTP が誘発される．LTP を誘発する刺激は図のようなシナプス前細胞への高頻度の刺激ばかりではない．低頻度であってもシナプス前細胞と後細胞への刺激を同時に行えば LTP は誘発される．活動電位（AP：action potential）

が，強力なシナプスと同時に刺激されることで，微弱なシナプスにおいて NMDA 受容体の活性化と Mg^{2+} の除去が同時に起こるためと考えられる．

パブロフは20世紀のはじめに，現在「古典的条件づけ」と呼ばれる学習の様式を発見した．イヌにエサ（無条件刺激）を与えるのと同時に鈴を鳴らすことを繰り返すと，鈴の音（条件刺激）だけでイヌが唾液を分泌するようになった．このようにして形成される記憶は，手続き記憶に分類される[6]．

仮説ではあるが，この現象（行動レベルでの関連づけ）の背後にあるメカニズムは LTP の連合性（細胞レベルでの関連づけ）によって説明することができる．鈴の音の情報が弱いシナプスによって，そしてエサの情報が強いシナプスによって，唾液の分泌を促す神経細胞（唾液分泌細胞）に伝わるとする．条件づけの前は，鈴の音だけで唾液分泌細胞に活動電位を引き起こすことはできない．しかし，鈴の音とエサを与えるタイミングを同期させ，鈴の音を伝える弱いシナプスにLTPが起これば，条件づけののち，鈴の音だけで唾液分泌細胞に活動電位を引き起こすことが可能となる（**図7**）[29]．

このメカニズムは理論上，さまざまな学習あるいは脳の機能的再編成を説明することができる．例えば，大脳皮質における体性感覚野には体のさまざまな部位が別々に（異なる神経細胞によって）表象されている．足をブラシで刺激した時に活動電位を発する体性感覚野ニューロンと，手を刺激した時に発火するニューロンはそれぞれ異なる．また同じ手であっても，第1

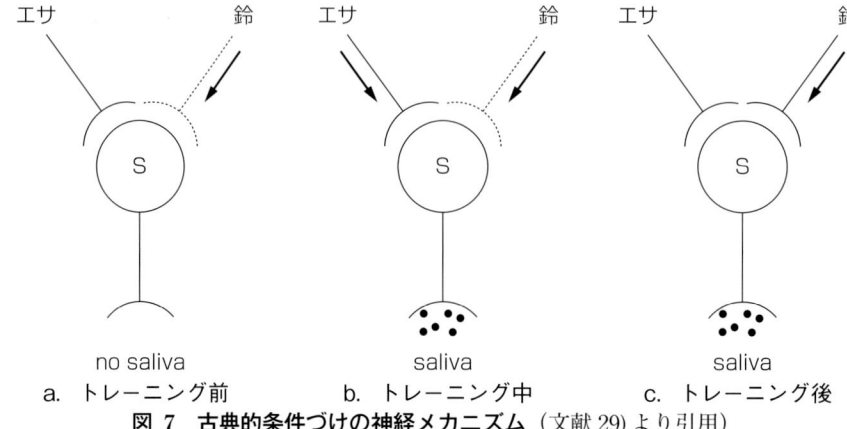

a. トレーニング前　no saliva
b. トレーニング中　saliva
c. トレーニング後　saliva

図7　古典的条件づけの神経メカニズム（文献29）より引用）
パブロフはイヌにエサを与えるのと同時に鈴を鳴らすことを繰り返すことで，鈴の音だけでイヌが唾液を分泌するようになることを発見した．仮説ではあるが，この現象はLTPの連合性を基にその神経学的原理を説明することができる．a. トレーニング前は，鈴の音を伝達するニューロンと唾液分泌ニューロン（S）によって形成されるシナプスの結合が弱く，鈴の音だけでSに活動電位を引き起こすことができない．b. 鈴の音とエサを同時に与え，Sに活動電位を引き起こし，唾液を分泌させる．c. トレーニングにより，鈴の音を伝えるニューロンとSとの間のシナプス結合が強化され，鈴の音だけでSに活動電位を引き起こすことが可能になる

指と第2指など，それぞれの指を刺激した場合に発火する感覚野ニューロンはそれぞれ異なる．Penfield[2]の「ホマンキュラス」はこのような体表面への刺激と体性感覚野ニューロンの活動を子細にマッピングすることで作り上げられたものである．

このような体性感覚野の身体マップは発達の中で遺伝子プログラムに基づき形成されるが，いったんでき上がったマップもその詳細については日々の感覚体験に基づき常時書き換えられている．

例えば，Wangら[40]は大人のサルにおいて，一次体性感覚野の手指のマップが特定の触覚刺激によってダイナミックに書き換えられることを実証した．彼らはサルに第2，3，4指の近位部または遠位部を同時に刺激する感覚トレーニングを数週間行わせた結果，トレーニング前にはそれぞれ異なるニューロンによって表象されていた各指が，トレーニング後，同じニューロンによって表象されることを発見した．一方，トレーニング前には同じニューロンによって表象されていた同一指の近位部と遠位部は，トレーニング後，異なるニューロンによって表象されるようになった（**図8a，b**）[29]．

このような現象の背後には，大脳皮質への神経入力パターンにおける収斂性（convergence）と発散性（divergence）がある．一つの皮質ニューロンには何千もの視床ニューロンが投射し，また一つの視床ニューロンは何百もの皮質ニューロンに投射している．したがって，一つの皮質ニューロンに解剖学的につながっている体表面積は大きなものになる．逆に体表上の点は大きな皮質領域とつながっている[41]．

しかし実際には，一つの感覚野ニューロンを発火させることができる体表上の受容野は，解剖学的にそのニューロンとつながりをもつ体表面のごく一部である．つまり，体表面からその感覚野ニューロンに通じる神経経路の多くは，生理学的にはサイレント（機能していない状態）である．Wangら[40]のサルにおける同時刺激を用いた感覚トレーニングは，それまでサイレントであった神経経路を受容野から起こる経路と

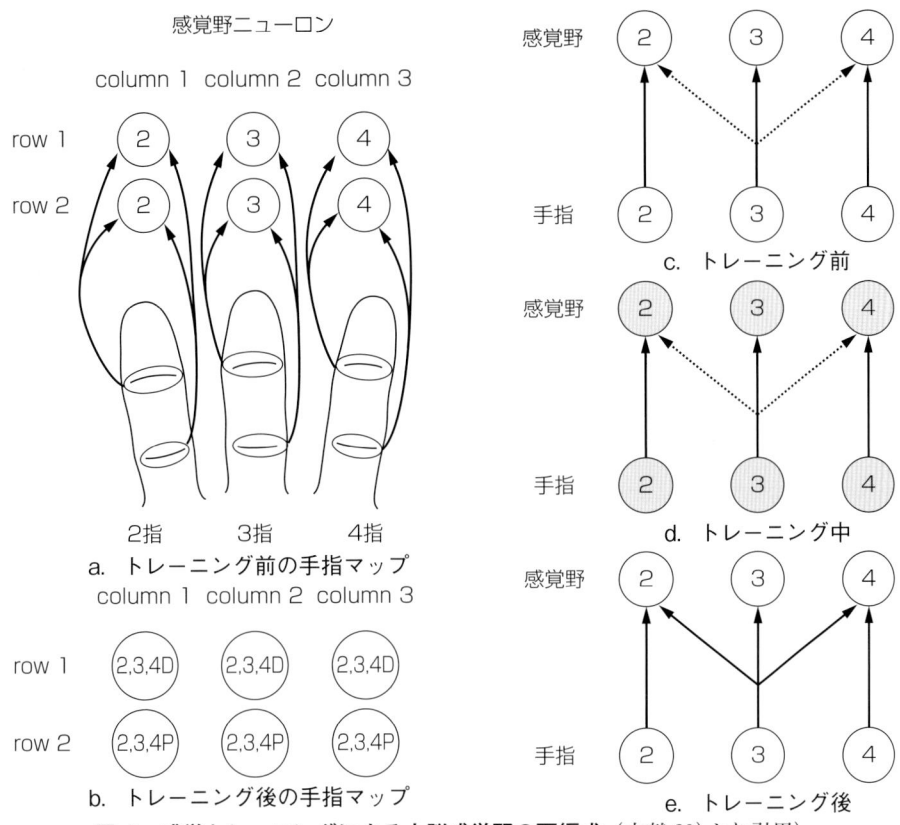

図8 感覚トレーニングによる大脳感覚野の再編成（文献29）より引用

a. トレーニング前の一次感覚野における手指マップ．各指はそれぞれ異なる感覚野ニューロンによって表象されている

b. Wangら[40]は2, 3, 4指の近位部もしくは遠位部を同時に刺激することを繰り返すことにより，各指の近位部と遠位部がそれぞれ異なるニューロンによって表象される一方，2, 3, 4指の近位部または遠位部がそれぞれ同一のニューロンによって表象されるようになることを観察した．図では，例えばcolumn 1-row 1のニューロンはトレーニング前には第2指の近位部と遠位部に受容野を有したが，トレーニング後は第2, 3, もしくは4指の遠位部の刺激に反応するようになった（第2指近位部の刺激には反応しなくなった）

c〜e. この背後にあるメカニズムとして，トレーニング前には微弱であった非受容野からの入力が受容野からの入力と同期することで強化されることが考えられる．シナプスのレベルではLTPの連合性が関与しているかもしれない．図では簡略化のため第3指からの入力強度の変化のみを示している

同時に活動させることで，前者を強化したのではないかと考えられる（図8c〜e）．

また，Nudoら[42]は大人のサルにおいて手の動きをつかさどる大脳皮質一次運動野領域に虚血性梗塞を引き起こした．梗塞直後，患側手の運動機能は低下したが，数週間の麻痺側の運動トレーニングによって梗塞前のレベルまで回復した．梗塞部周囲には機能地図の再編成を認め，残存する肘や肩の表象領域の一部が手の領域に置き換えられていた．

これらの感覚トレーニングや脳梗塞後の運動トレーニングに伴う大脳皮質のリモデリングにも，LTPのようなシナプスの伝達効率の変化を介した新たな機能的神経回路の形成がその基盤にあると考えられる[43]．

文 献

1) Power AE : Slow-wave sleep, acetylcholine, and memory consolidation. *Proc Natl Acad Sci USA* **101** : 1795-1796, 2004
2) Bear MF, Connors BW, Paradiso MA : Neuroscience : Exploring the Brain. Lippincott Williams & Wilkins, Philadelphia, 1996, pp308-345, pp514-575
3) Corkin S : Acquisition of motor skill after bilateral medial temporal-lobe excision. *Neuropsychologia* **6** : 255-265, 1968
4) Milner B : Visual recognition and recall after right temporal-lobe excision in man. *Neuropsychologia* **6** : 191-209, 1968
5) Cohen NJ, Squire LR : Preserved learning and retention of pattern-analyzing skill in amnesia : dissociation of knowing how and knowing that. *Science* **210** : 207-210, 1980
6) 山鳥 重（著），彦坂興秀，他（編）：神経心理学コレクション―記憶の神経心理学．医学書院，2002，pp1-213
7) Scoville WB, Milner B : Loss of recent memory after bilateral hippocampal lesions. 1957. *J Neuropsychiatry Clin Neurosci* **12** : 103-113, 2000
8) Mesulam MM : From sensation to cognition. *Brain* **121** : 1013-1052, 1998
9) Penfield W, Perot P : The brain's record of auditory and visual experience : a final summary and discussion. *Brain* **86** : 595-696, 1963
10) Squire LR, Zola-Morgan S : The medial temporal lobe memory system. *Science* **253** : 1380-1386, 1991
11) Squire LR, Alvarez P : Retrograde amnesia and memory consolidation : a neurobiological perspective. *Curr Opin Neurobiol* **5** : 169-177, 1995
12) 虫明 元：器用さの学習のメカニズム―ニューロン活動の働きから．久保田競（編）：ライブラリ脳の世紀：心のメカニズムを探る 6 学習と脳―器用さを獲得する脳．サイエンス社，2007，pp13-105
13) Doyon J, Penhune V, Ungerleider LG : Distinct contribution of the cortico-striatal and cortico-cerebellar systems to motor skill learning. *Neuropsychologia* **41** : 252-262, 2003
14) Doyon J, Benali H : Reorganization and plasticity in the adult brain during learning of motor skills. *Curr Opin Neurobiol* **15** : 161-167, 2005
15) Wolpert DM, Ghahramani Z : Computational principles of movement neuroscience. *Nat Neurosci* **3** : 1212-1217, 2000
16) Kawato M : Internal models for motor control and trajectory planning. *Curr Opin Neurobiol* **9** : 718-727, 1999
17) Ito M, Sakurai M, Tongroach P : Climbing fibre induced depression of both mossy fibre responsiveness and glutamate sensitivity of cerebellar Purkinje cells. *J Physiol* **324** : 113-134, 1982
18) Kitazawa S, Kimura T, Yin PB : Cerebellar complex spikes encode both destinations and errors in arm movements. *Nature* **392** : 494-497, 1998
19) Hikosaka O, Nakamura K, Sakai K, et al : Central mechanisms of motor skill learning. *Curr Opin Neurobiol* **12** : 217-222, 2002
20) Hikosaka O, Nakahara H, Rand MK, et al : Parallel neural networks for learning sequential procedures. *Trends Neurosci* **22** : 464-471, 1999
21) Hikosaka O, Takikawa Y, Kawagoe R : Role of the basal ganglia in the control of purposive saccadic eye movements. *Physiol Rev* **80** : 953-978, 2000
22) Schultz W : Multiple reward signals in the brain. *Nat Rev Neurosci* **1** : 199-207, 2000
23) Haruno M, Kuroda T, Doya K, et al : A neural correlate of reward-based behavioral learning in caudate nucleus : a functional magnetic resonance imaging study of a stochastic decision task. *J Neurosci* **24** : 1660-1665, 2004
24) Samejima K, Ueda Y, Doya K, et al : Representation of action-specific reward values in the striatum. *Science* **310** : 1337-1340, 2005
25) Aizenstein HJ, Stenger VA, Cochran J, et al : Regional brain activation during concurrent implicit and explicit sequence learning. *Cereb Cortex* **14** : 199-208, 2004
26) Wu T, Kansaku K, Hallett M : How self-initiated memorized movements become automatic : a functional MRI study. *J Neurophysiol* **91** : 1690-1698, 2004
27) Floyer-Lea A, Matthews PM : Changing brain networks for visuomotor control with increased movement automaticity. *J Neurophysiol* **92** : 2405-2412, 2004
28) Schendan HE, Searl MM, Melrose RJ, et al : An FMRI study of the role of the medial temporal lobe in implicit and explicit sequence learning. *Neuron* **37** : 1013-1025, 2003
29) 坂本年将：脳の可塑性と理学療法．理学療法兵庫 **13** : 1-6, 2007
30) 櫻井芳雄：海馬破壊の臨床例と動物実験．久保田競，他（編）：ライブラリ脳の世紀：心のメカニズムを探る 7 記憶と脳―過去・現在・未来をつなぐ脳のメカニズム．サイエンス

社, 2002, pp135-148
31) Morris RG, Garrud P, Rawlins JN, et al：Place navigation impaired in rats with hippocampal lesions. *Nature* **297**：681-683, 1982
32) Wilson MA, McNaughton BL：Dynamics of the hippocampal ensemble code for space. *Science* **261**：1055-1058, 1993
33) Tsien JZ, Chen DF, Gerber D, et al：Subregion- and cell type-restricted gene knockout in mouse brain. *Cell* **87**：1317-1326, 1996
34) Tsien JZ, Huerta PT, Tonegawa S：The essential role of hippocampal CA1 NMDA receptor-dependent synaptic plasticity in spatial memory. *Cell* **87**：1327-1338, 1996
35) McHugh TJ, Blum KI, Tsien JZ, et al：Impaired hippocampal representation of space in CA1-specific NMDAR1 knockout mice. *Cell* **87**：1339-1349, 1996
36) Nakazawa K, Quirk MC, Chitwood RA, et al：Requirement for hippocampal CA3 NMDA receptors in associative memory recall. *Science* **297**：211-218, 2002
37) Nakazawa K, Sun LD, Quirk MC, et al：Hippocampal CA3 NMDA receptors are crucial for memory acquisition of one-time experience. *Neuron* **38**：305-315, 2003
38) McHugh TJ, Jones MW, Quinn JJ, et al：Dentate gyrus NMDA receptors mediate rapid pattern separation in the hippocampal network. *Science* **317**：94-99, 2007
39) Nakashiba T, Young JZ, McHugh TJ, et al：Transgenic inhibition of synaptic transmission reveals role of CA3 output in hippocampal learning. *Science* **319**：1260-1264, 2008
40) Wang X, Merzenich MM, Sameshima K, et al：Remodelling of hand representation in adult cortex determined by timing of tactile stimulation. *Nature* **378**：71-75, 1995
41) Sur M：Somatosensory cortex. Maps of time and space. *Nature* **378**：13-14, 1995
42) Nudo RJ, Wise BM, SiFuentes F, et al：Neural substrates for the effects of rehabilitative training on motor recovery after ischemic infarct. *Science* **272**：1791-1794, 1996
43) Nudo RJ：Mechanisms for recovery of motor function following cortical damage. *Curr Opin Neurobiol* **16**：638-644, 2006

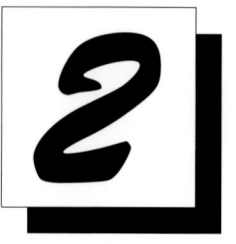

2 運動が脳に引き起こす生理生化学的反応

川中健太郎*

◆ Key Questions ◆
1. 運動が脳に及ぼす影響
2. 運動と意欲
3. 運動と脳内物質との関係

I. はじめに

　運動は，脳を活性化させる．脳が活性化されるというのは，脳における局所的なエネルギー代謝が活発になり，血流が増え，血糖の消費が増加することである．ところで，運動すると活動筋において局所的にエネルギー代謝が活発になり，またトレーニングとして運動を慢性的に継続するとミトコンドリア代謝系酵素の増加など，さまざまな生化学的適応現象が生じる．おそらく，骨格筋と同様に脳でも運動による活性化が慢性的に繰り返されるとなんらかの生化学的適応反応が生じることが予想される．その結果として，脳の認知機能，気分・ムード，さらには視床下部が調節している食欲などの本能行動に変化が生じる可能性がある．認知症やうつ病，肥満が社会的に大きな問題となっている現在，脳に対する運動効果が，たいへん注目されている．本稿では，運動が有する認知機能上昇効果や抗うつ・抗不安効果，摂食調節効果に着目して，その生化学的メカニズムの一端について概説する．さらに，脳自体による自発運動量の調節機能にも着目する．

* Kentaro KAWANAKA/新潟医療福祉大学大学院健康栄養学分野

II. 運動は認知症を予防する

　2000年以降，数多くの研究において，長期間の身体活動の継続によって高齢者の認知機能が高まることが報告されている[1]．例えば，Abbottら[2]は，1日の歩行距離が約400 m以下の高齢男性は，1日の歩行距離が約3,200 m以上の高齢男性に比べて認知症の発症リスクが1.8倍高いことを報告している．また，Weuveら[3]は，1週間の身体活動量が5.2 METs・時以下の高齢女性は，26 METs・時以上の高齢女性に比べて認知症の発症率が5倍高いことを報告している．このように，身体活動量が認知症の発症率と関連する可能性が報告されている．

　それでは，運動（身体活動）が認知症の発症を防止するとして，そのメカニズムはどのようなものであろうか．メカニズム解明のためには動物実験が必要であるが，van Praagら[4]は，マウスを回転車のあるケージの中に入れて運動させながら飼育すると，回転車のないケージに入れて飼育されたコントロールマウスに比べて，学習記憶能力（モリス水迷路で測定）が上昇することを報告している．回転車があるとマウスは1日に1,000〜2,000 m程度の距離を走るが，このように運動したマウスでは，脳の海馬

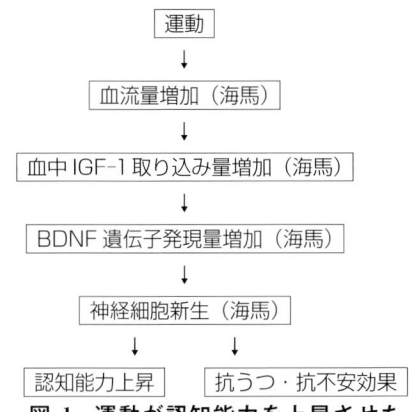

```
運動
 ↓
血流量増加（海馬）
 ↓
血中IGF-1取り込み量増加（海馬）
 ↓
BDNF遺伝子発現量増加（海馬）
 ↓
神経細胞新生（海馬）
 ↓           ↓
認知能力上昇  抗うつ・抗不安効果
```

図1 運動が認知能力を上昇させたり，抗うつ・抗不安効果をもたらす機序（仮説）

が担っている空間記憶能力が高まるのである．また，これらのマウスの海馬では神経細胞の数が約2.5倍も増加していた．さらに，海馬において脳由来神経成長因子（BDNF：brain-derived neurotrophic factor）と呼ばれる分子量約10,000のタンパク質の発現が増加していることも明らかになった．「成人では脳の神経細胞の数は増えない」というのが以前の常識であったが，最近では，学習・記憶に重要な役割を担う海馬においては「たとえ，高齢者でも神経細胞の数が増加したり，突起が伸びること」，そして「それに伴った新しい神経細胞のネットワーク構築により学習・記憶能力が上昇すること」が明らかになっている．つまり，運動すると海馬においてBDNFが増加し，この成長因子の働きによって神経細胞の数が増加したり，突起が伸びる結果，シナプスが増えてシナプス伝達が向上し，その結果として学習・記憶能力が向上するようである（**図1**）．

前述の研究では，輪回しによる自発的運動を用いて運動効果を検討しているため，どのような強度の運動が海馬におけるBDNF発現を増加させるかについては不明である．ところで，血液中の乳酸レベルが急上昇を始める乳酸性作業閾値（LT：lactate threshold）と呼ばれる運動強度を境にして，副腎皮質刺激ホルモン（ACTH：adrenocorticotropic hormone），グルココルチコイド（glucocorticoid），エピネフリン（epinephrine）などのストレスホルモンの血中レベルが乳酸同様に急上昇する．そこで，LTは運動が身体にとってストレスとなり始める強度として運動処方に利用されている．Soyaら[5]は，トレッドミルを用いてラットにLT以上の中強度運動とLT未満の低強度運動を，それぞれ30分間負荷したところ，海馬におけるBDNF発現は中強度運動では検出できず，低強度運動によってのみ観察された．この結果は，運動効果が単に運動強度依存的ではないことを示すものであり，認知症予防のためには強度の低いノンストレス運動がよいことを示唆する．今後，学習・記憶能力の上昇と運動強度との関連性についての検討が待たれる．

それでは，骨格筋を動かす運動がどのような仕組みで海馬におけるBDNFの遺伝子発現を高めるのであろうか．Carroら[6]は，トレッドミルにおける走行運動を負荷したマウスの脳では血中に存在するインスリン様成長因子（IGF-1：insulin-like growth factor 1）の取り込みが亢進すること，またIGF-1を投与すると，運動と同様に海馬のBDNF発現が引き起こされ，認知機能が高まることを報告している．また，Trejoら[7]はマウスの血液中にIGF-1抗体を投与して脳のIGF-1取り込みを抑制すると，運動による海馬の神経細胞新生がブロックされることを示した．IGF-1は肝臓から大量に分泌され，血中に高濃度に存在しているが，運動すると脳の海馬が血中から盛んにIGF-1を取り込み，これが引き金となって海馬のBDNF発現が増加して神経細胞新生が引き起こされる可能性が示唆される（**図1**）．なぜ，運動を行うと海馬におけるIGF-1の取り込みが亢進するかは不明であるが，Nishijimaら[8]はラットにトレッドミル運動を負荷すると，海馬が活性化されて局所的に血流量が増加することを示している．運動による海馬の局所的血流量の増加が，IGF-

1取り込み量の増加を引き起こすのかもしれない（図1）.

インスリンはIGF-1と類似の分子構造をもつが，インスリンを急性投与することによってヒトや実験動物において認知能力が高まる[9]．また，インスリン抵抗性を有するⅡ型糖尿病の肥満動物では海馬におけるインスリンレセプターが減少しており，インスリンを投与しても認知能力が上昇しない[9]．つまり，糖尿病動物では海馬にもインスリン抵抗性が生じているようだ．また，インスリン抵抗性を有する糖尿病動物において，海馬の神経細胞死や神経細胞新生阻害が観察されている．これらのことから，インスリンもIGF-1と同様に海馬に働きかけて神経細胞新生を促進し，認知能力を上昇させる可能性がある．運動を行うと，筋グリコーゲンを消費した活動筋においてインスリン感受性が上昇するが[10]，運動時に活性化されエネルギー消費量が増加する海馬においてもインスリン感受性が上昇するのかもしれない．そして，それが運動による認知能力上昇を引き起こすというメカニズムも想像できる．

Ⅲ．運動はうつ病を予防する

慢性的なストレスによって，うつ病や不安障害が引き起こされる．ストレスは副腎からのグルココルチコイド分泌を惹起するが，ストレスが長引いてグルココルチコイド分泌が慢性的に上昇すると，脳の海馬に作用して神経細胞新生を阻害する[11]．これがうつ病の原因であるとの考え方がある．そして，運動は抗うつ効果や抗不安効果を有することが知られている[12〜15]．運動することによって海馬は，血液中のIGF-1を活発に取り込むことによってBDNF発現を高め，これが神経細胞新生と認知能力上昇を引き起こす可能性を先に述べたが，同様のメカニズムによって抗うつ効果や抗不安効果が得られる可能性が示唆されている（図1）．この考えは，遺伝的に血中のIGF-1レベルが低いマウスに運動を負荷しても抗不安効果が得られないことから支持されている[16]．

Ⅳ．運動は体重のセットポイントを低下させる

動物は，一定の体脂肪量を保持して体重を一定に保とうとする性質をもつ．これを体重（体脂肪量）のセットポイント説という．例えば，ある個体においてエネルギーの過剰摂取によって体脂肪量が増加した場合，その個体は食欲を低下させることで，増加した体脂肪量を元の一定量（セットポイント）に戻そうとする．逆に，食糧確保がままならず体脂肪量が減少した場合は，その後，十分な食糧を確保できる環境下におかれると，通常よりもエネルギー摂取量を増加させて，減少した体脂肪量を元のセットポイントに戻そうとする．そして，この体脂肪量のセットポイントは個体によって異なり，太った人は高く設定されており，痩せた人は低く設定されている．それぞれの個人のセットポイントの体脂肪量がその個体にとっての正常値である．食事制限によってダイエットを試みた場合，一時的には減量に成功するものの，すぐに体重が元に戻ってしまったり，あるいはリバウンドで減量前よりも体重が増えてしまうことがよくある．これは，その個人のセットポイントより減少してしまった体脂肪量を元に戻そうとするフィードバックシステムが作動するからである．そして，このような体脂肪量のセットポイント調節を行うホルモンとしてレプチンが知られている．レプチンは脂肪細胞から分泌され，体脂肪量の増加に伴う脂肪細胞の肥大により分泌量が増加する．このレプチンが脳の視床下部に作用すると，食欲が抑制されエネルギー摂取量が減少し，肥大した脂肪細胞のサイズを元に戻そうとする．

ところで，それぞれの個体における体脂肪量

のセットポイントは，ある程度遺伝的に決定されている．しかし，一生のうちまったく変動しないのではなく，環境要因や加齢によって変動する．例えば，高脂肪食の大量摂取によって肥満した場合，増量した体脂肪から大量のレプチンが分泌されるので血中レプチンレベルは上昇する．この場合，本来なら上昇したレプチンの働きによって自然に食欲が低下して，本来のセットポイントまで体脂肪量が減少するはずである．しかし，そうならないのは，高脂肪食摂取によって視床下部におけるレプチン感受性が低下したため食欲が抑制されないからである．この現象は，レプチン抵抗性と呼ばれる．つまり高脂肪食摂取はレプチン抵抗性を引き起こすことによって体脂肪量のセットポイントを上昇させ肥満を引き起こすようだ[17]．

レプチンの視床下部における作用機序は，どのようなものであろうか．視床下部の特に弓状核と呼ばれる部位の神経細胞体に存在する受容体にレプチンが結合すると，Janus kinase 2 (JAK2) がリン酸化されて活性化される．さらに，JAK2 は STAT3 という転写因子をリン酸化によって活性化させ，POMC (pro-opiomelanocortin) の遺伝子発現を上昇，NPY (neuropeptide Y) および AgRP (agouti-related protein) の遺伝子発現を減少させる．これら神経ペプチドの遺伝子発現変化によって食欲の低下が生じる．肥満，すなわち体脂肪量のセットポイントが上昇した状態では，レプチンが視床下部に作用した際の JAK2 と STAT3 の情報伝達に活性不全が生じ，また，POMC, NPY, および AgRP の遺伝子発現に異常が生じる[18]．これがレプチン抵抗性の機序である．

ところで，肥満を防止する手段として運動トレーニングが有効である．その理由は，運動を行うことによってエネルギー消費量が増加し，体脂肪量の減少が引き起こされるからである．しかし，運動はそれ以外にも過食を抑制する効果を有するようだ．例えば，遺伝性肥満ラット

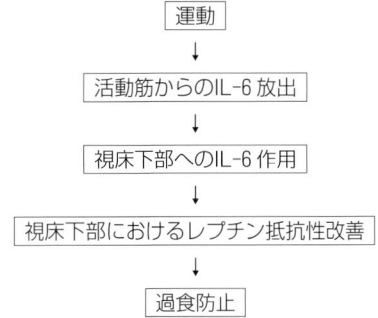

```
運動
 ↓
活動筋からのIL-6放出
 ↓
視床下部へのIL-6作用
 ↓
視床下部におけるレプチン抵抗性改善
 ↓
過食防止
```

図2　運動が過食を防止する機序（仮説）

である OLETF ラットでは体脂肪量の顕著な増加にもかかわらず，正常なラットに比べて食欲の異常な亢進がみられる．Bi ら[19]は，この OLETF ラットに自発走行による運動トレーニングを負荷すると，食欲が抑えられて肥満が防止できることを報告している．つまり，肥満ラットでは体脂肪量のセットポイントが高く設定されているために過食が生じるが，運動トレーニングはこのセットポイントを下げて過食を抑制する．運動トレーニングが過食を抑制する機序は明らかではないが，「肥満に伴って生じる視床下部レプチン抵抗性を運動トレーニングが是正する」可能性が予想される．実際，Flores ら[20]は水泳運動を行ったラットでは脳室内に投与したレプチンの効き目が高まることを報告している．

それでは，運動がどのような仕組みで視床下部に働きかけてレプチン抵抗性を回復させるのであろうか．その機序は不明であるが，最近，Flores ら[20]はラットの血液中にインターロイキン 6 (IL-6：interleukin-6) の抗体を打ち込んで内因性の IL-6 作用をブロックすると，運動によるレプチン感受性の上昇が阻害されることを報告している．運動中，活動筋において IL-6 の発現が高まり，血中に放出されることが報告されており[21]，この活動筋由来の IL-6 が視床下部に作用してレプチン抵抗性を是正するのかもしれない（**図2**）．

V. 脳自体が運動量を調節している

　肥満は，糖尿病・高血圧・高脂血症などの生活習慣病の原因となる．そして現在，わが国では運動不足が肥満や生活習慣病を引き起こす最も大きな原因と考えられている．ところで，立位での姿勢維持や無意識的に室内を動き回る際の身体活動量のことを非運動性身体活動量（NEAT：non-exercise activity thermogenesis）というが，NEATには大きな個人差が認められる[22]．そして，NEATが少ない人は肥満しやすく生活習慣病になりやすいという調査報告がある[22]．実験動物の飼育ケージ内における自発活動量を赤外線センサーなどによって測定すると，ヒトと同様に大きな個体差がみられ，自発活動量の少ないラットは太りやすいことも報告されている[22]．それでは個体のNEATはどのように決定されるのだろうか．意識的な運動は大脳皮質からの出力によって行われるが，NEATのような無意識的な身体活動は大脳皮質ではなく，視床下部などのより低次の脳領域によって調節されている[22]．視床下部は食欲中枢でありエネルギー摂取量を調節しているが，同時に自律神経中枢であり，基礎代謝などのエネルギー消費量を調節している．そして，視床下部は無意識的な身体活動量を調節することによってもエネルギー消費量を調節しているようだ．

　各種の神経ペプチドが，動物のNEATを調節している．最近，最も注目されているのはオレキシンである．オレキシンニューロンの神経細胞体は，視床下部外側野とその周辺領域に限局するが，投射先は視床下部全域，さらには小脳を除く中枢神経系の全域にも及び，これらの領域にはオレキシン受容体が存在する．オレキシンは受容体に結合し，その作用を引き起こすが，オレキシンをラットの視床下部室傍核に直接投与すると身体活動量が増加する[23]．また，遺伝性肥満ラットでは自発活動量が低下している

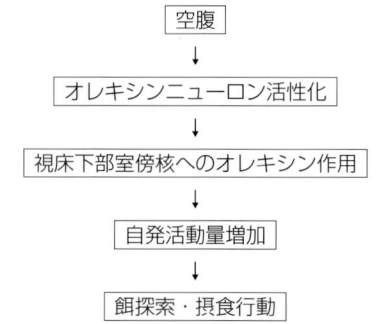

```
    空腹
     ↓
オレキシンニューロン活性化
     ↓
視床下部室傍核へのオレキシン作用
     ↓
   自発活動量増加
     ↓
  餌探索・摂食行動
```

図3 小動物におけるオレキシンの働きの一端

るとともに，視床下部室傍核にオレキシンを直接投与した時の身体活動量の増加が小さい[24]．つまり，肥満ラットでは，視床下部におけるオレキシン感受性の低下がみられる．このように，視床下部におけるオレキシン感受性がNEATの個体差を説明する一つの要因である．

　また，NEATは遺伝的な影響を受けるとともに環境要因の影響も受ける．実験動物に高脂肪食を摂取させると内臓脂肪が蓄積し肥満が生じるが，興味深いことにこれらの動物では，視床下部のオレキシン感受性が低下し自発活動量も低下する[25,26]．つまり，高脂肪食摂取による肥満の原因として視床下部のオレキシン感受性低下によって生じる自発活動量減少と，それに伴うエネルギー消費量低下が考えられる．

　ところで，動物のオレキシンニューロンは，空腹時に活性化されるが，これによって脳が覚醒し，餌の探索や摂食行動が引き起こされる（**図3**）．つまり，オレキシンによる身体活動量増加は餌を獲得したいという意欲の強さを表わしている．したがって，高脂肪食摂取によってオレキシン感受性が低下することは，動物に本来備わっている本能的な意欲の低下を示す．脂肪含量の多い食生活によって，ヒトにおけるNEATも低下するのか，またNEATの低下が，本来，動物としてのヒトに備わっているはずのさまざまな意欲の低下を間接的に示すものなのか，などは興味深い研究課題である．

VI. おわりに

認知機能，うつ・不安，摂食調節機能に対する運動効果は，以前はサイエンスの対象にすらならなかった課題であるが，最近の脳科学の進展に伴って，この数年間で運動生理・生化学研究分野の主役に躍り出てきた感がある．今後も血圧調節や睡眠，性行動，感情，感覚など，脳が関係したさまざまな現象に対する運動効果が，脳科学のまな板の上で料理されるであろう．この分野の研究は方法論が確立していないため，柔軟な発想で研究に取り組むことができるのが魅力である．しかし，脳が関連した現象のメカニズムは一筋縄ではいかない複雑さがみられ，メカニズム研究は慎重に行う必要がある．本稿で述べたさまざまなメカニズムも，その現象を説明する一つの機序にすぎないことを最後に付け加えたい．

文　献

1) Dishman RK, Berthoud HR, Booth FW, et al : Neurobiology of exercise. *Obesity* **14** : 345-356, 2006
2) Abbott RD, White LR, Ross GW, et al : Walking and dementia in physically capable elderly men. *JAMA* **292** : 1447-1453, 2004
3) Weuve J, Kang JH, Manson JE, et al : Physical activity, including walking, and cognitive function in older women. *JAMA* **292** : 1454-1461, 2004
4) van Praag H, Kempermann G, Gage FH : Running increases cell proliferation and neurogenesis in the adult mouse dentate gyrus. *Nat Neurosci* **2** : 266-270, 1999
5) Soya H, Nakamura T, Deocaris CC, et al : BDNF induction with mild exercise in the rat hippocampus. *Biochem Biophys Res Commun* **358** : 961-967, 2007
6) Carro E, Nuñez A, Busiguina S, et al : Circulating insulin-like growth factor I mediates effects of exercise on the brain. *J Neurosci* **20** : 2926-2933, 2000
7) Trejo JL, Carro E, Torres-Aleman I : Circulating insulin-like growth factor I mediates exercise-induced increases in the number of new neurons in the adult hippocampus. *J Neurosci* **21** : 1628-1634, 2001
8) Nishijima T, Soya H : Evidence of functional hyperemia in the rat hippocampus during mild treadmill running. *Neurosci Res* **54** : 186-191, 2006
9) Reagan LP : Insulin signaling effects on memory and mood. *Curr Opin Pharmacol* **7** : 633-637, 2007
10) Holloszy JO : Exercise-induced increase in muscle insulin sensitivity. *J Appl Physiol* **99** : 338-343, 2005
11) Gould E, Tanapat P, McEwen BS, et al : Proliferation of granule cell precursors in the dentate gyrus of adult monkeys is diminished by stress. *Proc Natl Acad Sci USA* **95** : 3168-3171, 1998
12) Binder E, Droste SK, Ohl F, et al : Regular voluntary exercise reduces anxiety-related behaviour and impulsiveness in mice. *Behav Brain Res* **155** : 197-206, 2004
13) Duman CH, Schlesinger L, Russell DS, et al : Voluntary exercise produces antidepressant and anxiolytic behavioral effects in mice. *Brain Res* **1199** : 148-158, 2008
14) Salmon P : Effects of physical exercise on anxiety, depression, and sensitivity to stress : a unifying theory. *Clin Psychol Rev* **21** : 33-61, 2001
15) Zheng H, Liu Y, Li W, et al : Beneficial effects of exercise and its molecular mechanisms on depression in rats. *Behav Brain Res* **168** : 47-55, 2006
16) Trejo JL, Llorens-Martín MV, Torres-Alemán I : The effects of exercise on spatial learning and anxiety-like behavior are mediated by an IGF-I-dependent mechanism related to hippocampal neurogenesis. *Mol Cell Neurosci* **37** : 402-411, 2008
17) Levin BE, Dunn-Meynell AA : Reduced central leptin sensitivity in rats with diet-induced obesity. *Am J Physiol Regul Integr Comp Physiol* **283** : R941-948, 2002
18) Sahu A : Minireview : A hypothalamic role in energy balance with special emphasis on leptin. *Endocrinology* **145** : 2613-2620, 2004
19) Bi S, Scott KA, Hyun J, et al : Running wheel activity prevents hyperphagia and obesity in Otsuka long-evans Tokushima Fatty rats : role of hypothalamic signaling. *Endocrinology* **146** : 1676-1685, 2005
20) Flores MB, Fernandes MF, Ropelle ER, et al : Exercise improves insulin and leptin sensitivity in hypothalamus of Wistar rats. *Diabetes* **55** : 2554-2561, 2006
21) Ostrowski K, Rohde T, Zacho M, et al : Evidence that interleukin-6 is produced in human skeletal muscle during prolonged

22) Kotz CM, Teske JA, Billington CJ : Neuroregulation of nonexercise activity thermogenesis and obesity resistance. *Am J Physiol Regul Integr Comp Physiol* **294** : R699-710, 2008
23) Kiwaki K, Kotz CM, Wang C, et al : Orexin A (hypocretin 1) injected into hypothalamic paraventricular nucleus and spontaneous physical activity in rats. *Am J Physiol Endocrinol Metab* **286** : E551-559, 2004
24) Teske JA, Levine AS, Kuskowski M, et al : Elevated hypothalamic orexin signaling, sensitivity to orexin A, and spontaneous physical activity in obesity-resistant rats. *Am J Physiol Regul Integr Comp Physiol* **291** : R889-899, 2006
25) Bjursell M, Gerdin AK, Lelliott CJ, et al : Acutely reduced locomotor activity is a major contributor to Western diet-induced obesity in mice. *Am J Physiol Endocrinol Metab* **294** : E251-260, 2008
26) Novak CM, Kotz CM, Levine JA : Central orexin sensitivity, physical activity, and obesity in diet-induced obese and diet-resistant rats. *Am J Physiol Endocrinol Metab* **290** : E396-403, 2006

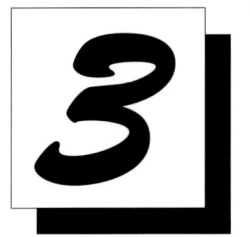

3 脳の可塑性

石田和人*

◆ Key Questions ◆
1. 脳細胞は増えるのか
2. 感覚運動領野のシナプス可塑性とは
3. 神経移植の最前線

I. 脳の可塑性

われわれは未経験な動作を繰り返し練習することにより，その動作を習得する（運動学習）．また，脳卒中後に適切な理学療法を施行すると機能障害が回復する．「脳の可塑性」は，これらの過程で重要な役割を果たすと考えられている．本来の意味として，バネやゴムボールのように力を加え放すと元の状態に戻ろうとする性質を弾性（elasticity）というのに対し，逆にその力を取り除いても変形したままでいる性質を可塑性（plasticity）という（図1）．つまり，環境や運動刺激など外的要因が与えられ，その後除かれても神経系の変化が持続することをいう．

生理学的には，脳の可塑性はシナプス伝達効率の変化，すなわちシナプスの可塑性として取り扱われる．これはシナプスの数（形態的側面）とその情報を伝える能力（機能的側面）の変化で決まる．シナプスの数はニューロンが樹状突起を伸ばし，枝分かれして，さらにその枝に棘（spine）を増やし，シナプスを形成すること（神経ネットワークを形成すること）により変化す

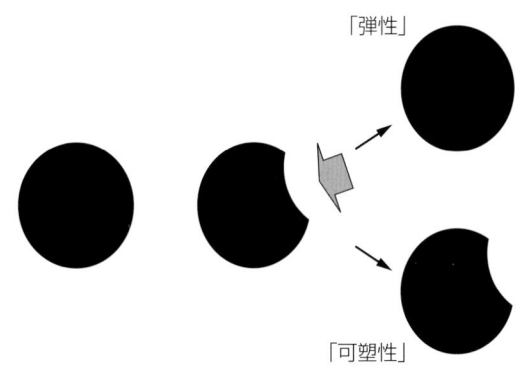

---

* Kazuto Ishida／名古屋大学医学部保健学科理学療法学専攻

図1 可塑性の概念図
ゴムボールに力を加え放すと元の状態に戻ろうとする．これを弾性（elasticity）という．一方，その力を取り除いても変形したままでいることを可塑性（plasticity）という

る．一方，情報を伝える能力は，シナプス前末端から放出される神経伝達物質（neurotransmitter）の放出量が増加，あるいはシナプス後末端でレセプターの発現が高まり感受性が高まることで変化する．また，こうした機能の高まりは後で述べる長期増強（LTP：long term potentiation）や長期抑圧（LTD：long term depression）が作用して得られると考えられる．

これら可塑性に関する変化について，シナプス結合の形態的および機能的変化として以下に述べる．

1．シナプス結合の形態的変化

1）神経発芽

神経線維の末端が突起を伸ばし成長することを発芽（sprouting）という．神経系の発達過程や，学習に伴うシナプスの可塑的変化として活動依存的に発芽が起こるといわれている．Raisman[1]は，1969年電子顕微鏡を用いてラットの中隔核で神経発芽によるシナプス形成を形態学的に証明している．ニューロンがシナプスをつくるために神経突起を伸ばすメカニズムはいまだ不明な点も多いが，その鍵を握るものの一つに神経栄養因子（neurotrophic factor）がある．神経栄養因子には，いくつかのファミリーが報告されている．例えば，神経成長因子（NGF：nerve growth factor）は主に大脳皮質，海馬のニューロンで産生・分泌され，ここへ投射してくるニューロンはコリン作動性のシナプスを形成している．このように神経発芽においては，伸びるニューロンの線維よりもむしろそれを受ける標的細胞のほうがより強いコントロールをしていることがわかる[2]．

2）シナプスの数の変化

脳の可塑性を形態的変化で捉えると，その中心はシナプスの数の変化であり，シナプスまたはシナプス小胞の数が増加する．Kleimら[3]は，ラットに普段行わないようなアクロバット様の運動を1日に3回，5〜10日間行わせるだけで，大脳皮質運動野の第Ⅱ，Ⅲ層におけるニューロンあたりのシナプス数が増加するという興味深い報告をしている．

2．シナプスの機能的変化

シナプス前ニューロンに活動電位が伝搬し，シナプスを介してシナプス後ニューロンに興奮が伝達される時，シナプス間隙には神経伝達物質が放出され，シナプス後ニューロンの受容体と反応して興奮性シナプス後電位（EPSP：excitratory postsynaptic potential）を誘発する．シナプスの伝達効率が高まった状態では，放出される神経伝達物質が増量するか（シナプス前メカニズム），あるいは受容体の発現が高まり反応しやすくなる（シナプス後メカニズム）ことが想定されている．

1）長期増強

興奮性入力を高頻度で短時間刺激すると，その後高頻度入力を受けたシナプスの伝達効率が顕著に上昇し，その状態が長期にわたり持続する．この現象をLTPという[4]．LTPの観察方法として，まず，入力線維束を低頻度で電気刺激（試験刺激）し，EPSPを誘発する．次いで，同線維束に短時間（1〜10秒）のテタヌス刺激（50〜400 Hz）を加える．再度，試験刺激に切り替えると，EPSP振幅の増大がその後長期間にわたり観察される．LTPの発現には，シナプス前末端からの伝達物質放出量が増加していることが現象として想定されるが，興奮性神経伝達物質であるグルタミン酸を受容するグルタミン酸受容体〔特に N-methyl-D-aspartate（NMDA）受容体〕の関与が重要視されている．

2）長期抑圧

長期抑圧は，小脳においてよく研究されている．顆粒細胞からの伝達物質（グルタミン酸）放出の減少，シナプス後細胞であるプルキンエ細胞のグルタミン酸に対する反応性の低下をもたらし，シナプス伝達を抑圧する．プルキンエ細胞は小脳皮質から出力する唯一のニューロンで，顆粒細胞の軸索である平行線維と下オリーブ核ニューロンの軸索である登上線維の2経路から興奮性の入力を受けている．登上線維のEPSPは1本の平行線維によるプルキンエ細胞へのEPSPより非常に強い．そして，両者の刺激を組み合わせて繰り返し与えると，平行線維によるプルキンエ細胞のEPSEの振幅が長期間減少する．このことを長期抑圧という[5]．

Ⅱ．感覚運動領域のシナプス可塑性

このように「脳の可塑性」，すなわち「シナプ

スの可塑性」はシナプス伝達の効率変化であり，形態的あるいは機能的な変化として捉えられるものである．シナプスの可塑性は，中枢神経系のあらゆる部位でみられる現象であると考えられるが，特に感覚運動領域でのシナプス可塑性は，リハビリテーション医学が対象とする運動機能の改善に直結し，重要な意味を有すると考えられる．ヒトの場合，体性感覚野は大脳皮質中心溝の後に位置する中心後回に，また運動野は中心溝の前に位置する中心前回に存在し，Penfield が見出した有名なホモンクルスにしたがって，身体の各部位に対応した支配領域が存在する．マウスやラットでは，体性感覚野と運動野の境界がやや不明確ではあるものの，やはり明確な体部位局在が認められている[6]．特に，髭の領域についてはそれぞれ専用の感覚領野が備わっており，1本ずつの髭にそれぞれ対応した領域が一定面積ごとに整った配置で確保されている〔バレル構造図（barrel cortex）〕．マウスの髭を長時間引っ張り続けると，体性感覚野のバレル構造の中で髭の一本一本に対応する部位で，脳由来性神経栄養因子（BDNF：brain-derived neurotrophic factor）のメッセンジャーRNA 発現が上昇することが報告されており[7]，末梢での感覚刺激が脳内の可塑的変化を誘導する例の一つである．また，久保田[8]は次のような実験的事例を呈示している．サルに形の複雑なものを触らせるために，円盤の周囲に凸凹をつくり，1秒1回のペースで回す．中指だけ乗せてどんな凸凹であるか当たったら餌を与える．この操作を1日に500回くらい行う．これを1カ月間続けると，中指に反応する脳の体性感覚野の領域が広くなり，中指の先に受容機能をもつ細胞が集まる結果となった．しかし次の1カ月間，この操作を行わず放置すると元の状態に戻ってしまった．この事例は，指先で形を触れるという末梢での操作が脳の可塑性によって体性感覚野の地図を書き換えたことを如実に表わしている．また逆に感覚入力を遮断するため脊髄後根を切離すると，やはり再構築によって地図は変わり体性感覚受容野が可塑的に変化することもわかった．

一方，運動野においてはどうであろうか．これについては，Nudo ら[9~11]がリスザルを対象とした皮質内微小電極刺激法（ICMS：intracortical microstimulation）で運動訓練前後の運動野地図を記録している．頭蓋骨を開き，大脳皮質運動野を露出して，一定面積内を 0.25 mm 間隔でグリッド状に数多くの微小電極を設置し，おのおのの電極を通じて電気刺激することにより肘，手関節および手指のうち，どの部位の運動が誘発されるかを調べ，誘発部位の違いにより異なる色でマークしていくと最終的に運動野のマッピング（地図）ができる．これを運動の前後で比較すると，明らかに運動訓練で多く使用した部位を支配する運動野の領域面積が増え，逆にあまり使用しない領域は減る．すなわち，体性感覚刺激で観察された変化と同様に体部位局在の再構築が生じる[9]．また Nudo ら[10]は，運動野の一部を電流で破壊して作成した脳梗塞サルに対して，運動機能の推移を記録した．大小の穴から餌を取り，自らの口に運ぶ動作を繰り返すことを課題とした運動療法を実施し，その前後で運動野地図を調べるとやはり同様の再構築が起こることを報告した[10]．さらに，この研究グループは，大きな穴ばかりを使って訓練した場合には，このような運動野地図の変化は起こらず，比較的難易度の高い小さな穴を使用し運動訓練に取り組むと，再構築が生ずることを示した[11]．このように，繰り返し行う運動刺激により，運動野の体部位局在が再構築され，こうした機序が脳梗塞による運動機能障害に対するリハビリテーションの作用メカニズムの一つとして示された．しかし，それは単なる運動刺激によるものではなく，運動遂行にある程度の難易度を有する動作を選び，運動学習を求めることによりもたらされる反応であるといえる．

さて，このような運動野地図の再構築はヒトにおいても証明されているのであろうか．Liepertら[12,13]は，経頭蓋磁気刺激法（TMS：transcranial magnetic stimulation）を用いたユニークな方法で慢性期の脳卒中片麻痺症例を対象にCI療法（constraint-induced movement therapy）を実施して，その前後での大脳皮質運動野地図の変化を捉えている．CI療法とはTaubら[14]が開発した方法であり，脳卒中片麻痺患者の非麻痺側上肢の使用機会を制限して日常生活のほとんどを麻痺側上肢のみの使用により行い，また麻痺側上肢の集中的な運動訓練を実施することにより麻痺肢の回復を促進させる治療法である．本治療法については，システマティックレビューによるEBMが認められており[15]，特に大脳皮質の可塑的変化により神経回路網の再構築が起こることが示されている．

Liepertら[14]は，まずTMSを用いて大脳皮質運動野の領域に磁気刺激を行い，短母指外転筋が反応（収縮）する領域を調べ，その領域の広さと重心を求めた．また，1週間後に同じテストを再度行い，基準値が変化しないことを示した．その後，4週間CI療法を実施したうえで，同様にTMSのテストを実施したところ，短母指外転筋の反応する領域が増え，重心位置も変化することが証明された[14]．つまり，CI療法による麻痺肢の集中的な運動訓練により，神経回路の再構築が行われ，運動野地図が再編されたものと解釈できる．このようにヒトにおいても患者を対象とした臨床研究のレベルで，運動刺激による運動野の可塑的変化とそれによる機能の改善が証明されるに至っている．

III．脳卒中片麻痺の機能回復機序について

これまで述べてきたように，末梢から一定以上の感覚および運動刺激を加えることにより，感覚運動野をはじめとした脳内の各部位に可塑的変化が生じ，脳地図が書き変わり，機能の改善向上が得られることがわかってきた．また近年，脳卒中をはじめとする脳障害に対する理学療法の効果や作用機序に関して，病態モデル動物を用いた研究報告が散見されるようになってきた．

現在，筆者らは脳出血（ICH：intra-cerebral hemorrhage）モデルラットを用いて運動療法の効果について検証を試みている．成熟したラット（8週齢）の左線条体にコラーゲン分解酵素（type IV）を微量注入すると血管の基底膜を破壊することにより脳出血を引き起こす．本モデルは右片麻痺を呈し，典型例ではモデル作成直後から数日の間，直線的に移動することができず，非麻痺側方向への回転運動を示す[16]．Del Bigioら[17]による運動障害スコア（MDS：motor deficit score）を用いて機能回復の時間経過を調べる（一部改変）．その内容は，①非麻痺側への回転運動の程度，②棒の上をバランスよく移動する能力，③針金を認知してつかむ能力，④後肢を引っぱり屈曲位に引き戻す能力，これらの4項目をおのおの0～3点で評価し，その合計点をスコアとする．モデル作成の翌日のMDSは9点ほどであり，4週後まで徐々に回復を示し，3点台にまで回復を示した．一方，モデル作成後4日から2週目までトレッドミル運動（9 m/minの速度で1日30分間）を毎日実施すると，運動をしない群（コントロール群）に比べて機能回復の時期が早まることがわかった[18]．これらのICHモデルラットの運動障害の経過について調べた後，6週目に深麻酔下にて還流固定を行い，脳を摘出し前額断面で切片を作成し，ヘマトキシリン・エオジン染色に供して脳組織の観察を行った．コントロール群と比較すると，まず脳出血による損傷部位である線条体の残存面積については差を認めなかった．一方，損傷側大脳皮質の萎縮に着目し，大脳皮質の厚さを計測したところ，非損傷側に比べて有意な減少を認めた．また，トレッドミル

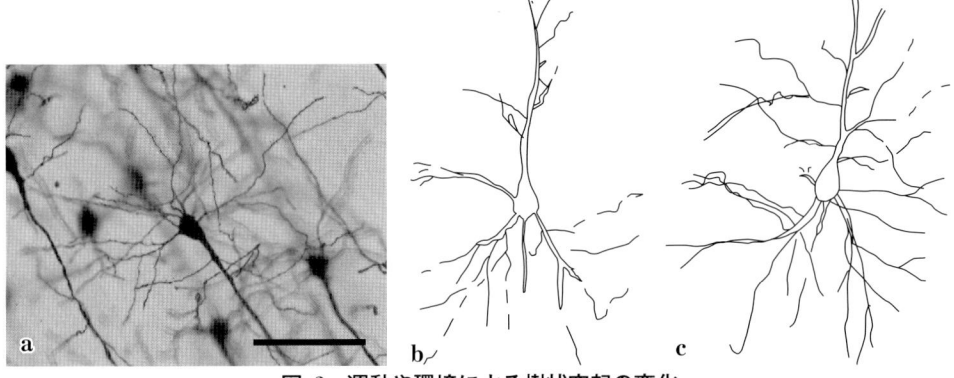

図2 運動や環境による樹状突起の変化
aは，Golgi-Cox法で染色したラット大脳皮質（運動野）の樹状突起像．スケールバーは40μmを示す．bおよびcは，同部位の樹状突起のイメージ像であるが，通常環境で飼育した場合（b）および豊かな環境で飼育した場合（c）を示す．

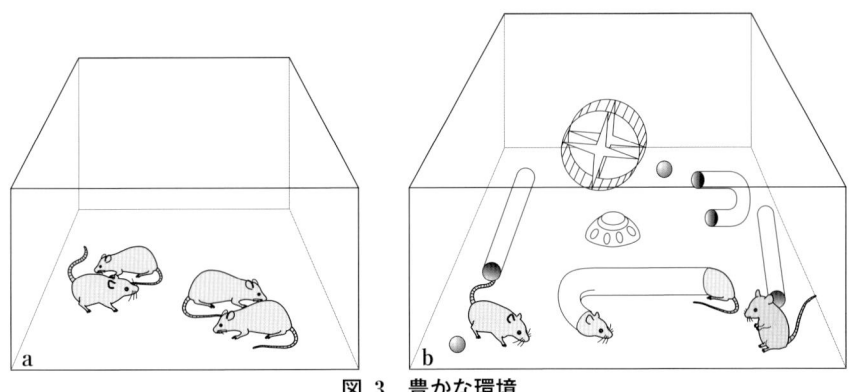

図3 豊かな環境
a．通常の飼育環境
b．豊かな環境（enriched environment），広いスペースで，輪車，トンネル，おもちゃなどを並べ，その配置を毎日変える

運動の介入の有無で比較すると，運動野において前肢支配領域および後肢支配領域ともに差を認めず，前運動野および補足運動野においては差を認め，運動介入により大脳皮質の萎縮が抑えられる可能性を示した．以上の結果より，線条体出血により二次的に大脳皮質の萎縮が生じるが，4日〜2週後までのトレッドミル運動を実施することにより，線条体および大脳皮質運動野では変化を認めず，前運動野および補足運動野が代償的に働き機能の回復を促進した可能性が考えられた[19]．

さらに脳梗塞モデルラットを用いた研究では，大脳皮質運動野の可塑的変化を組織学的に検討した報告が散見され，特にGolgi-Cox染色による樹状突起の分枝（arbolization）および棘を定量的に解析した報告などがある（**図2**）．なかでもBiernaskieら[20]は，脳梗塞ラットを用いて，「豊かな環境（**図3**）」で飼育しながら，前肢のリーチで餌をつかみ取ることによる運動訓練を実施すると，運動野ニューロンにおける樹状突起の伸展および分枝の増加がみられることを報告した．このことはおそらく豊かな環境下での飼育や運動刺激が運動野でのシナプス形成を促進させ，神経ネットワークを再構築させるも

のと推察される．また，血管収縮性ペプチドであるendothelin-1を大脳皮質運動野に添加して同部位の脳梗塞を引き起こし，麻痺肢に運動刺激を与えることにより反対側の運動野でシナプス新生が増加することを電子顕微鏡による解析から示した報告もある[21]．

このように脳出血や脳梗塞に陥った脳機能の回復には，運動や環境により活性化された神経細胞が突起を伸ばし，新しい神経のネットワークを形成することがベースとなるものと考えられる．

ただ，実際の機能回復過程には，障害の程度や時間的経過の違いなどによって異なる対応が起こるものと考えられ，その内容として受症からの経過により，代償（substitution），再学習（relearning），中枢神経再構築（reorganization）などの機序があると考えられている[22]．

1．代　償

中枢神経系の中で限局された小範囲が一時的に損傷された時，本人はその症状を特に自覚することなく過ごしてしまうことがある．このような時，中枢神経内では即座に損傷されていない近傍の領野によって（例えば，運動野に対して体性感覚野など）障害された部位の機能を代償することができる．

2．再学習

中枢神経内の一部分が損傷された時，必ずしも上述のように即座の対応が行われるものとは限らない．しかしその場合でも，数日単位の時間経過によって，本来の機能を他の部位の神経回路で再学習し，機能をもち直すことができる．

3．中枢神経再構築

中枢神経系は，部分的に障害を受けた際は神経回路を再構築し，機能の回復や代償をすることができる．ニューロンが損傷を受けると，まずミクログリアによって食作用を受ける．ミクログリアは同時にサイトカインなどを放出するので，それが引き金となってアストロサイトによるグリア化（gliosis）が起きる．この時，アストロサイトはNGFなどの神経栄養因子を放出して神経の修復に有利な微小環境を形成し，近傍のニューロンの神経発芽を促す[23]．これがきっかけとなり，新しいシナプスの形成，ニューロンネットワークの再構築が起こるものと考えられる．

Ⅳ．脳細胞は増えるか

シナプスの可塑性により脳機能が再建・活性化されることは明らかとなったが，それは既存の神経回路を再利用したり，組み替えて利用しているにすぎない．脳細胞自体が増えることにより脳機能が高まるという可能性はないのであろうか．

1906年に，「ニューロン説」でノーベル賞を受賞したCajalは，現代における神経科学の基盤を築いた著名な神経解剖学者である[24]．彼は「成熟した中枢神経は再生しない」という考え方を提示しており，その後の神経科学およびリハビリテーション医学でのいわば常識となった．一般に中枢神経はいったん障害されると修復が困難であり，機能障害が残りやすい．また有効な理学療法を実施して，機能の改善が示された場合においても，その作用機序は前述のようなシナプスの可塑的変化によるものと解され，現時点では理学療法により神経自体が再生するということは考えにくい．

しかし，1990年代後半以降，脳の一部の領域ではニューロンの新生（neurogenesis）が起こり，脳細胞の増殖を示すという報告がなされるようになった．すなわち近年に至り，中枢神経は再生するどころか，新たに生まれ増えることがわかってきたのである．その部位は，海馬歯状回の顆粒細胞層下帯（SGZ：subgranular zone）および側脳室壁の脳室下帯（SVZ：subventricular zone）である．これらの領域でニューロン新生が起こっていることを示す方法として，bromodeoxyuridine（BrdU）認識法により組織化学的な検索が比較的容易に可能となったことによる技術的な貢献が大きい．特にGageら[25]は，図3に示すように成熟したマウスを通常の飼育環境（図3a）に比べて，広いスペースの中で輪車，トンネル，おもちゃなどを並べ，その配置を毎日変えるという豊かな環境（enriched environment；図3b）で飼育すると，海馬歯状回の顆粒細胞層で細胞増殖が起こり，15％程度の脳細胞が増加したことを示した．また，特に自由意思による輪車走（running wheel）を積極的に行わせると，同部位で細胞増殖が起こり，BrdU認識法と成熟したニューロンのマーカーである抗NeuN抗体免疫染色法の二重染色により，BrdU陽性かつNeuN陽性の細胞を同定し，ニューロン新生が生じていることを示した[26]．また，顆粒細胞層下帯で生まれた幼弱なニューロンまたはその前駆細胞は，顆粒細胞層に移動かつ分化して成熟したニューロンとして海馬の神経回路に寄与することが確認されている[27]．このように豊かな環境や自由意思で行う運動により，海馬歯状回ではニューロンの前駆細胞増殖を経てニューロン新生が生じ，まさに脳細胞を増やすことが示されている．また，海馬歯状回で生ずるニューロン新生を放射線照射により抑制すると，海馬の機能に依存すると考えられる空間学習の長期記憶が低下すると報告されており[28]，増えた脳細胞が海馬の機能発現に寄与しているものと考えられる．さらにニューロン新生は，ラットやマウスなどのげっ歯類のみならず，成人したヒトにおいて確認されており，52～72歳の時点で亡くなられた方の海馬をBrdU標識法で調べると，相当数の細胞増殖とニューロンへの分化が報告されている[29,30]．

一方，側脳室壁の脳室下帯においても成熟したラットでニューロン新生が報告されている．ここで産生された幼弱なニューロンは吻側に移動（migratioin）して，嗅球にまで達することが知られている[31]．Urakawaら[32]は生後3週齢のラットを5週間，豊かな環境下で育て，線条体に6ハイドロキシドーパミン（6-OHDA：6-hydroxydopamine；これによりパーキンソン病モデルラットが作成される）またはキノリン酸（興奮性神経毒）を注入すると，それぞれ線条体障害を呈するが，1週間後，側脳室から線条体に向かって移動する幼弱な新生ニューロンが，抗doublecortin（Dcx）抗体による免疫組織化学染色で検出された．その数は通常の環境下で飼育したものよりも多く，豊かな環境が，側脳室壁の脳室下帯で生じた新生ニューロンに対しても，その分化や移動を促進することが示された[32]．また，中大脳動脈閉塞による脳梗塞モデルラットでは，大脳皮質ならびに外側線条体が損傷されるが，この時，側脳室壁の脳室下帯で内在性の前駆細胞産生が高まり，新生ニューロンとして分化して，数週間後，外側方向すなわち梗塞巣のある外側線条体に向かって移動し，あたかも脳梗塞で損傷されたニューロンに置き換わるかのような分布を呈する[31]．ただ，この時に移動した新生ニューロンの数は十分多くはなく，それにより梗塞巣の脳組織が再生されたり機能が改善するレベルには至っていない．しかし，将来的にこの分野の研究が進めば，ニューロン新生により自己の脳組織を修復させうる可能性を含んでおり，たいへん興味深い．

V．神経細胞移植の最前線

限られた脳部位ではあるものの脳細胞が新生するという前述の事実は，その機構が解明され，それを応用することができれば，新たな治療法の開発につながる可能性を有し，脳障害に悩む患者にとって大きな福音となりうる．しかし，現状では困難であり，損傷部位へ新たに神経細胞を移植することにより機能の再建を行うとい

う治療法への期待が膨らむ.

神経移植の臨床応用は，これからのテーマであると考えられるが，実際にはパーキンソン病の治療法としてすでに1980年代から始まっている．具体的な方策としては，①自家副腎髄質組織，②交感神経節，③中絶胎児の中脳組織などをドナーとして神経移植が行われてきた．しかしどれも長所・短所があり，例えば自家副腎髄質組織はパーキンソン病の無動に対して効果が認められているものの[33]，もともと神経組織ではないことから生着が悪いといわれている．また中絶胎児中脳組織においては，パーキンソン病患者一人に対して中絶希望の妊婦を少なくとも4〜5名必要とするなど，倫理的・組織的・経済的に大きな問題がある．また，2001年には，ランダム化二重マスキング法による臨床治験[34]でも十分といえる効果が認められず，治療法としての存在意義についても議論が必要とされている．

このような現状からいかに有効なドナー細胞を獲得するかが現在の神経移植研究の重要な目標となっている．そのターゲットとして，神経幹細胞（neural stem cells），胚性幹細胞（embryonic stem cell）また，骨髄間葉系幹細胞（mesenchymal stem cell）がある．神経幹細胞は，自己複製能と多分化能を有する神経系の中で最も未分化な細胞である．上皮細胞成長因子（EGF：epidermal growth factor）および線維芽細胞成長因子（FGF：fibroblast growth factor）存在下の無血清培地で培養するとネスチンが発現し，自己複製能により無限に増殖させることができる[35]．また多分化能ゆえに，種々の分化条件によりニューロン，アストロサイト，オリゴデンドロサイトに分化させることができる．さらに薬剤添加や遺伝子導入によりドーパミンニューロンへの分化効率を高める工夫などが開発されつつあり，例えばパーキンソン病に対してはこれをドナーとして用いた神経細胞移植が可能である．

このように神経移植は，研究段階ではあるものの，より安定した臨床応用に向かって確実に進歩している．近い将来，神経移植医療が展開される際，ドナーが宿主に生着し，神経ネットワークの再構築を得るという視点において，これまで以上に理学療法の必要性が求められる可能性がある．筆者は，理学療法が真の機能再建に向かって神経科学の一翼を担う可能性を有するものと考えている．

文　献

1) Raisman G：Neuronal plasticity in the septal nuclei of the adult rat. *Brain Res* **14**：25-48, 1969
2) Gundersen RW, Barrett JN：Neuronal chemotaxis：chick dorsal-root axons turn toward high concentrations of nerve growth factor. *Science* **206**：1079-1080, 1979
3) Kleim JA, Lussnig E, Schwarz ER, et al：Synaptogenesis and Fos expression in the motor cortex of the adult rat after motor skill learning. *J Neurosci* **16**：4529-4535, 1996
4) Bliss TV, Gardner-Medwin AR：Long-lasting potentiation of synaptic transmission in the dentate area of the unanaestetized rabbit following stimulation of the perforant path. *J Physiol* **232**：357-374, 1973
5) Ito M：Long-term depression. *Annu Rev Neurosci* **12**：85-102, 1989
6) Hall RD, Lindholm EP：Organization of motor and somatosensory neocortex in the albino rat. *Brain Res* **66**：23-38, 1974
7) Rocamora N, Welker E, Pascual M, et al：Upregulation of BDNF mRNA expression in the barrel cortex of adult mice after sensory stimulation. *J Neurosci* **16**：4411-4419, 1996
8) 久保田競：手と脳―脳の働きを高める手．紀伊國屋書店，1982
9) Nudo RJ, Milliken GW, Jenkins WM, et al：Use-dependent alterations of movement representations in primary motor cortex of adult squirrel monkeys. *J Neurosci* **16**：785-807, 1996
10) Nudo RJ, Wise BM, SiFuentes F, et al：Neural substrates for the effects of rehabilitative training on motor recovery after ischemic infarct. *Science* **272**：1791-1794, 1996
11) Plautz EJ, Milliken GW, Nudo RJ：Effects of repetitive motor training on movement representations in adult squirrel monkeys：role of use versus learning. *Neurobiol learn*

12) Liepert J, Miltner WH, Bauder H, et al：Motor cortex plasticity during constraint-induced movement therapy in stroke patients. *Neurosci Lett* **250**：5-8, 1998
13) Hamzei F, Liepert J, Dettmers C：Two different reorganization patterns after rehabilitative therapy：an exploratory study with fMRI and TMS. *Neuroimage* **31**：710-720, 2006
14) Taub E, Uswatte G, Elbert T：New treatments in neurorehabilitation founded on basic research. *Nat Rev Neurosci* **3**：228-236, 2002
15) Bonaiuti D, Rebasti L, Sioli P：The constraint induced movement therapy：a systematic review of randomised controlled trials on the adult stroke patients. *Eura Medicophys* **43**：139-146, 2007
16) Rosenberg GA, Mun-Bryce S, Wesley M, et al：Collagenase-induced intracerebral hemorrhage in rats. *Stroke* **21**：801-807, 1990
17) Del Bigio MR, Yan HJ, Buist R, et al：Experimental intracerebral hemorrhage in rats. Magnetic resonance imaging and histopathological correlates. *Stroke* **27**：2319-2320, 1996
18) 加藤尚子, 増田 匡, 浦川 将, 他：脳出血モデルラットにおけるトレッドミル運動による運動機能の改善. 理学療法学 **32**：531, 2005
19) Kato S, Masuda T, Hida H, et al：The effect of treadmill running on motor cortex thickness after intracerebral hemorrhage in rats. *Neurosc Res*（*Suppl 1*）**1**：S95, 2004
20) Biernaskie J, Corbett D：Enriched rehabilitative training promotes improved forelimb motor function and enhanced dendritic growth after focal ischemic injury. *J Neurosci* **21**：5272-5280, 2001
21) Luke LM, Allred RP, Jones TA：Unilateral ischemic sensorimotor cortical damage induces contralesional synaptogenesis and enhances skilled reaching with the ipsilateral forelimb in adult male rats. *Synapse* **54**：187-199, 2004
22) Sasaki K, Gemba H：Plasticity of cortical function related to voluntary movement motor learning and compensation following brain dysfunction. *Acta Neurochir Suppl* **41**：18-28, 1987
23) 古川昭栄：神経成長因子ファミリーと神経機能修復（脳の可塑性と機能回復）. リハ医学 **33**：155-157, 1996
24) Adrian ED：SANTIAGO RAMON Y CAJAL（1852-1934）. *Nature* **168**：688-689, 1952
25) Kempermann G, Kuhn HG, Gage FH：More hippocampal neurons in adult mice living in an enriched environment. *Nature* **386**：493-495, 1997
26) van Praag H, Kempermann G, Gage FH：Running increases cell proliferation and neurogenesis in the adult mouse dentate gyrus. *Nat Neurosci* **2**：266-270, 1999
27) van Praag H, Schinder AF, Christie BR, et al：Functional neurogenesis in the adult hippocampus. *Nature* **415**：1030-1034, 2002
28) Snyder JS, Hong NS, McDonald RJ, et al：A role for adult neurogenesis in spatial long-term memory. *Neuroscience* **130**：843-852, 2005
29) Eriksson PS, Perfilieva E, Björk-Eriksson T, et al：Neurogenesis in the adult human hippocampus. *Nat Med* **11**：1313-1317, 1998
30) Gage FH：Neurogenesis in the adult brain. *J Neurosci* **22**：612-613, 2002
31) Arvidsson A, Collin T, Kirik D, et al：Neuronal replacement from endogenous precursors in the adult brain after stroke. *Nat Med* **8**：963-970, 2002
32) Urakawa S, Hida H, Masuda T, et al：Environmental enrichment brings a beneficial effect on beam walking and enhances the migration of doublecortin-positive cells following striatal lesions in rats. *Neuroscinence* **144**：920-933, 2007
33) Madrazo I, Drucker-Colín R, Díaz V, et al：Open microsurgical autograft of adrenal medulla to the right caudate nucleus in two patients with intractable Parkinson's disease. *N Engl J Med* **316**：831-834, 1987
34) Freed CR, Greene PE, Breeze RE, et al：Transplantation of embryonic dopamine neurons for severe Parkinson's disease. *N Engl J Med* **344**：710-719, 2001
35) Lendahl U, Zimmerman LB, McKay RD：CNS stem cells express a new class of intermediate filament protein. *Cell* **60**：585-595, 1990

4 神経回路網の再編成

金子文成*

◆ Key Questions ◆
1 運動に関連する大脳皮質間回路とは
2 末梢器官の変化による大脳皮質の神経興奮性の可塑的変化
3 感覚入力と神経回路網再編成

I. はじめに

　脳を構成しているニューロンの数は年齢とともに徐々に減少するが、機能的・構造的変化が、年齢にかかわらず、神経系のさまざまな部位で不断に起こっており、これは神経系の可塑性（plasticity）と呼ばれている[1]。現在、ニューロリハビリテーションや運動学習において大脳皮質の可塑性が基盤的な役割を果たしていることは、広く受け入れられている。成熟した脳における可塑性は、感覚遮断に対する応答で多く研究されており、その過程はいくつかの相に分けられる。第1相（短期；直後から数時間）は、アンマスキング（unmasking）による新しい応答の表出である。興奮性作用と抑制性作用の平衡が変化することによって起こり、抑制性の伝達物質であるγ-アミノ酪酸（GABA：gamma amimo butyric acid）の拮抗薬によって運動野における機能的支配領域の表現が変化することから、GABA作動性ニューロンが決定的な役割を果たしているものと考えられる。また、テタヌス後増強（PTP：posttetanic potentiation）もこの過程に含まれる。次の第2相（中期：数時間から数日）は、アンマスクされた応答性がさらに増大あるいは拡大し、シナプス可塑性が影響する時期と考えられている。これはシナプスの強化や弱化が起こることを指し、長期増強（LTP：long-term potentiation）や長期抑圧（LTD：long-term depression）が起こる過程である。シナプス可塑性についての詳細は、本章の「3. 脳の可塑性」を参照されたい。そして、第3相（長期：数週から数ヵ月）は、局所の軸索の発芽や樹状突起のリモデリングなど、構築学的変化を生じる過程である[2,3]。このように神経回路網が再編成される過程での機構は、時間経過に応じて異なるが、本稿では神経活動依存的に起こる神経回路網の再編を背景として表出する大脳皮質の可塑性について、特に運動と体性感覚に関連する知見を解説する。

II. 運動に関連する大脳皮質間回路とは

1. 大脳皮質運動領野

　図1は、Tanjiが示したマカクザルの大脳皮質で、これまでに同定された運動領野である[4]。ブロードマンの4野に一次運動野（M1）、その前方の6野外側に運動前野、内方に補足運動野（SMA）がある。運動前野は、さらに腹側（PMv）

* Fuminari KANEKO／札幌医科大学保健医療学部

と背側(PMd)に分けられる.補足運動野の前方には,前補足運動野が位置する.また,内側面では帯状溝内部に2つの運動領野が存在し,前方が吻側帯状皮質運動野,後方が尾側帯状皮質運動野と名づけられている.これらの皮質運動野は,ヒトにも存在することがわかっている.

2. 運動領野に関連した皮質間回路

それぞれの運動領野は互いに異なった皮質領域,基底核,視床などからの入力を受けている.補足運動野,運動前野,そしてM1は,基底核-視床あるいは小脳-視床運動回路をもつことが知られている[5].本稿では,特にM1と一次体性感覚野(S1)における可塑性を解説するため,ここではそのあたりを中心に述べる.図2にM1に入力される皮質間回路を示した[5].M1は運動系の第1レベルとされるSMAおよび運動前野と,さらにS1および体性感覚連合野であるブロードマンの5野からの入力を受ける.運動前野は5野と7野,さらにワーキングメモリ機能を有する前頭前野の46野から入力を受ける.M1に対する体性感覚の入力に関して,M1は合目的的な機能的作用を受けることがわかっている.例えば,あるニューロンの発射増加が要求される種類の運動を行おうとしている際には,感覚入力に対する興奮性の応答は高められ,逆に発射減少が要求される運動を行おうとしている際には逆方向の応答性の変化がみられる.

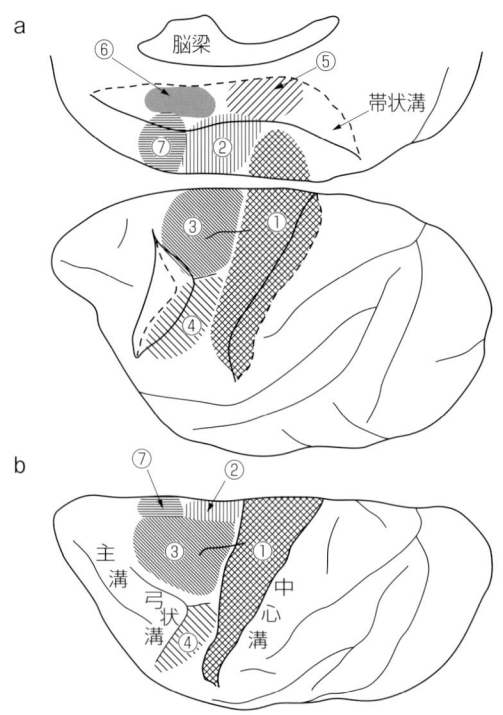

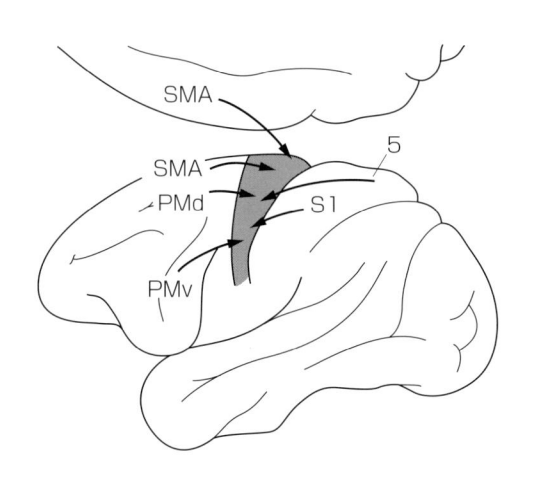

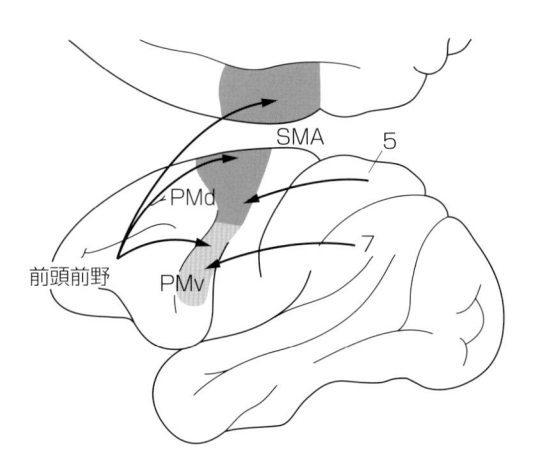

図1 大脳皮質運動領野の位置(文献4)より引用)
①一次運動野,②補足運動野,③背側運動前野,④腹側運動前野,⑤尾側帯状皮質運動野,⑥吻側帯状皮質運動野,⑦前補足運動野

a. M1への入力 b. 運動野への入力
図2 M1および運動前野への入力(文献6)より引用)

このことからも体性感覚野と運動野とは強い結びつきがあるといえる[6]．

発達の過程をみると，運動野において機能的支配領域が地図化されるのは，M1 に対する体性感覚入力が確立され，かつ皮質脊髄路が脊髄で接続した後のことである．さらに，脳幹からの下行路が脊髄で接続するほうが，M1 の地図化よりも先である[7]．これらのことは，M1 における機能的支配領域の地図化は，M1 内で自律的に行われるものではなく，感覚入力の影響を強く受けることを示す．また，この後に解説する皮質レベルで観察された可塑的な変化は，皮質間回路の入力-出力関係，シナプス可塑性，および構築学的変化によるだけでなく，脊髄レベルでの回路網における変化の影響を否定できない可能性があることを示す．

Ⅲ．神経回路網の再編成とは

1．神経回路と抑制のしくみ

神経回路網の中を活動電位が通過することが，脳の情報処理のプロセスである[8]．神経回路網はその要素として，単シナプス結合，2シナプス結合，あるいは多シナプス結合などに分類されるシナプス結合をもつ．3つの細胞からなる単純な回路においても，第1の細胞および第2の細胞が興奮性か抑制性かにより，第3の細胞から記録される応答は，興奮（図3a），抑制（図3b），脱促通（図3c），脱抑制（図3d）のいずれかになる[9]．中枢神経系には多くの抑制性神経細胞が存在する[9]．抑制性結合は，抑制性細胞がシナプス結合している細胞の標的細胞に作用するか，あるいは標的細胞にシナプス結合している入力細胞に作用するかによってシナプス前抑制，もしくはシナプス後抑制と分けられる．前者は入力線維からの伝達物質の放出量を減少させ，後者は標的細胞に過分極性の抑制性シナプス後電位を発生する．また，回路の形態からフィードフォワード抑制とフィードバッ

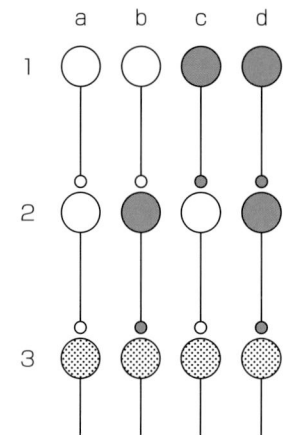

図3 2シナプス結合（文献10）より引用）
○：興奮性ニューロン，●：抑制性ニューロン，▨：興奮性か抑制性かを問わない，a：興奮，b：抑制，c：脱促通，d：脱抑制

ク抑制とに分けられる（図4）[5]．フィードフォワード抑制は，興奮性の細胞が興奮性の標的細胞に結合するのと並列に抑制性細胞に結合し，他の回路の活動を抑制することで興奮性経路の効果を増強する（図4a）．フィードバック抑制では，興奮性細胞の標的となった細胞から抑制性の介在ニューロンを介して，自身に対して抑制性作用を及ぼす（図4b）．

2．側抑制

基本的な神経回路網は，収束と発散の組み合わせで構成される（図5）[8]．この時，神経回路網の段階を追うごとに発散だけが繰り返されると図6a にあるように，興奮するニューロンが全域に広がり，全部の回路網が同じ活動をしてしまう[8]．そこで，興奮性の入力を受けたニューロンの中心となる細胞が興奮して信号を伝達し，その周辺の細胞が抑制性介在ニューロンの活動によって抑制される仕組みが，側抑制である（図6b，c）．発散という仕組みは，工学的概念では神経回路網の冗長性をもたらすものである（すなわち，局所の障害に対応してできるだけ機能を欠損せずに維持する仕組み）．それに対して，側抑制は入力された特徴抽出を鋭

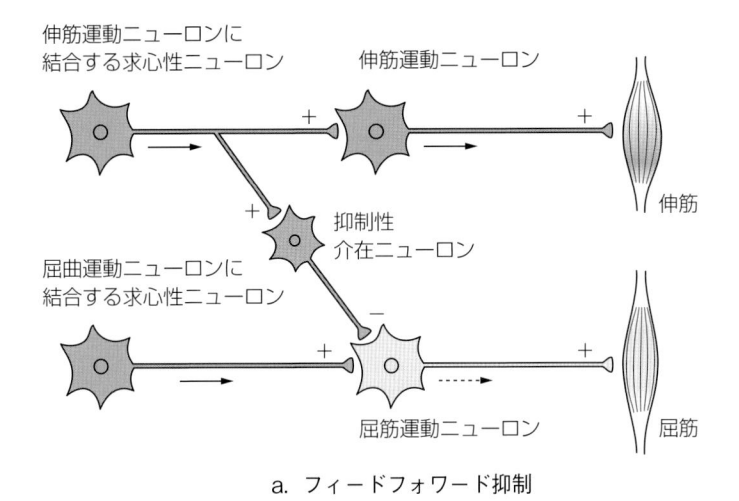

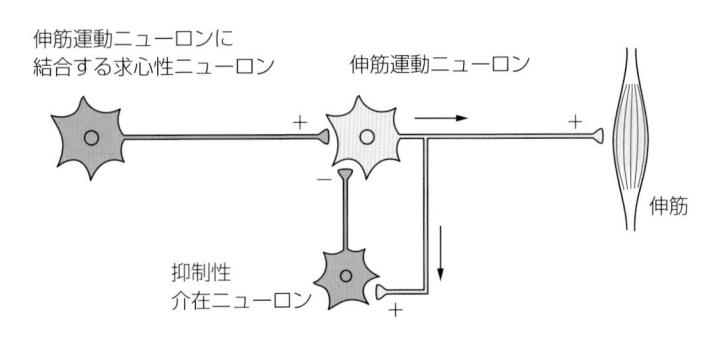

図 4 抑制回路の形態 (文献5)より引用)

a. フィードフォワード抑制

b. フォードバック抑制

敏にする仕組であるといえる．例えば，図7に示すように3つの感覚器官が並んでいる．両端の2つの感覚器官がある位置に触覚刺激を加えた場合，中央の感覚器官においても弱いながらも興奮がみられる．第2の細胞へ感覚器官からの興奮が伝達された時，図7の黒丸で示された抑制性介在ニューロンにより両端から中央の細胞に抑制性入力がなされれば，結果として中央の細胞の興奮は抑制され，両端の細胞の興奮のみが最終的な求心性入力として受領されるという模式図である[10]．このような仕組みは感覚の尖鋭化，すなわち色のコントラストの明確化，音の聞き分け，二点識別などに役立っている[9]．

3．マスキングとアンマスキング

「マスキング(masking)」とは，感覚・知覚研究の領域においては，それまで聞こえていた音が騒音によって聞きとれなくなるというように，ある刺激によって別の場所または異なる質の刺激に関する知覚が遮蔽されるという心理学的現象を表現する言葉である[11]．一方で，神経科学領域においては，細胞の活動としてそれまで記録されなかったものが，ある刺激によって表出するようになったことを，「アンマスキング」と表現する．アンマスキングの背景には，ある刺激が加わる以前に作用していた抑制（側抑制に代表される）の脱抑制があると考えられる．このことを示す証拠として，M1の表現パターンに関する研究がある．Hessら[12]は，M1

の局所を標的として薬剤で抑制作用をブロックすると，ただちにM1における表現パターン（機能的支配領域）が変化した．このことから彼らは，ブロック以前には並列に入力を受けていたものの局所の抑制性ニューロンによってマスクされていた潜在的パターンが，M1において水平線維の興奮性結合をアンマスクすることによって新しいパターンとして表出してきたものと考えた．アンマスキングは，皮質レベルにおける神経回路網の再編が短期，中期，長期に起こる中で，非常に短時間から数時間程度の時間スケールでもたらされる可塑的変化の背景にある機構として考えられている．

IV．末梢器官の変化と感覚遮断による大脳皮質における変化

1．動物を対象とした感覚野に関する研究

　成熟した哺乳類の脳が可塑性を有するということは，近年の神経科学における大きな発見の一つであるといわれている[13]．成熟哺乳類の感覚運動皮質における変化が末梢器官の損傷などの変化に引き続いて生じることは，WallとEgger[14]およびKalaskaとPomeranz[15]によって述べられた．その後，Merzenichら[16,17]など，多くの研究で末梢器官の変化に引き続いて，数分から数時間以内に皮質レベルにおける再構築が起こることが報告された[18〜21]．図8は末梢神経に体部位対応した感覚野の機能的受容領域地図が末梢神経切断によって，どのように変化す

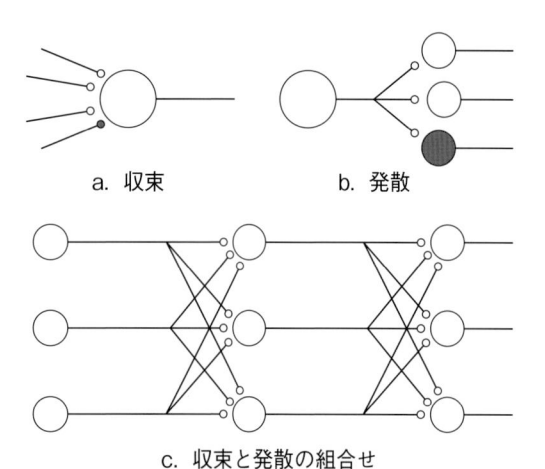

図5　収束（a）と発散（b）の神経回路図（文献8）より引用）
実際の中枢神経系ではこの両者が組み合わされている（c）．白丸は興奮性ニューロン，黒丸は抑制性ニューロンを表している

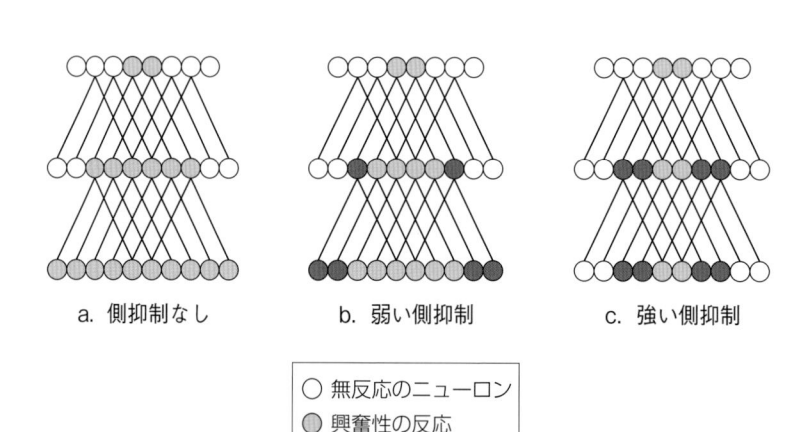

a．収束　　b．発散
c．収束と発散の組合せ

a．側抑制なし　　b．弱い側抑制　　c．強い側抑制

○　無反応のニューロン
◐　興奮性の反応
●　抑制性の反応

図6　側抑制をもつ神経回路網（文献8）より引用）
活動電位が上段に発生すると，中段・下段へと伝わっていく．側抑制がないと興奮するニューロンは全域に広がるが（a），側抑制があると興奮は限局された領域にのみ止まっている（b）．側抑制が強いほど絞り込みの作用も強くなる（c）

図7 感覚を鋭敏にする仕組み（文献10)より引用）

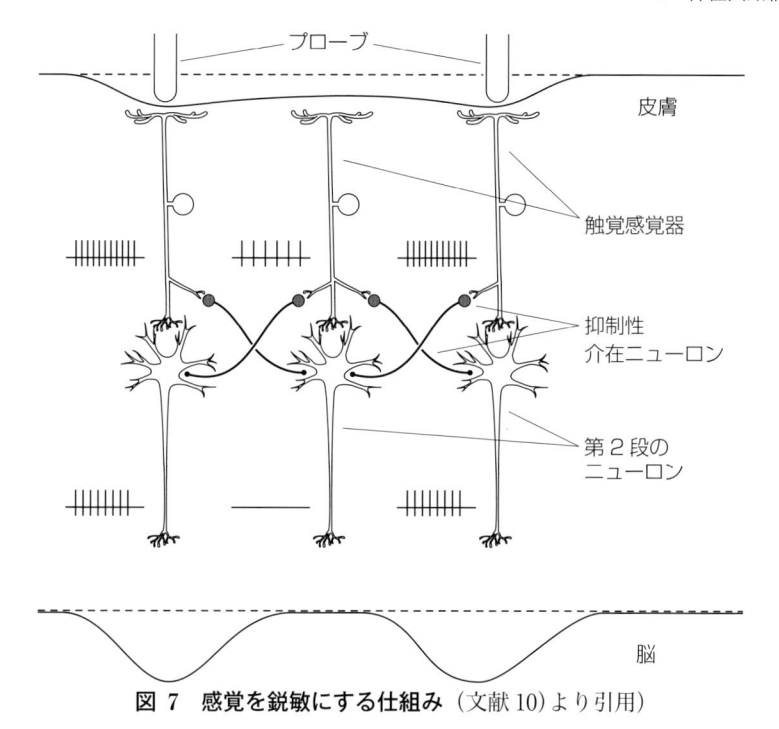

るかを示したものである[22]。正中神経を切断すると，正中神経受容領域が橈骨神経支配に置き換わった。また，正中神経と尺骨神経の両方を切断すると，それらの神経からの入力を受容していた領域すべてが橈骨神経からの入力を受容するように変化した。しかし，正中神経と橈骨神経を切断した場合には，正常時に正中神経を受容していた領域から応答がなくなり，尺骨神経受容領域内にある橈骨神経受容領域のみが尺骨神経受容領域となった。このことから彼らは，機能的受容領域地図の再構築は，皮膚の部位というよりは，神経支配のパターンに依存し，神経間で優位性が存在するのではないかと考察している。**図8**のように機能的受容領域地図が再編される過程を示したのが，**図9**である[22]。頸髄後索を完全に切断した場合，末梢への刺激入力に対して，直ちに3b野の手の領域が完全に応答しなくなる（**図9a**）。その状態は，少なくとも3週間は継続される（**図9b**）。不完全な切断の場合は，正常な状態であれば機能的に対応している受容野において残存している入力か

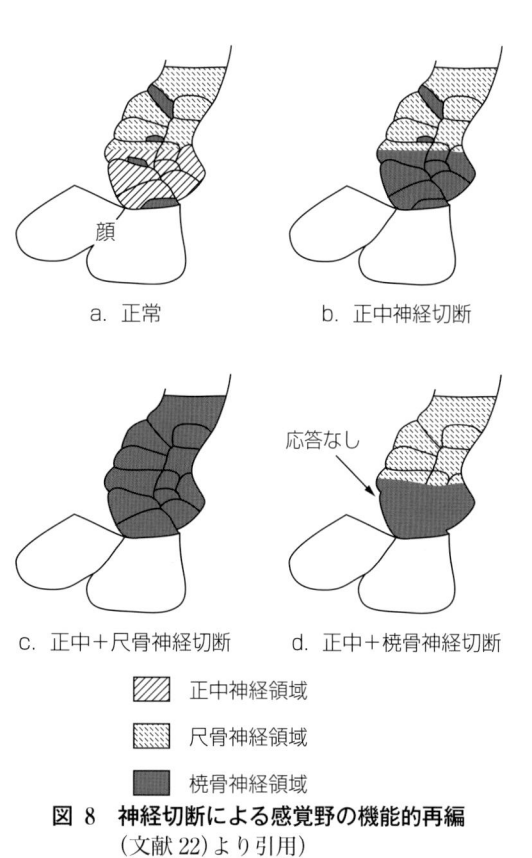

a. 正常
b. 正中神経切断
c. 正中＋尺骨神経切断
d. 正中＋橈骨神経切断

正中神経領域
尺骨神経領域
橈骨神経領域

図8 神経切断による感覚野の機能的再編
（文献22)より引用）

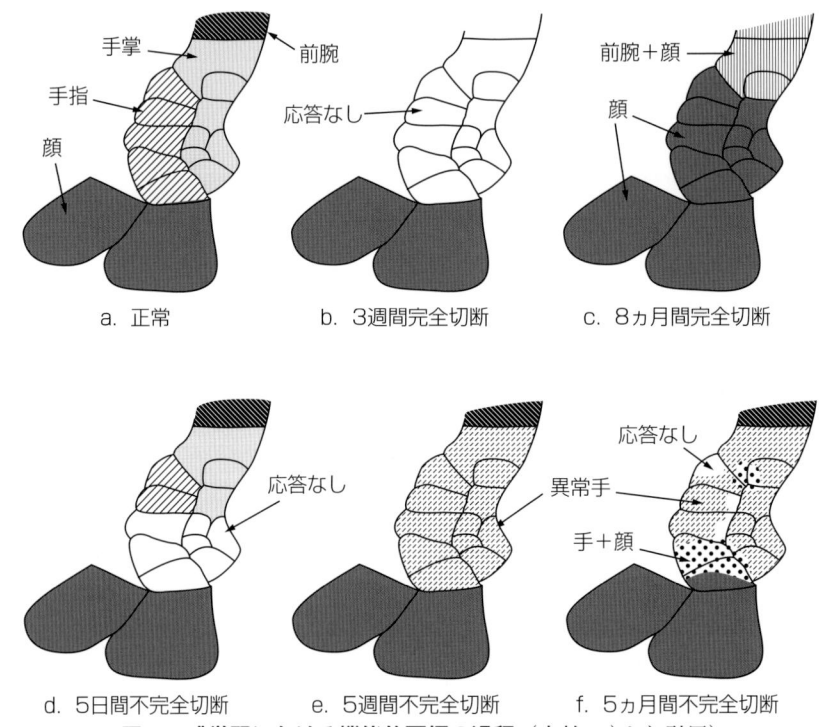

図9 感覚野における機能的再編の過程（文献22）より引用）

a. 正常
b. 3週間完全切断
c. 8ヵ月間完全切断
d. 5日間不完全切断
e. 5週間不完全切断
f. 5ヵ月間不完全切断

らのニューロン活動があり，おそらく切断された部位からの入力が受容されていた領域が応答しない状態となる（図9d）．しかしその後，時間が経過すると（この実験では5週後）求心性入力されなくなった手に対応する受容領域で，残存している入力受容領域が拡大されていく（図9e）．このように再編成された部位は，元よりも大きな受容領域となり，異常な応答特性をもつ．その後，6ヵ月以上の長期間が経過すると，完全あるいは不完全の切断の場合の両方で，顔面からの入力に応答する受容領域が元来手の領域であった受容部位のほうへ拡大する（図9c, f）．ついには，すべての手と前腕領域は顔の刺激に対して応答するようになる．

2. ヒトを対象とした運動野に関する研究

ヒトを対象とした研究において，関節固定，切断，感覚遮断，脊髄損傷，そして新しい課題の学習時に，皮質運動野の体部位に対する機能的な支配領域地図や皮質運動野の興奮性が変化すると報告されてきた[3,23〜33]．ヒトの運動野における機能的支配領域地図および興奮性を調べるためには，経頭蓋磁気刺激（TMS：transcranial magnetic stimulation）が有効である．M1に対するTMSと，それに応じた応答〔運動誘発電位（MEP：motor evoked potential）〕の大きさ（振幅もしくは面積）との関係をプロットしたものを入力-出力曲線（IO curve：input-output curve）あるいは刺激/応答曲線（stimulus/response curve）という．この曲線の傾きは，M1の興奮性の指標として用いられる．ここでいうM1の興奮性とは，ある強度の刺激入力に対して得られる応答の大きさ，すなわち利得を意味する．また，TMSにより標的筋を支配する領域の空間的広がりを調べる方法をマッピングという．マッピングで得られる情報は，M1において標的とする筋との機能的対応の空間的広がりの状況を表す．このマッピングにより検出される機能的支配領域の変化は，可塑的変化の指標の一つである．

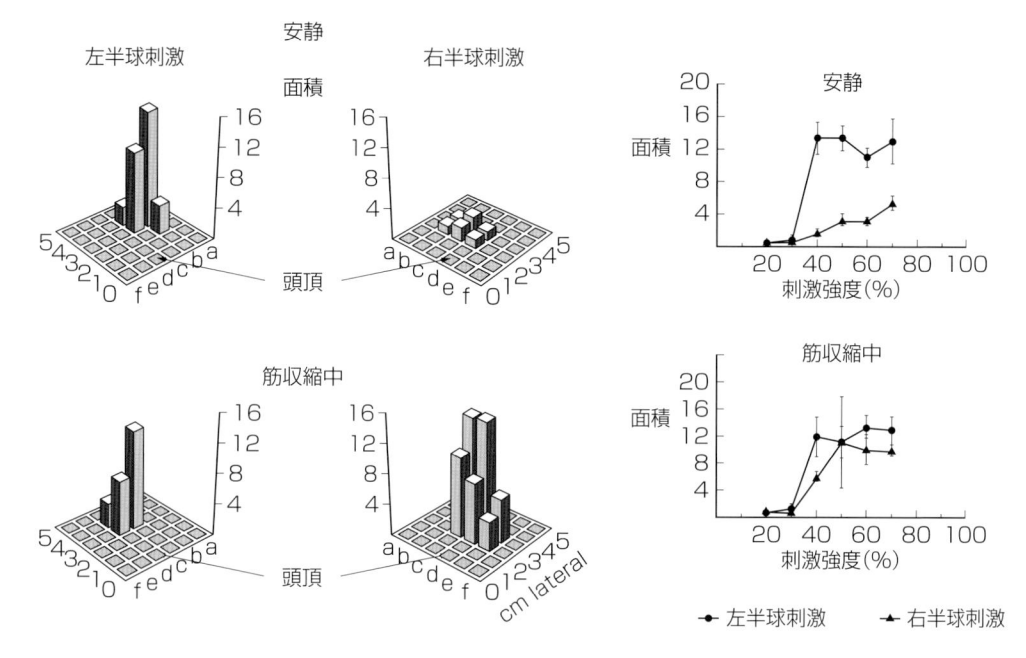

図 10 右前腕切断症例における機能的支配領域の興奮性 (文献 34) より引用)
a. 安静時・筋収縮中におけるマッピング
b. TMSによる入力-出力曲線

　RiddingとRothwell[34]は，8名の健康な被検者と2名の前腕を切断された症例を対象に，TMSによる入力-出力曲線を調べた．TMSは，健康な被検者に対しては上腕二頭筋の機能的支配領域に，切断症例では三角筋（患者1；切断後7年）と前腕屈筋群（患者2；切断後9年）の支配領域に対して行われた．彼らの記述からすると，患者1は肘関節離断，患者2は前腕長断端離断であるものと推測する．患者2の結果を図10に示す．3次元棒グラフは，右を切断された患者2においてマッピングした結果である．安静の状況下では，左半球を刺激した場合に，右半球を刺激した場合と比較して振幅が明確に大きいことがわかる（図10a 上）．それに対して，筋収縮を行わせた場合にはそのような影響がみえなくなった（図10a 下）．機能的支配領域のほぼ中心となる最適部位で刺激した入力-出力曲線の結果でも，同様の影響が表れていた．左半球を刺激した場合には対側と比較して低い刺激強度の段階で急激に振幅が大きくなり，刺激強度を強くしても飽和した状態のままとなっていた（図10b）．

　健康な被検者に対する実験では，タニケットを使用して駆血することで感覚遮断が行われた．通常の安静および筋収縮時に手関節周囲に装着したマンシェットの圧を収縮期血圧より高くすることで適度な阻血状態とし，それにより運動出力に弊害がない状態で感覚器からの求心性入力を遮断した．刺激応答曲線をみると，感覚遮断された左側では阻血後30分，50分と曲線が急峻となり，阻血を解除した後には傾きが対照データと変わらず緩くなった．この研究から，切断においても感覚遮断の場合においても，類似して入力-出力曲線が変化することが明らかとなった．これらのことから，末梢からの感覚入力が遮断させることによって，皮質レベルで抑制が減弱し，感覚入力が遮断されていない領域の筋から誘発されるMEPが増大するものと考えられている[23]．

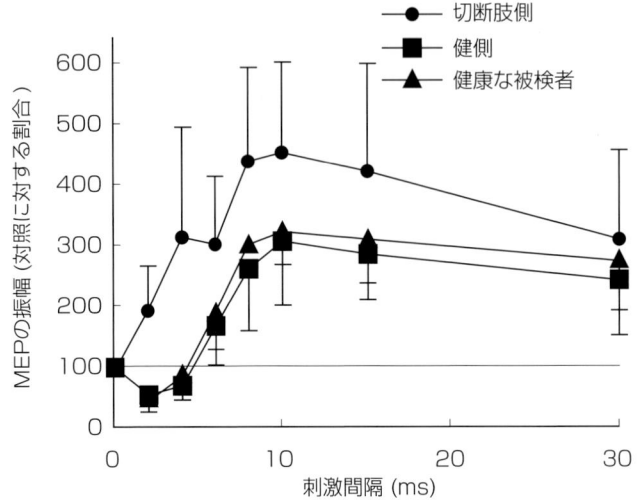

図 11 2連発刺激による抑制および促通効果（文献31)より引用）

3．皮質内抑制回路を駆動した場合の効果

1〜30ms程度の短い時間に連続して2連発のTMSを行う2連発刺激では、短い時間間隔（1〜5ms）の場合には皮質内で機能する抑制効果を引き起こし、それより長い時間間隔では促通効果を及ぼす[35]。短い間隔の2連発刺激で誘起される抑制効果には、GABAが関与していることが知られている[36]。Chenら[30]は、2連発刺激を用いて切断者における皮質内抑制および促通の効果について検討した。切断者の健側を支配する半球を刺激した場合、および健康な被検者を対象とした場合には、短い間隔で行う2連発刺激で抑制効果があり、長い間隔で行った場合には促通効果がみられた。それに対して、切断者の切断肢を支配する半球を刺激した場合には、長い間隔の刺激による促通効果は誘起されたものの、短い間隔で刺激された場合の抑制効果が消失していた（**図11**）。さらにこの研究ではH波の結果との比較を行い、M1における機能的支配領域の再編成は、皮質レベルで生じていることを結論づけるデータが示された。また、その機序としてGABA性の抑制効果の低下があると考えられた。一方でZiemannら[28]が報告したデータでは、健康な被検者に対して阻血によって感覚を遮断を行った結果として、単発刺激によるMEPは増大したものの、2連発刺激による抑制に有意な変化がなかった。Ziemannらの示した結果は、Chenらの報告と異なり、急性的な感覚遮断によるM1の変化は、切断の場合とは異なることを示唆する。

V．感覚入力の影響

1．感覚刺激の持続的入力による感覚野の可塑的変化

これまでのところで、末梢器官の変化によって、皮質感覚野や運動野における興奮性の変化や機能的受容領域あるいは支配領域に可塑的変化が生じることを解説してきた。では逆に、感覚入力を施した場合にはどのような影響を受けるのであろうか。Jenkinsら[37]は、サルを対象として触覚刺激を加えるための回転盤（レコードプレーヤーのようなもの）に指尖で繰り返し触れるというトレーニングで介入する実験を行った。**図12**は、典型例における3b野での指の受容領域を示したものである。このサルの場

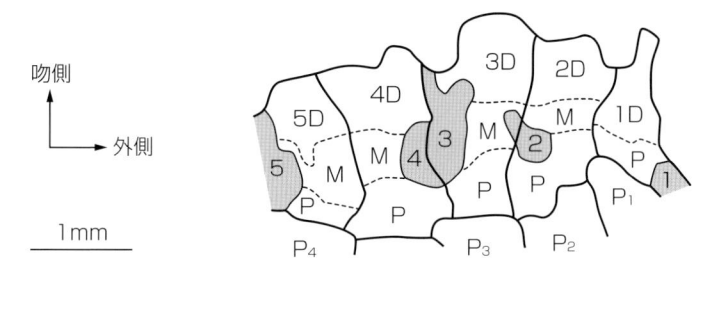

図 12 触覚刺激によって変化したサルの体性感覚野における機能的受容領域（文献2）より引用）
D：遠位部に対応，M：中間部に対応，P：近位部に対応

合は，109日のトレーニング前後における受容領域の面積が計測された．**図 12** にある手の模式図において，指尖を黒塗りされた箇所がトレーニング実施中に回転盤に接していた部位である．このサルの場合には，トレーニング中の映像から示指と中指，そして場合によっては環指の先端が回転盤に接していた．MやPと印された各指の近位と対応する部位の領域に変化はないが，示指と中指についてはDと印された部位で明確に，そして環指についてもやや領域が拡大したことがわかる．この研究の結果のみからは，このような体性感覚野の変化が触覚刺激だけでもたらされるものか，随意的に回転盤を触れることを反復する動作に起因するのかを区別することはできない．しかし，知覚の反復や運動学習と皮質の可塑性が関係していることを示す結果であった．

2．感覚刺激の持続的入力による運動野の可塑的変化

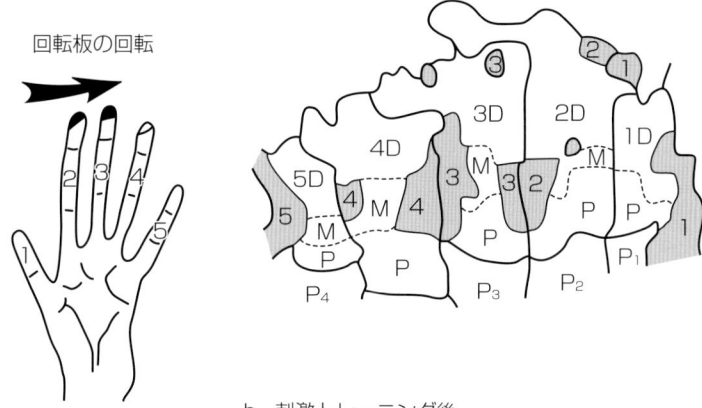

感覚刺激の持続的な入力は，皮質感覚野に対してだけでなく，運動野に対しても影響する．Sanes ら[38]の実験では，ラットの前肢を手関節伸展，肘関節屈曲位から手関節屈曲，肘関節伸展位へと変化させ，その間に M1 を電気刺激することで機能的支配領域を探索した．前肢の関節位置を変化させることで，通常の状態から筋を伸長した状態に変更して 22～31 分後，それ

までには電気刺激をしても筋電図が確認されなかったM1領域においても，その領域を電気刺激することにより筋電図が誘発されるようになった．それは全領域の1/4にあたる面積であった．これらのデータは，運動野における機能的支配領域は感覚入力に対する可塑性をもっていることを示す．また，持続的な体性感覚入力の変化は，M1の機能的支配領域を再編することが示唆された[38]．

次に，近年報告されたヒトを対象とした実験で，われわれが臨床的になじみの深い筋電気刺激を使用した場合に，M1における興奮性が変化することを示した研究を紹介する．Barsiら[39]の研究では，トレーニング介入として，手指の屈曲・伸展運動を生じるように行った機能的電気刺激（FES：functional electrical stimulation），随意運動中に運動を補助するように電気刺激を行う治療的な機能的電気刺激（TFES：therapeutic functional electrical stimulation），随意運動のみ（VOL：voluntary movement）の3種類を行わせた．それぞれは20分間行われ，その前後にTMSを実施してMEPを記録した．その結果，ある程度TMSの刺激強度を強くして刺激した場合に，TFESの実施前後に記録されたMEPに違いが明確に示された（図13）．そして，皮質興奮性を示す指標として，入力-出力関係をプロットした（図14）．FESとVOLではトレーニング前後のMEPに差がなかったのに対して，TFESの場合はトレーニング後のMEPが増大したことが示された．このMEPの急性的な増大は皮質興奮性が増大したことを意味しているため，彼らは随意運動と電気刺激との組み合わせは皮質運動野において可塑性を引き出すことができ，ニューロリハビリテーションにおいても筋電気刺激や随意運動を単独で行うことに比べて有効である可能性が高いと考察している．ただし，この結果はあくまでも急性的な効果であり，リハビリテーションにおける介入を想定する場合には，刺激時間や頻度を検討したうえで中期，長期的な可塑的変化の有無を検証する必要がある．

同様にヒトを対象として，感覚入力がM1において可塑的変化を引き出せることを示した研究を紹介する．Forner-Corderoら[40]は，持続的に腱振動刺激を行い，それによる皮質脊髄路の興奮性を調べた．筋紡錘に対する刺激という意味では，先に紹介したSanesら[38]の実験のヒトを対象としたモデルということができる．この研究では，橈側手根屈筋（FCR：flexor carpi radialis）と橈側手根伸筋（ECR：extensor carpi radialis）の機能的支配領域をマッピングし，手関節屈筋群に振動刺激を60分間行った前後のマッピングの結果について比較した．手関節屈筋群に振動刺激を行うということは，屈筋からのIa入力が上行する，すなわち屈筋が伸張されたことを模擬することになるので，手関節を伸展する運動の錯覚を誘起することになる．前後に行ったマッピングの結果として，部位ごとに振幅をプロットして三次元表示されたのが図15のグラフである．上段の振動刺激介入前の結果と下段の介入後の結果を比較すると，FCRの体積に変化がないのに対して，ECRの体積は増加しているようにみえる．MEP振幅，マッピングによる面積と体積について前後の比をプロットしたのが図16である．いずれもFCRでは減少しているのに対して，ECRは増加しており，特に体積で著しい．直接的にIa入力がなされるのはFCRであるが，その拮抗筋の機能的支配領域が拡大，そして興奮性の増大を生じることが明らかになった．このことは，彼らの研究で示された結果が感覚入力によって直接的にもたらされたのではなく，運動錯覚によって起こされた可能性があることを示唆すると考える．

図 13　MEP 生データの一例（文献 39）より引用

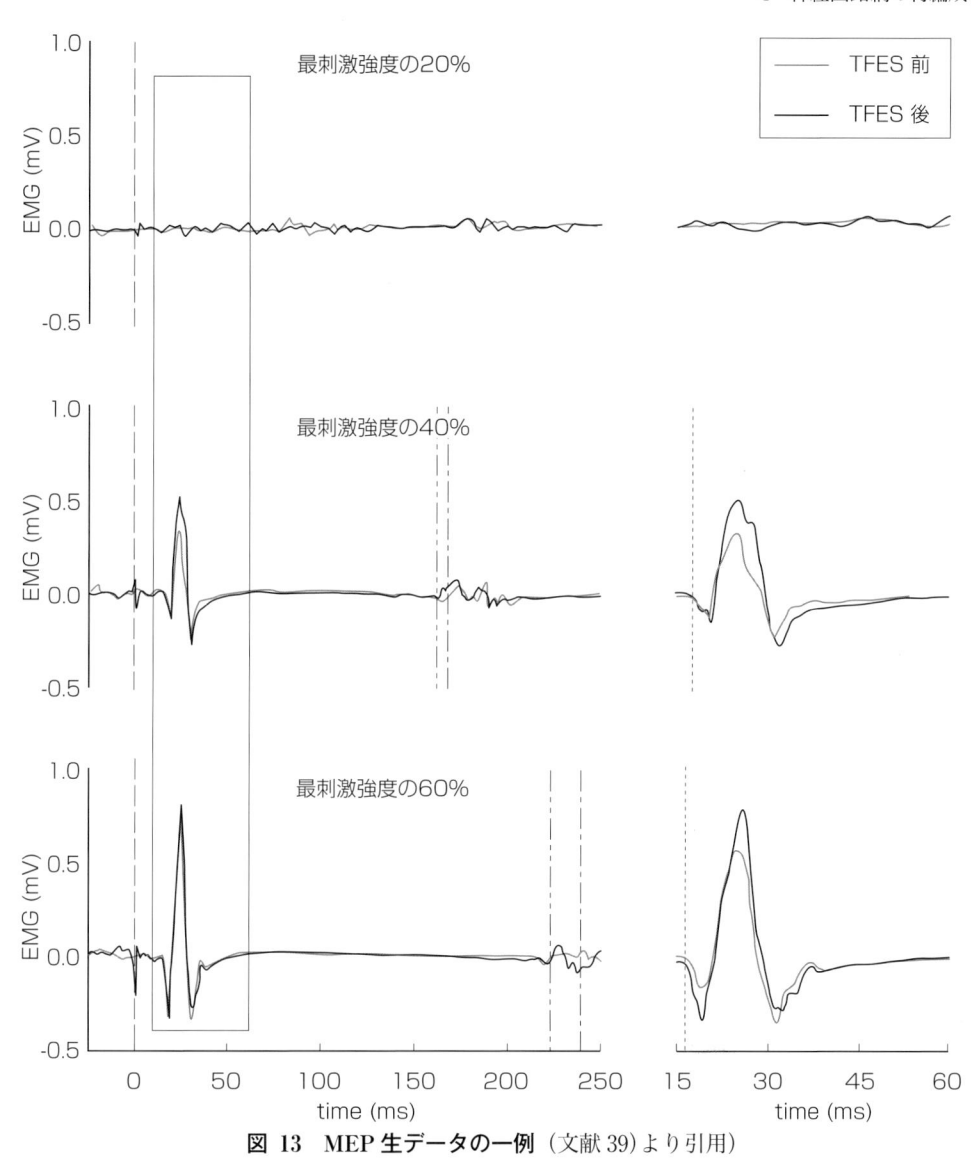

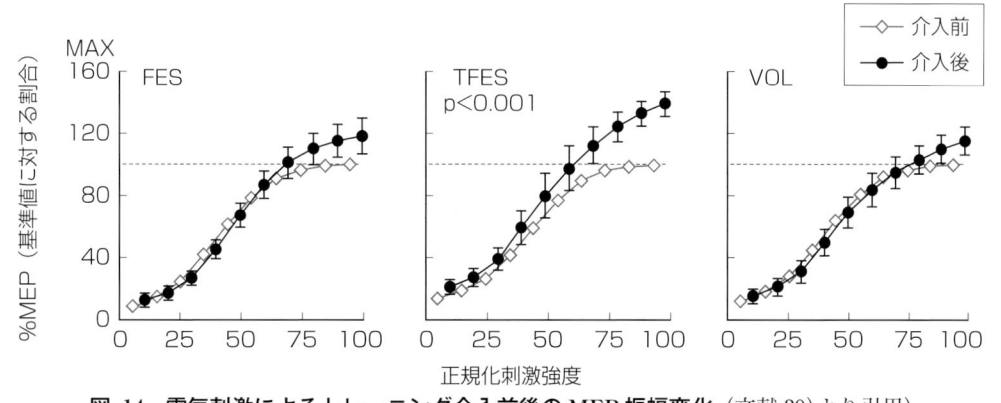

図 14　電気刺激によるトレーニング介入前後の MEP 振幅変化（文献 39）より引用

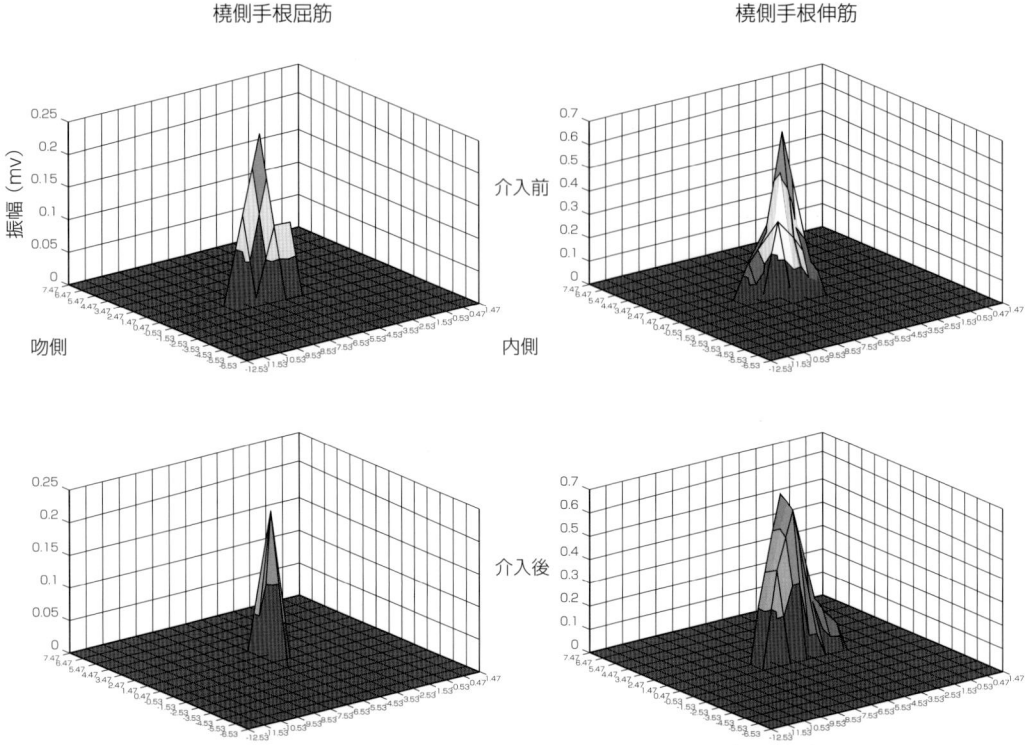

図 15 振動刺激介入による M1 機能的支配領域の変化の一例（文献 40) より引用）

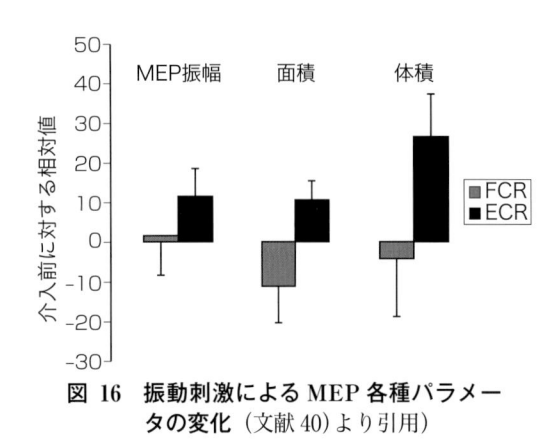

図 16 振動刺激による MEP 各種パラメータの変化（文献 40) より引用）

Ⅵ. 運動のスキルと神経回路網再編

ピアノの演奏を課題とした試験のパフォーマンスが,練習によって向上している過程において,M1 の指に対応する機能的支配領域が徐々に拡大することが報告された[41]. また,この M1 における変化は現実の運動による練習でなくても,ピアノを弾くことを脳内でイメージ再生するイメージトレーニングによっても類似して引き起こされることが示された. イメージトレーニングの介入によってもスキルは向上していたため,この結果は運動スキルの向上と M1 における機能的支配領域の変化が関連している可能性があることを示す.

われわれも日常で体験することが多いと思われるが,新しい運動課題を練習していてその課題を遂行するスキルを獲得しやすい人と,なかなか獲得できない人,ひらたくいえば運動が上手になりやすい人とそうでない人では,脳可塑性の観点からどのような違いがあるのであろうか. Rosenkranz ら[42]は,ミュージシャンが運動と感覚に関して特殊なスキルをもっていることと,さらに新しい課題を学習する能力が高いということに着目し,ミュージシャンとそれ以外の健康な成人との間で神経生理学的パラメータの差異を調べた. 対象としたミュージシャンは 11 名中 7 名がピアニストで,その他はギ

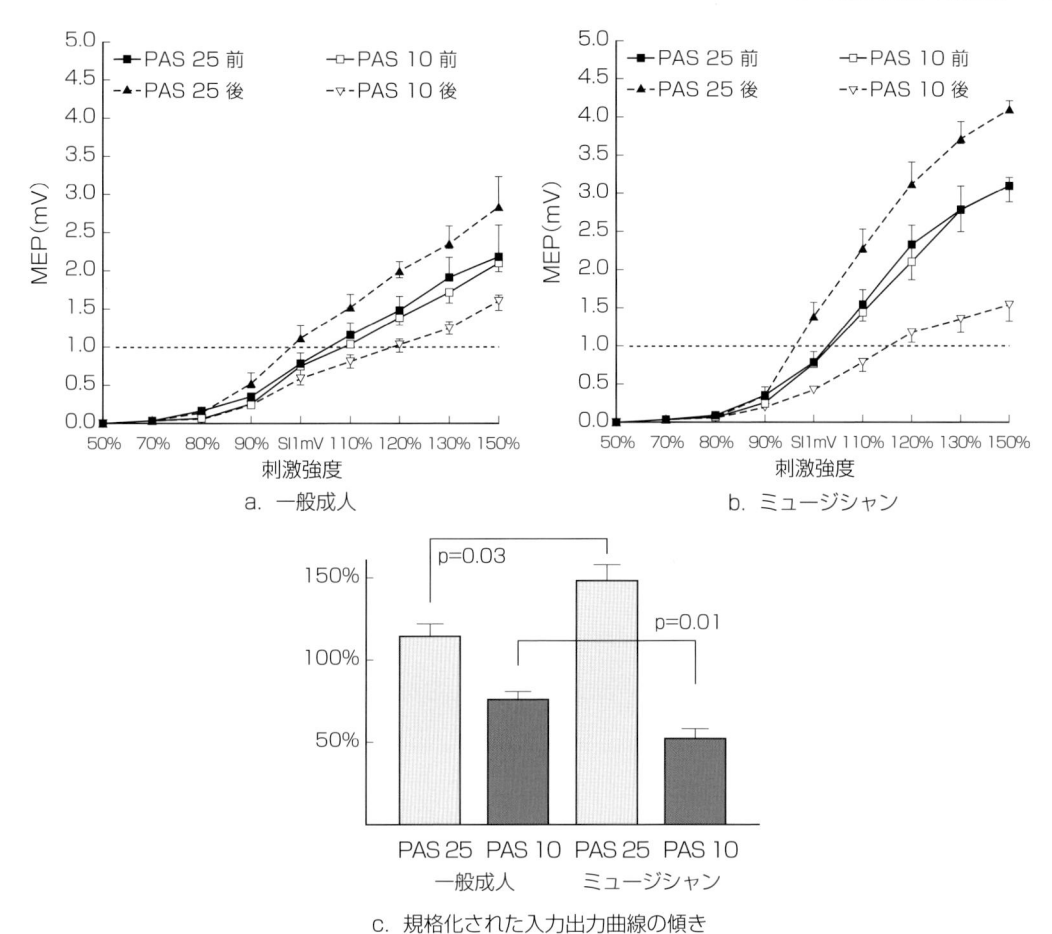

図 17 シナプス可塑性のポテンシャル：一般成人とミュージシャンとの比較（文献 42）より引用）
SI 1mV：1mV の MEP を誘発できる刺激強度

ター，トランペット，トロンボーン，リコーダーの奏者であった．この研究で用いられたパラメータは，単発の TMS による入力-出力曲線，短い間隔の TMS 2 連発刺激による皮質内抑制であった．そして，電気刺激と TMS とを組み合わせた連合性ペア刺激[43]を実施することでLTP 様，あるいは LTD 様の効果を誘起し，その前後における各種パラメータを比較した．連合性ペア刺激では，電気刺激と TMS との刺激間隔を 10ms とすることで LTD 様の，また刺激間隔を 25ms とすることで LTP 様の効果を得ることができる．図 17 に示された入力-出力曲線をみると，LTD および LTP 様の効果が，ミュージシャンではそうでない群と比較して有意に大きいという結果になった．この研究における結果は，ミュージシャンではシナプス可塑性のポテンシャルが大きく，通常よりも高い利得で可塑的変化や興奮性の調整がなされることを示すと解釈された．したがって，ミュージシャンが過去に演奏を経験していないにもかかわらず新しい曲の演奏を素早くマスターできる背景には，このような潜在的な脳可塑性の幅の大きさが関わっているのではないかと推察する．また，トレーニングを長期間続けることが，この研究で示された脳可塑性の潜在的幅の大きさに対して影響するかどうか興味深い．

Ⅶ. おわりに

　本稿では，神経回路網の再編成というタイトルではあるが，解説した現象は構築学的変化による回路網の再編成ではなく，局所のシナプス可塑性もしくは入力状況の変化によって引き起される脳可塑性について解説した．感覚入力の継続や運動の練習を反復することによって，脳が劇的に適応することはすでにさまざまな研究により明らかにされている．しかし，理学療法への応用を考える時，これまでに明らかにされた脳可塑性は運動の練習によりパフォーマンスが向上する背景を説明した資料にすぎない．今後は，われわれが治療手段として用いられる介入により脳可塑性を引き出すことができるのか，そして長期的に効果を得ることができるのかというような視点から，治療的介入手段としての適正を判断するような応用神経科学的研究が待たれるところであろう．

文　献

1) 船橋新太郎：記憶のシステム．酒田英夫，他（編）：岩波講座現代医学の基礎7　脳・神経の科学Ⅱ―脳の高次機能．岩波書店，1999，pp87-109
2) Calford MB：Mechanisms for acute changes in sensory maps. Gandevia SC, Proske U, Stuart DG（eds）：Advances in Experimental Medicine and Biology：Sensorimotor Control of Movement and Posture. Springer-Verlag, New York, 2002, pp451-460
3) Hallett M, Chen R, Ziemann U, et al：Reorganization in motor cortex in amputees and in normal volunteers after ischemic limb deafferentation. *Electroencephalogr Clin Neurophysiol Suppl* 51：183-187, 1999
4) 松坂義哉，丹治　順：意図的運動と非意図的運動の神経機構．*Clinical Neuroscience* 20：1236-1239, 2002
5) Kandel ER, Schwartz JH, Jessell TM（eds）：Principles of neural science 4th ed. McGraw-Hill, New York, 2000
6) 丹治　順：随意運動と皮質運動野・補足運動野ニューロン活動．佐々木和夫，他（編）：新生理学体系第10巻―運動の生理学．医学書院，1998，pp72-84
7) Chakrabarty S, Martin JH：Motor but not sensory representation in motor cortex depends on postsynaptic activity during development and in maturity. *J Neurophysiol* 94：3192-3198, 2005
8) 松村道一：ライブラリ脳の世紀：心のメカニズムを探る1―脳科学への招待．サイエンス社，2002，pp85-113
9) 川口三郎：神経系の機能/概説．本郷利憲，他（監）：標準生理学　第5版．医学書院，2000，pp158-178
10) Nicholls JG, Martin AR, Wallace BG, et al：From Neuron To Brain. Fourth edition. Chapter 18. Processing of somatosensory and auditory signals. Sinauer Associates Inc, Sunderland, 2000, pp355-378
11) 伊福部達：マスキング．大山　正，他（編）：新編　感覚・知覚心理学ハンドブック．誠信書房，1994，pp1038-1045
12) Hess G, Donoghue JP：Long-term potentiation of horizontal connections provides a mechanism to reorganize cortical motor maps. *J Neurophysiol* 71：2543-2547, 1994
13) Jain N：Adult brain plasticity-what is revealed is exciting, what is hidden is critical. *J Biosci* 27：439-442, 2002
14) Wall PD, Egger MD：Formation of new connexions in adult rat brains after partial deafferentation. *Nature* 232：542-545, 1971
15) Kalaska J, Pomeranz B：Chronic paw denervation causes an age-dependent appearance of novel responses from forearm in "paw cortex" of kittens and adult cats. *J Neurophysiol* 42：618-633, 1979
16) Merzenich MM, Kaas JH, Wall JT, et al：Progression of change following median nerve section in the cortical representation of the hand in areas 3b and 1 in adult owl and squirrel monkeys. *Neuroscience* 10：639-665, 1983
17) Merzenich MM, Kaas JH, Wall J, et al：Topographic reorganization of somatosensory cortical areas 3b and 1 in adult monkeys following restricted deafferentation. *Neuroscience* 8：33-55, 1983
18) Sanes JN, Suner S, Donoghue JP：Dynamic organization of primary motor cortex output to target muscles in adult rats. Ⅰ. Long-term patterns of reorganization following motor or mixed peripheral nerve lesions. *Exp Brain Res* 79：479-491, 1990
19) Donoghue JP, Suner S, Sanes JN：Dynamic organization of primary motor cortex output to target muscles in adult rats. Ⅱ. Rapid reorganization following motor nerve lesions. *Exp Brain Res* 79：492-503, 1990

20) Wall JT, Kaas JH, Sur M, et al：Functional reorganization in somatosensory cortical areas 3b and 1 of adult monkeys after median nerve repair：possible relationships to sensory recovery in humans. *J Neurosci* **6**：218-233, 1986
21) Merzenich MM, Nelson RJ, Stryker MP, et al：Somatosensory cortical map changes following digit amputation in adult monkeys. *J Comp Neurol* **224**：591-605, 1984
22) Jain N, Florence SL, Kaas JH：Reorganization of Somatosensory Cortex After Nerve and Spinal Cord Injury. *News Physiol Sci* **13**：143-149, 1998
23) Brasil-Neto JP, Valls-Solé J, Pascual-Leone A, et al：Rapid modulation of human cortical motor outputs following ischaemic nerve block. *Brain* **116**：511-525, 1993
24) Topka H, Cohen LG, Cole RA, et al：Reorganization of corticospinal pathways following spinal cord injury. *Neurology* **41**：1276-1283, 1991
25) Pascual-Leone A, Grafman J, Hallett M：Modulation of cortical motor output maps during development of implicit and explicit knowledge. *Science* **263**：1287-1289, 1994
26) Pascual-Leone A, Wassermann EM, Sadato N, et al：The role of reading activity on the modulation of motor cortical outputs to the reading hand in Braille readers. *Ann Neurol* **38**：910-915, 1995
27) Liepert J, Tegenthoff M, Malin JP：Changes of cortical motor area size during immobilization. *Electroencephalogr Clin Neurophysiol* **97**：382-386, 1995
28) Ziemann U, Corwell B, Cohen LG：Modulation of plasticity in human motor cortex after forearm ischemic nerve block. *J Neurosci* **18**：1115-1123, 1998
29) Bütefisch CM, Davis BC, Wise SP, et al：Mechanisms of use-dependent plasticity in the human motor cortex. *Proc Natl Acad Sci USA* **97**：3661-3665, 2000
30) Chen R, Corwell B, Yaseen Z, et al：Mechanisms of cortical reorganization in lower-limb amputees. *J Neurosci* **18**：3443-3450, 1998
31) Brasil-Neto JP, Cohen LG, Pascual-Leone A, et al：Rapid reversible modulation of human motor outputs after transient deafferentation of the forearm：a study with transcranial magnetic stimulation. *Neurology* **42**：1302-1306, 1992
32) 金子文成, 木塚朝博, 山田 洋, 他：ヒトの下肢関節固定による皮質脊髄路の入力―出力関係変化. 臨神生 **32**：12-20, 2004
33) Kaneko F, Murakami T, Onari K, et al：Decreased cortical excitability during motor imagery after disuse of an upper limb in humans. *Clin Neurophysiol* **114**：2397-2403, 2003
34) Ridding MC, Rothwell JC：Stimulus/response curves as a method of measuring motor cortical excitability in man. *Electroencephalogr Clin Neurophysiol* **105**：340-344, 1997
35) Kujirai T, Caramia MD, Rothwell JC, et al：Corticocortical inhibition in human motor cortex. *J Physiol* **471**：501-519, 1993
36) 笠井達哉：経頭蓋磁気刺激（TMS）のリハビリテーションにおける活用. PTジャーナル **41**：585-593, 2007
37) Jenkins WM, Merzenich MM, Ochs MT, et al：Functional reorganization of primary somatosensory cortex in adult owl monkeys after behaviorally controlled tactile stimulation. *J Neurophysiol* **63**：82-104, 1990
38) Sanes JN, Wang J, Donoghue JP：Immediate and delayed changes of rat motor cortical output representation with new forelimb configurations. *Cereb Cortex* **2**：141-152, 1992
39) Barsi GI, Popovic DB, Tarkka IM, et al：Cortical excitability changes following grasping exercise augmented with electrical stimulation. *Exp Brain Res* **191**：57-66, 2008
40) Forner-Cordero A, Steyvers M, Levin O, et al：Changes in corticomotor excitability following prolonged muscle tendon vibration. *Behav Brain Res* **190**：41-49, 2008
41) Pascual-Leone A, Nguyet D, Cohen LG, et al：Modulation of muscle responses evoked by transcranial magnetic stimulation during the acquisition of new fine motor skills. *J Neurophysiol* **74**：1037-1045, 1995
42) Rosenkranz K, Williamon A, Rothwell JC：Motorcortical excitability and synaptic plasticity is enhanced in professional musicians. *J Neurosci* **27**：5200-5206, 2007
43) 金子文成：ニューロリハビリテーションと理学療法―運動以外の治療的介入による脳の可塑性と今後の可能性. PTジャーナル **42**：1017-1024, 2008

5 大脳皮質における感覚情報処理と運動制御の神経基盤

森岡　周*

◆ Key Questions ◆
1. 大脳皮質における感覚情報処理機構とは
2. 大脳皮質における運動制御機構とは
3. 運動学習機構における前向きモデルの役割とは

Ⅰ．脳システムによって生まれる運動

　運動制御は，脳のある一部が担当しているのではなく，脳全体がシステムとして機能して成り立つ[1]．目標志向的な運動を生み出すためには，特殊感覚（視覚，聴覚，嗅覚，味覚，前庭・平衡感覚），体性感覚（触覚，圧覚，温・冷覚，痛覚，運動感覚）および内臓感覚（臓器感覚，内臓痛覚）などの各種感覚系による環境からの情報収集に基づく環境の認知がまず不可欠となる．感覚モダリティごとに異なる物理エネルギーをもつが，それぞれ特殊化された感覚受容器で受容されることにより，すべて神経情報としてインパルスに変換される．この神経信号は，それぞれの感覚線維を介して，皮質下神経核，大脳皮質感覚野，大脳皮質連合野へと順次伝達され，そうした情報の流れの中で，種々の素材的情報は，知覚過程や記憶との照合を経ることにより，はじめて生活体にとって意味ある情報となる．

　一次感覚野で受容された情報は，それに隣接する高次感覚野に送られ，末梢からの求心性情報が統合される．この領域は同一の感覚モダリティに属する情報に限られるので，このような領域は単一モダリティ連合野（unimodal association area）と呼ばれている．この処理の後，情報は後連合野の異種感覚モダリティ連合野（multimodal sensory association area）に送られ，異なる複数の感覚情報が統合される．その統合された情報は，最終的に異種感覚モダリティ連合野である前頭連合野に集められ，選択的注意による自己を取り巻く外界の認知と，その環境に直面した自己の状況把握に基づき，適応行動に必要な行為が企画・調整される．そして，その企画・調整された一連の行為を支える運動プログラムが運動連合野において組み立てられ，一次運動野がその行為の実現に向けた機能を発揮する．

　運動に関連する領域は，頭頂葉で処理された空間情報の入力を受けることから，前頭-頭頂間の連結は大脳皮質の運動システムにおける基本的構成であると考えられている[2]．以下に，それら領域における感覚情報処理機構と運動制御機構について説明していきたい．

Ⅱ．感覚情報処理機構

　運動制御において，自己の身体運動を認識していることはきわめて重要な脳の機能である．

* Shu MORIOKA／畿央大学健康科学部理学療法学科

この身体運動の認識は，中枢神経系における感覚情報処理機構に基づいている．以下に，運動に特に関連する体性感覚と視覚の情報処理機構について示したい．

1. 体性感覚情報処理機構

一次体性感覚野は，ブロードマンエリアでは3，1，2野となる．3a野は3b野，運動野（4野），1野に，3b野は1野，2野に，1野は2野，そして1野と2野は一次運動野と頭頂連合野に投射する順序性をもっている[3]．3a野には一次運動野に近い場所に存在することもあってか，関節や筋など深部情報が投射される．一方，3b野は皮膚ニューロンが主であることから，指先などの触覚情報が投射される．また，1野と2野では，それらの情報を基に複数の指や手全体の情報の統合が行われ，情報は階層的に統合・処理される[4]．一次体性感覚野で処理された情報は，体性感覚とのつながりが強い上頭頂小葉（SPL：superior parietal lobule；5野と7野）に送られる．そこで統合された情報は下頭頂小葉（IPL：inferior parietal lobule；39野と40野）へ送られ，前頭葉の背外側部に向かって投射し，感覚から運動への情報変換が行われる．古くから解剖学的にもIPLと前頭葉背外側部は，きわめて長い連合線維連結が明らかになっている[5]．なお頭頂葉のうち，SPLは主に体性感覚情報処理を行い，IPLは聴覚や記憶を含めた多種感覚モダリティ統合を行う．

3野のニューロンは，皮膚や関節への単独刺激に反応するのに対して，5野のニューロンは複数の体性感覚が組み合わさった複雑なパターンでないと応答しないことから，体性感覚連合野とも呼ばれている．この5野のニューロンは一次体性感覚野のすぐ後ろにあることから，皮膚や関節への体性感覚刺激に特に応答するが，手首の屈曲，肘の屈曲のみでは活動しない一方で，両者が組み合わさった場合や，皮膚，関節の両方の刺激が同時に与えられる場合など，複数の体性感覚刺激に対して特異的に反応する（図1）[6]．このように5野である上頭頂小葉には身体各部に対する体性感覚情報が収斂していることから，この領域におけるニューロン活動は姿勢や身体の動きなどの身体図式の認知の成立に重要な役割を果たすと考えられている．5野のニューロン活動によって，このような複雑で統合的な情報を表現できることは，身体図式の基盤としての神経活動であると考えられている[7]．

2. 知覚識別処理機構

Bodegårdら[8]は陽電子放射型断層撮影法（PET：positron emission tomography）を用いて，体性感覚の階層性処理をヒトの脳で明らかにした．その際に用いた課題は，閉眼で①示指から小指上に置かれた楕円形の物体の長さを識別する，②同じ皮膚上でブラシが回転する速度を識別する，③示指表面で物体のエッジを手がかりにその大きさを識別する，④同じ指先表面で物体表面の粗さを識別する，⑤同じ指先表面で物体表面の曲率を識別する，というものである．その結果，皮膚上で起こる触覚（touch），同定（indentation），速度（velocity），手触り（texture）は反対側の3b，1野に入力され一次処理されることがわかった．さらに，物体の形状曲率（surface curvature）を識別する際には，2野が賦活し，さらに物体の形状（shape）の識別では，縁上回や頭頂間溝領域が賦活することがわかった．この結果によって，ヒトの脳においても一次体性感覚野から頭頂間溝に至る経路において階層過程が存在することが明らかにされた．また，Servosら[9]の実験によって，物体の硬さの識別には，テクスチャーや形の識別に比べ，活動領域が前方に偏位し，両側性に活動がみられることが明らかにされた．

運動の方向の触覚識別には，両側の頭頂葉と前頭葉である前運動皮質の活動がみられることが多くの研究で明らかにされている．この際，

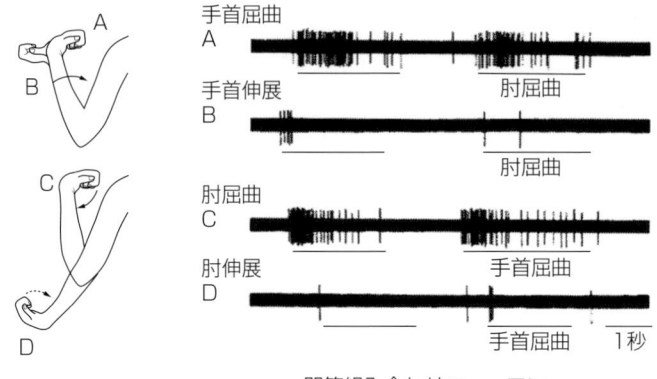

A：手首を屈曲させた状態での肘の屈曲　B：手首を伸展させた状態での肘の屈曲
C：肘を屈曲させた状態での手首の屈曲　D：肘を伸展させた状態での手首の屈曲

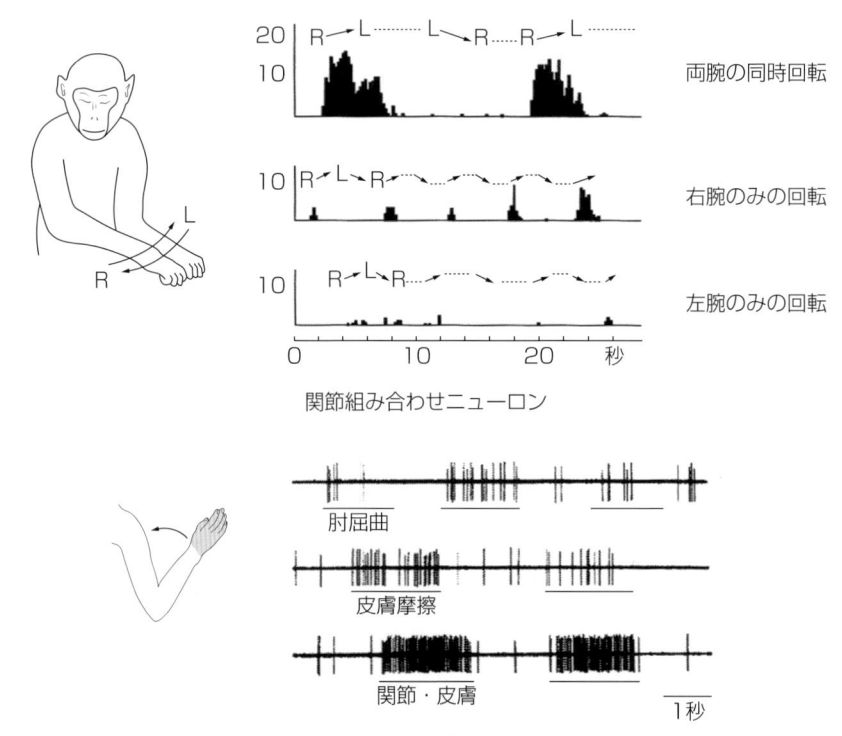

図1　関節組み合わせ刺激，関節・皮膚組み合わせ刺激におけるサル上頭頂小葉（5野）の単一ニューロン活動（文献6）より引用）
　　上段：手関節屈曲，肘関節屈曲のみでは活動しないが，両者が組み合わさった場合に特異的に活動する
　　下段：肘関節屈曲，皮膚刺激だけでは活動が少ないが，両者が同時に与えられると活動が増加する

頭頂葉と前頭葉には双方向性の神経情報の流れが認められている．これらの神経結合では，いわゆるボトムアップ情報処理としては，求心性感覚入力の情報を統合する役割をもっており，

トップダウン情報処理としては，認知ストラテジーに基づく記憶の照合やイメージ想起が行われている[10]．

ヒトの脳を対象にした受動的な触覚識別時には，右の前頭前野背外側部，両側の下頭頂小葉，小脳，補足運動野，運動前野背側部に活動がみられている[11]．古くから頭頂葉や運動前野に活動がみられていることから，頭頂葉と前頭葉がその責任領域であると考えられている．最近の研究では，触覚に基づく身体運動方向の識別時には，使用した肢の反対側の一次体性感覚野と補足運動野，両側の下頭頂小葉，二次体性感覚野，運動前野背側部，運動前野腹側部，言語野，島，被殻の活動がみられている[12]．Saitoら[13]は触覚識別課題において，3野や1野は，使用した肢の反対側の活動がみられ，2野，5野，7野は両側性に活動がみられることをさらに細かく明らかにした．最近では頭頂連合野の前頭頂間（AIP：anterior intraparietal）野は対象の長さ，形の識別，二次体性感覚野は対象の素材のテクスチャーの解析が行われていることも報告された[14〜17]．また，従来は活動がみられないと考えられていた高次視覚野においても，触覚識別時に活動がみられることが報告[18, 19]されているが，これはトップダウン情報処理過程と考えられている．

このように頭頂連合野におけるSPLでは，高次な体性感覚の情報処理が行われるとともに，視覚情報との統合が行われる．一方，その統合された情報はIPLに送られ，その領域において，他の感覚モダリティや記憶との統合，さらには高次な情報処理が行われる[20, 21]．記憶との統合が行われているということは，トップダウン情報処理によるものであることからも，前頭葉との双方向性の連結が考えられている[22, 23]．

現在のところ，後頭葉と運動前野の神経連結が，身体運動の認知的制御機構ならびに随意的な注意操作機構[24]を担当していると考えられ

ている．触覚識別時には単純な感覚処理のみならず，過去の知覚経験との比較，作業記憶（working memory），判断，選択的反応およびその準備過程といった認知過程が含まれており，頭頂葉のみならず前頭葉の活動が不可欠である[11]．Stoeckelら[25]は右手による触覚識別課題において，感覚運動野は左半球での活動のみであったが，前頭連合野，運動前野，後頭頂葉，側頭葉における上側頭溝において両側性の活動を認め，運動前野と頭頂葉の神経連結において感覚-運動の情報変換が行われていることを示した．また，触覚経験の予測（tactile estimation）において，Burtonら[26]はPETを用いて一次体性感覚野と頭頂葉の活動を認めた．さらに最近の機能的磁気共鳴画像装置（fMRI：functional magnetic resonance imaging）を用いた研究[27]においては，両側の頭頂葉，島，そして右側の前頭前野の外側部の活動を認めており，認知過程の活性化に基づくこれらの領域の活動増加と考えられている．

3．視覚情報処理機構

網膜から入った視覚情報は外側膝状体を経由した後，後頭葉から2つの経路を介して処理される．一つは一次視覚野から側頭葉への腹側経路（ventral stream）であり，ここでは物体が「何であるか（what）」の形態認知処理が行われる．もう一つは頭頂葉への背側経路（dorsal stream）であり，ここでは物体が「どこにあるか（where）」の空間認知処理が行われる．

その詳細は一次視覚野（OC）→視覚前野（OB，OA）→下側頭葉後部（TEO）→下側頭葉前部（TE）を経て，前頭前野下部に至る経路と，一次視覚野（OC）→視覚前野（OB，OA）→下頭頂小葉内側部（PG，7a）を経て，前頭葉の弓状溝前部に至る経路の2つの経路であり（図2），形態学的[28]にも，機能学的[29]にも明らかにされている．

また，ヒトの脳血流量の変化を観察した研究

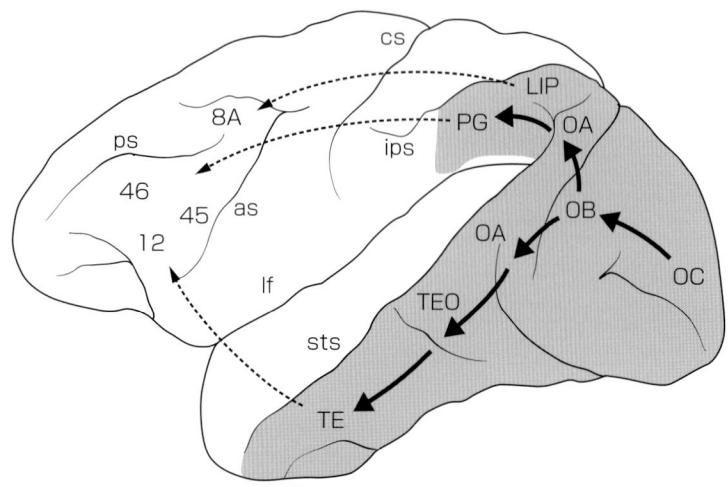

図2 2つの視覚情報経路（文献29）より引用）
網かけ部分が視覚情報処理を担う領域である．それら2つの処理された情報は前頭連合野（46野，45野，12野）に至る
ps：主溝，cs：中心溝，ips：頭頂間溝，lf：外側溝，sts：上側頭溝，LIP：頭頂間溝外側領域，12,8A,45,46：ブロードマンエリア番号，OC：一次視覚野，OB,OA 視覚前野，TEO：下側頭葉後部，TE：下側頭葉前部，PG：下頭頂小葉内側部

においても，空間認知課題では背側経路に関わる領域の増加，顔認知課題では腹側経路に関わる領域の増加を認めている[30]．一方，後頭葉・頭頂葉損傷患者は指標の傾きに合わせて手の傾きを調節できないことが症例研究を通して明らかにされ，背側経路は対象が「どこにあるか」の認知機能を担うだけでなく，対象を「いかに（how）」扱うかの情報処理に関連しているという科学的な仮説が提唱された[31]．この視点は，頭頂葉が運動制御に関連していることを指し示したが，現在のところ頭頂葉自体が運動制御を担っているのではなく，運動制御に関連する知覚情報を処理・統合していることに妥当性があると考えられている．

Sakataら[32]は，背側経路は対象の動きの認知を支配する処理系と，対象の位置，立体構造，その操作を支配する処理系の2つの系統に分かれることを明らかにした（**図3**）．これらの系において，空間的情報が対象を扱う行為のための視覚性誘導に必要な運動情報に変換され，その情報を豊富に受ける運動前野とともに行為の企画・準備が行われ，さらに遠心性コピーを用い遂行中における行為が監視されていると考えられている．

4．異種感覚統合機構

Iwamura[4]は，頭頂間溝周辺には，視覚と体性感覚の両方に応じるバイモーダルニューロン（bimodal neuron）が存在することを明らかにした．すなわち，頭頂間溝周辺において中心後回で処理された体性感覚情報と，一次視覚野から背側経路を経由し処理された視覚情報が統合されることが示唆された[33]（**図4a**）．現在ではヒトにおいても，腹側頭頂間溝領域（VIP）（**図4b**）が多種感覚統合に関与することが明らかにされている[34,35]．また，ヒトの縁上回（40野）に相当するサルの下頭頂小葉前外側部（7b野，PF野）にも視覚と体性感覚の両方に応答するニューロンが数多く分布していることが明らかにされている[36]．

ヒトの脳機能イメージング研究においては，Kawashimaら[21]はfMRIを使用して，視覚と体

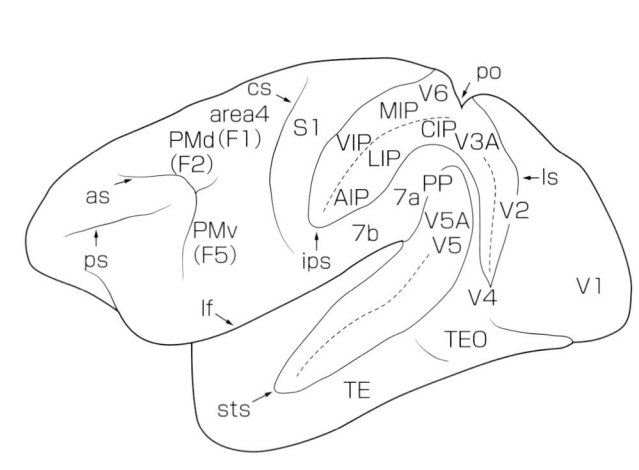

as：弓状溝
CIP：頭頂間溝外側壁尾側部領域
cs：中心溝
area4（F1）：一次運動野
PMd（F2）：背側運動前野
PMv（F5）：腹側運動前野
ips：頭頂間溝
lf：外側溝
LIP：頭頂間溝外側領域
ls：月状溝
MIP：頭頂間溝内側領域
po：頭頂後頭溝
PP：後頭頂領域
ps：主溝
S1：一次体性感覚野
sts：上側頭溝
TE
VIP：腹側頭頂間溝領域
V1〜6：1〜6次視覚野

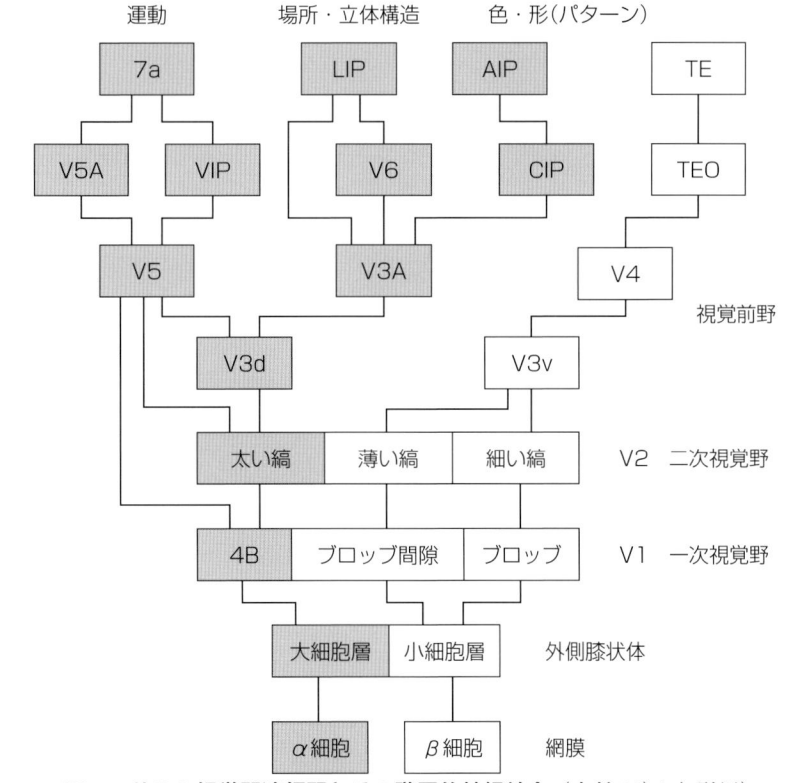

図 3 サルの視覚関連領野とその階層的神経結合（文献32）より引用）
網かけ領域：空間情報を処理する背側経路で，運動視機能と場所・立体認知機能の2つの領域に分かれる
白色領域：色彩情報，形態情報，対象の認知機能を支配する腹側経路である

性感覚のクロスモーダルトランスファー（cross modal transfer）課題の際に，IPLが共通して活性化することを明らかにし，この領域が異種感覚統合の機能をもつことが判明した．こうした多種の感覚に応答する領域は，身体図式を支えていると考えられている[37]．このように，ある

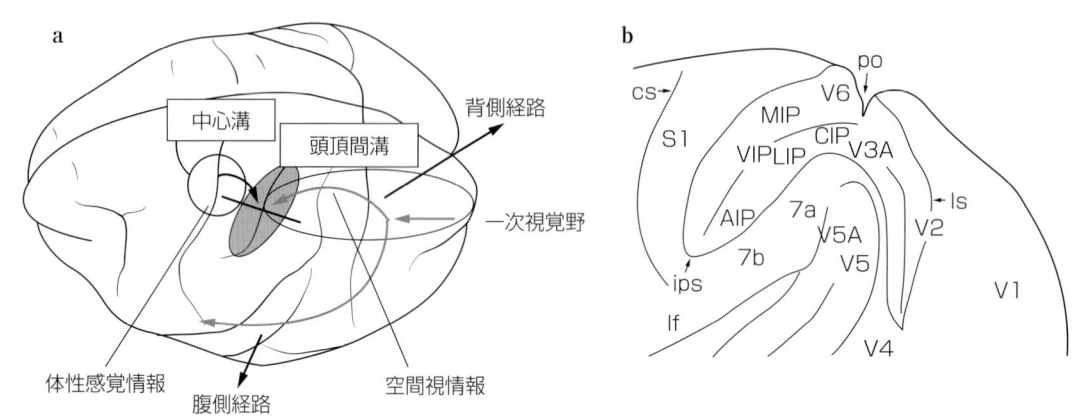

図 4　体性感覚と視覚の統合（a）および頭頂間の小領域（b）（文献 33, 34）より引用）

a．網膜から視床の外側膝状体を経由して一次視覚野に入った視覚刺激は，側頭葉に向かう腹側経路（「何」の経路）と頭頂葉に向かう背側経路（「どこ」の経路）の 2 つの経路で情報が処理される．このうち，背側経路で処理された空間視情報は一次体性感覚野に基づく体性感覚と頭頂間溝で統合される．この経路は運動をどのように（how）を構成するかの運動制御にとって重要であると考えられている

b．頭頂間溝の中でも VIP はさまざまな感覚入力を受けており，多種感覚統合を行う領域と考えられている

Ips：頭頂間溝，cs：中心溝，po：頭頂後頭溝，ls：月状溝，LIP：頭頂間溝外側領域，MIP：頭頂間溝内側領域，AIP：前頭頂間野，CIP：後頭頂間野，S1：一次体性感覚野，7a, b：上頭頂小葉，V1〜6：1〜6 次視覚野，VIP：腹側頭頂間野

ニューロン活動で複雑な姿勢図式や複数の感覚情報を表現できる機能的特性をもっていると考えられているが，身体図式はこの特殊なニューロン活動だけでなく，広範な脳領域の神経回路網の活動によっても支えられている．なぜなら，バイモーダルニューロンの存在が頭頂間溝周辺を中心とした頭頂連合野のみならず，運動前野腹側部，体性感覚野や島皮質などを含む広範囲な領域で発見されているからである[38]．

運動課題よりも触覚による識別課題時において大脳皮質の多くの領域が賦活するといわれている[39]．最近の研究において，触覚による空間の識別の際には右側の IPL がその責任領域であることが明らかにされた[39]．これは右手であっても左手であっても右側がオーバーラップして活動するという結果である．さらに，Kitadaら[39]は視覚による空間の識別の際にも，触覚の空間の識別の際にも頭頂葉が賦活し，その両者のオーバーラップする領域が IPL であることを明らかにした．したがって，右側下頭頂小葉が多種感覚に基づく識別機能を担っていることが考えられている．すなわち，こうしたニューロン活動に側性化（lateralization）がみられる可能性が示唆され，異種感覚統合は右半球において優位に機能していることが考えられている．

Ⅲ．大脳皮質における運動制御機構

自己の動作を監視する神経回路は小脳を介したものと頭頂葉を介したものがあるが，小脳は階層性が低いレベルの運動知覚の結果に関するすばやい感覚予測を行い，それとは対照的に，運動における環境の識別を要求するといった高度な認知的課題が行為において要求された場合においては，頭頂葉の予測的機能が関与すると考えられている[40,41]．すなわち，頭頂葉の予測的機能は運動の戦略的制御や運動計画に関連する意識的な認識に基づくと考えられている．

前述したように頭頂葉は感覚情報処理を行う

領域であり，運動制御において，その処理された情報は前頭葉に送られる．この前頭-頭頂間結合（parieto-frontal circuits）は，大脳皮質における運動制御の基本的な神経システムである[2]．互いの運動関連領域は情報を双方向に受けるが，他の連合野からは特に頭頂連合野から豊富な求心性情報を受ける．運動制御における神経システムを供給する頭頂連合野と運動関連領域は，身体部位と対応した形で脳内表現されている．例えば，SPLであるPE野上部は下肢の運動制御における感覚情報処理に特に関わるが，IPLであるPF野や頭頂間溝であるAIP野は上肢の運動制御における感覚情報処理に関わる[2]．それと対応した運動関連領域が上肢では運動前野腹側部であるF5野，下肢では補足運動野であるF2野などである．今回は比較的にその神経基盤が解明されてきたAIP-F5ab系（キャノニカルニューロンシステム；canonical neuron system）とPF-F5c系（ミラーニューロンシステム；mirror neuron system）について述べる．

1．キャノニカルニューロンシステム

AIP-F5ab系における運動制御機構をキャノニカルニューロンシステムと呼ぶ．運動制御において，サルのF5領域には把握可能な対象物を観察しただけで応答するニューロンが存在している[42]．このような特徴をもったニューロンをキャノニカルニューロンと呼ぶ[43]．運動前野腹側部のニューロンは，AIP野からの情報に基づき，その時に必要な行為のレパートリーの中から選択し，その遂行に関する情報を一次運動野に提供すると考えられている[44]．サルのF5領域に相当する場所は，ヒトでは運動前野腹側部であり，上肢運動の企画に関与する領域として認識されている．このAIP-F5ab系のキャノニカルニューロンシステムは，道具の特性を感覚情報処理した後，それを把握運動に変換する神経連結である．すなわち，AIP野にて対象の属性に関する情報と，F5abに貯蔵されている手の運動のプロトタイプのマッチングにより，その環境に最適なプロトタイプが選択されると考えられている．

ヒトにおいても対象の視覚的提示により運動前野の活動が上昇することが明らかにされている．Graftonら[45]は右利きの被験者に日常生活に使用する道具を視覚的提示すると，その道具を観察しただけで，運動前野背側部が活性化することを明らかにした．また，道具を内的に呼称すると，ブローカ野が活性化したが，その道具の使用法を内的言語化するとブローカ野に加えて，左半球の運動前野背側部，運動前野腹側部，補足運動野の活動がみられた．この結果から，道具を使用した行為の企画に関連する運動前野背側部と同様に，道具の意味を言語的に理解する運動前野腹側部の両者が目的的な上肢の運動制御のシミュレーションに深く関与することが明らかになった．すなわち，道具の使用に関連する運動イメージの産生がこの領域で行われていることが推察されるが，その産生は頭頂葉における感覚情報処理に基づいたものであることに注意しなければならない．

Ehrssonら[46]は上肢における対象の把握運動の際の脳活動をfMRIで検出したが，その結果は左右半球の機能特性を示す結果になった．この実験では，図5のように対象の大きさにマッチングさせながら母指と示指で把握する課題（a）と対象を手掌全体で把握する課題（b）の比較を行っており，対象を操作する手と反対側（左半球）の一次感覚野と一次運動野の活動は手掌把握課題で強くみられるが，指先把握課題では対象を操作する手の同側（右半球）の前頭前野，運動前野腹側部，頭頂葉後部の活動が強くみられることが明らかにされた．これにより，対象の大きさといった属性に対応し，運動制御を行う際には，同側の運動前野と頭頂葉が機能することが明らかになった．この前頭-頭頂間結合はヒトにおけるキャノニカルニューロンシステ

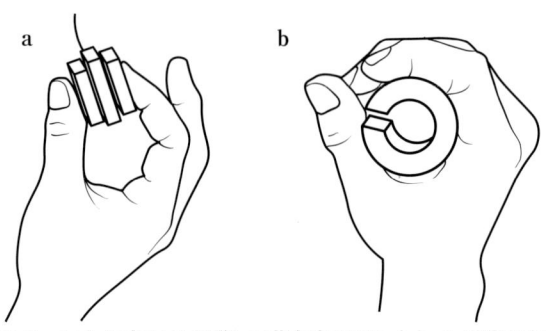

図5 ヒトにおける母指-示指把握課題（a）と手掌把握課題（b）（文献32）より引用）
a．対象を操作する手の同側（右半球）の前頭前野，運動前野腹側部，頭頂葉後部の活動が強くみられる
b．対象を操作する手と反対側（左半球）の一次感覚野と一次運動野の活動が強くみられる

ムを説明する意味で重要であるが，とりわけ右半球にその機能特性があるのではないかと考えられている．これは前述した異種感覚統合が右半球優位である視点を運動制御においても裏づける結果となった．

2．ミラーニューロンシステム

頭頂葉における AIP ニューロンの特性は運動制御における対象と身体のマッチングシステムであるが，PF ニューロンの特性は運動制御における自己と他者のマッチングシステムである．このニューロン活動は先に述べた頭頂間溝周辺における感覚情報処理を基盤にしたものであり，自己の身体図式と密接に関わっている．

AIP 野は道具の視覚的提示に応答するが，PF 野はそれには応答せず，手（身体）の視覚的提示に応答することが明らかにされている[47]．PF ニューロンは運動前野腹側部（F5c）ニューロンと同様の応答特性をもつ[48,49]．

他者の行為を観察している時に，自己がその行為を遂行する場合と類似した神経活動が生じる．これをミラーニューロン活動と呼ぶ．ミラーニューロンは 1996 年に発見された F5c の神経活動である[48,49]（**図6**）が，このニューロンは，対象（餌）が視覚的提示された場合や，存在しない対象を把握するふりを観察した場合や，そして手ではなく道具で対象をつかむ行為を観察した場合は，まったく反応しないのに対して，手（身体）で対象を把握する行為を観察した場合において反応する特徴がある．対象が視覚的に存在しない場合には活動しないが，前もって対象の認知をしている場合には，途中で視覚的に遮蔽され行為のゴールがみえなくても強く活動する（**図7**）[50]．すなわち，他者の行為の再認，予測（意図の推測）に関与していることが考えられている．Stevens ら[51]は，生体力学的にありうる身体の動きを知覚した場合（ありえない身体の動きと比較）のみ，運動前野と頭頂葉下部が活性化することをヒトの脳活動で明らかにした．こうしたミラーニューロン活動は PF および F5c の領域で発見されていることから，PF-F5c 系の運動制御・学習機構として認識されている．さらには，上側頭溝前部（STSa：anterior superior temporal sulcus）でも自己の能動的運動では活動しないが，他者の手の動きや歩行には活動することが発見されている[52]．STSa は F5c に直接投射する線維がないが，PF 野に投射することから，ミラーニューロンは STSa ⇔ PF ⇔ F5 の神経連結により成立することが考えられている．

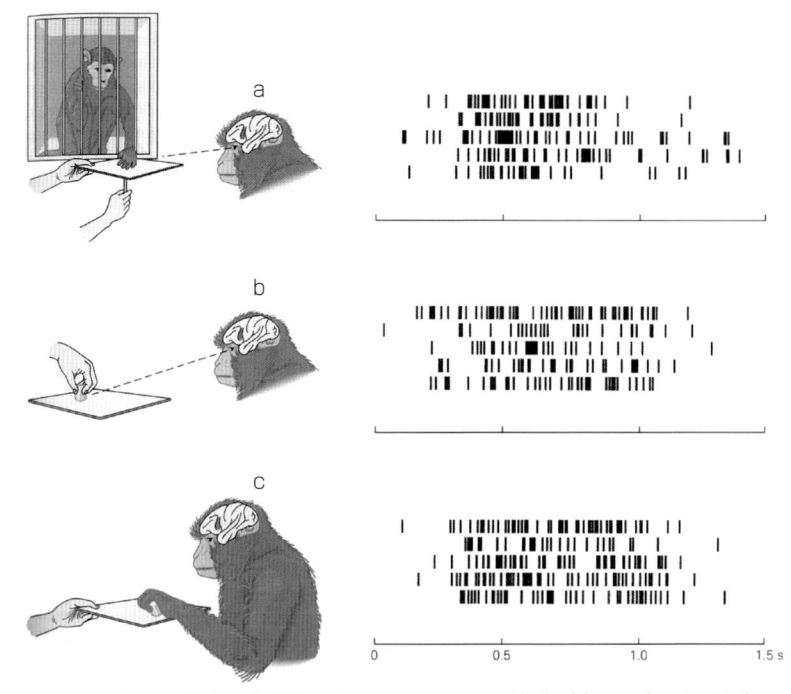

図 6　サル運動前野腹側部のミラーニューロン活動（文献 46)より引用)
a．他のサルの握り動作をみている時のサルの運動前野腹側部（F5）の神経活動
b．ヒトの握り動作をみている時のサルのF5の神経活動
c．サル自身が握り動作をしている時のF5の神経活動
　a, b, c に同様の活動がみられる

　STSa野は他者の運動を観察し，その意図を推察した時には活動するが，自己の運動実行時には活動しない．しかしながら，PF野はその両者に活動する．PF野は自己の運動を視覚的に観察（ビデオ映像と同期化）した場合にも活動する．その際，映像の中の自己の運動を実際の自己の運動に対して遅延させると，ミラーニューロン活動が抑制されることが明らかになっている[53]．したがって，視覚フィードバックと遠心性コピーとしての体性感覚フィードバックが一致していることが，ミラーニューロンの活性化の前提であることがわかる．視覚フィードバックと体性感覚，遠心性コピー情報を統合することと，それに基づき自己の身体の状況を監視することが頭頂葉の機能としては重要である．PF野はヒトの脳においてはブロードマンエリア40野に相当する．一方，F5c領域は44野と45野に相当する．ヒトの脳活動を調べたミラーニューロン研究では，これらの領域の活動がみられている．

3．運動学習機構における前向きモデルの役割

　運動を的確に制御したり，新しい運動を獲得するためには，筋骨格系からの運動に関する求心性感覚情報が重要な役割を果たす．従来まで，筋骨格系からの体性感覚情報処理には，一次体性感覚野などの体性感覚領野のみが関与すると考えられてきたが，最近のニューロンイメージング研究によって，一次運動野を含んだ運動関連領野もその処理に関与することが判明した．これは運動を実行しなくとも運動錯覚が

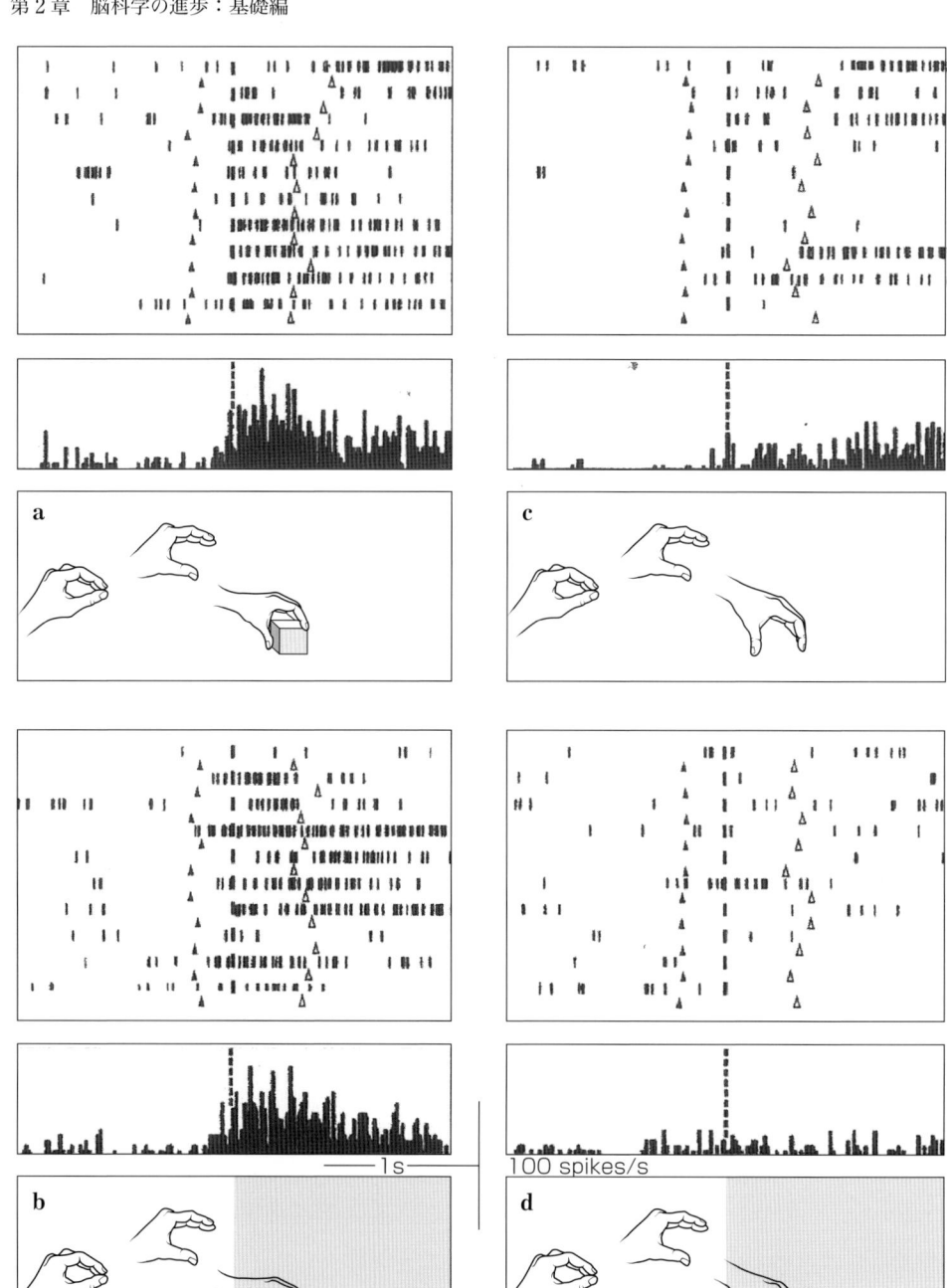

図 7　視覚遮蔽時のサル運動前野腹側部のミラーニューロン活動（文献 48）より引用）
破線：実験者の手がフレームの中央を横切った時点．網かけ：フレーム．サルは視覚的に手を捕えることができない．a, b：把握する対象が存在している．c, d：把握する対象が存在していない．a と c 条件にて運動前野腹側部の強い活動がみられる

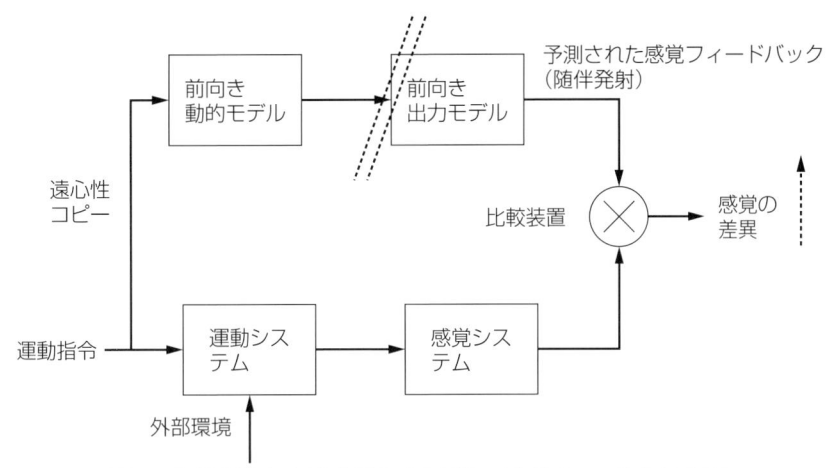

図 8 運動制御における前向きモデル（文献 39, 56）より引用）
運動指令時に生じる遠心性コピーに基づき前向きモデルが生成され，感覚フィードバックの予測がつくられる．一方，運動指令後に生じた感覚システムの作動によって感覚結果が得られるが，脳内の比較装置の作動によって感覚の差異が検出され，この情報に基づいて運動の修正が図られるモデル．比較装置は小脳が想定されているが，現在では小脳のほかに大脳皮質の運動前野，補足運動野の関与も示唆されている

生じれば，運動関連領野（運動前野，補足運動野，小脳）が活動する神経科学的根拠によって明らかになったが，この結果から運動実行と運動感覚フィードバック情報処理が同じ領野で行われていることが示唆されている[54]．この脳内における情報処理過程が運動学習に大きく関与している．運動学習過程とは，求心性感覚情報から予測制御をつくり，その予測である「期待される運動感覚」と実際の求心性感覚情報が比較照合され，脳の内部にある予測を修正していく過程を指す．これは運動制御における前向きモデルとして近年示されており，運動学習の神経基盤として注目されている．

先に示した他者の行為を観察することで意図を推察するミラーニューロン活動は，自己の意図によって行う行為の結果をラベリングする神経基盤に依存している．これについて，ヒトは運動の前向きモデル（forward model）の予測機構を用いて自己の行為の感覚結果（sensory consequence）を認識しているという神経科学的根拠が積み重ねられている[55,56]．自分の意図で行為をしている間，前向きモデルは運動の結果生じる感覚を予測するために運動指令と並行して出される遠心性コピー信号を利用している[41,57]（**図8**）．この感覚予測は，実際に行為を行った結果で入ってきた感覚情報と比較され，その結果は運動の結果の原因特定に用いられる[58]．なお，この差異（sensory discrepancy）が生じた場合には前頭前野外側部が活動する[59]ことが判明しており，その差異が不快を出現させ，それに基づき痛みが出現する神経科学的仮説[60]が提唱されている．

いずれにしても，実行された運動企画が理想的であったかどうかを確かめるためには，実行された運動結果（求心性フィードバック情報）が期待どおりであるかどうかを検証することが必要である．こうした運動制御・学習の神経基盤を効果的に賦活させることが理学療法では求められるであろう．

文 献

1) Allen GI, Tsukahara N：Cerebrocerebellar

communication systems. *Physiol Rev* **54**：957-1006, 1974
2) Rizzolatti G, Luppino G, Matelli M：The organization of the cortical motor system：new concepts. *Electroencephalogr Clin Neurophysiol* **106**：283-296, 1998
3) Burton H, Sinclair R：Somatosensory cortex and tactile perceptions. Kruger L（ed）：Pain and Touch（Handbook of perception and cognition）. Academic, London, 1996, pp105-177
4) Iwamura Y：Hierarchical somatosensory processing. *Curr Opin Neurobiol* **8**：522-528, 1998
5) Pandya DN, Kuypers HG：Cortico-cortical connections in the rhesus monkey. *Brain Res* **13**：13-36, 1969
6) Sakata H, Takaoka Y, Kawarasaki A, et al：Somatosensory properties of neurons in the superior parietal cortex（area 5）of the rhesus monkey. *Brain Res* **64**：85-102, 1973
7) Bonda E, Frey S, Petrides M：Evidence for a dorso-medial parietal system involved in mental transformations of the body. *J Neurophysiol* **76**：2042-2048, 1996
8) Bodegård A, Geyer S, Herath P, et al：Somatosensory areas engaged during discrimination of steady pressure, spring strength, and kinesthesia. *Hum Brain Mapp* **20**：103-115, 2003
9) Servos P, Lederman S, Wilson D, et al：fMRI-derived cortical maps for haptic shape, texture, and hardness. *Brain Res Cogn Brain Res* **12**：307-313, 2001
10) Bensmaïa SJ, Killebrew JH, Craig JC：Influence of visual motion on tactile motion perception. *J Neurophysiol* **96**：1625-1637, 2006
11) Harada T, Saito DN, Kashikura K, et al：Asymmetrical neural substrates of tactile discrimination in humans：a functional magnetic resonance imaging study. *J Neurosci* **24**：7524-7530, 2004
12) Nakashita S, Saito DN, Kochiyama T, et al：Tactile-visual integration in the posterior parietal cortex：a functional magnetic resonance imaging study. *Brain Res Bull* **75**：513-525, 2008
13) Saito DN, Okada T, Morita Y, et al：Tactile-visual cross-modal shape matching：a functional MRI study. *Brain Res Cogn Brain Res* **17**：14-25, 2003
14) Hadjikhani N, Roland PE：Cross-modal transfer of information between the tactile and the visual representations in the human brain：A positron emission tomographic study. *J Neurosci* **18**：1072-1084, 1998
15) O'Sullivan BT, Roland PE, Kawashima R：A PET study of somatosensory discrimination in man. microgeometry versus macrogeometry. *Eur J Neurosci* **6**：137-148, 1994
16) Roland E, Larsen B：Focal increase of cerebral blood flow during stereognostic testing in man. *Arch Neurol* **33**：551-558, 1976
17) Seitz RJ, Roland PE, Bohm C, et al：Somatosensory Discrimination of Shape：Tactile Exploration and Cerebral Activation. *Eur J Neurosci* **3**：481-492, 1991
18) Blake R, Sobel KV, James TW, et al：Neural synergy between kinetic vision and touch. *Psychol Sci* **15**：397-402, 2004
19) Hagen MC, Franzén O, McGlone F, et al：Tactile motion activates the human middle temporal/V5（MT/V5）complex. *Eur J Neurosci* **16**：957-964, 2002
20) Deibert E, Kraut M, Kremen S, et al：Neural pathways in tactile object recognition. *Neurology* **52**：1413-1417, 1999
21) Kawashima R, Watanabe J, Kato T, et al：Direction of cross-modal information transfer affects human brain activation：a PET study. *Eur J Neurosci* **16**：137-144, 2002
22) Corbetta M：Frontoparietal cortical networks for directing attention and the eye to visual locations：identical, independent, or overlapping neural systems? *Proc Natl Acad Sci U S A* **95**：831-838, 1998
23) Hopfinger JB, Buonocore MH, Mangun GR：The neural mechanisms of top-down attentional control. *Nat Neurosci* **3**：284-291, 2000
24) Gitelman DR, Nobre AC, Parrish TB, et al：A large-scale distributed network for covert spatial attention：further anatomical delineation based on stringent behavioural and cognitive controls. *Brain* **122**：1093-1106, 1999
25) Stoeckel MC, Weder B, Binkofski F, et al：A fronto-parietal circuit for tactile object discrimination：an event-related fMRI study. *Neuroimage* **19**：1103-1114, 2003
26) Burton H, MacLeod AM, Videen TO, et al：Multiple foci in parietal and frontal cortex activated by rubbing embossed grating patterns across fingerpads：a positron emission tomography study in humans. *Cereb Cortex* **7**：3-17, 1997
27) Kitada R, Hashimoto T, Kochiyama T, et al：Tactile estimation of the roughness of gratings yields a graded response in the human brain：an fMRI study. *Neuroimage*

25 : 90-100, 2005
28) Macko KA, Jarvis CD, Kennedy C, et al : Mapping the primate visual system with [2-14C] deoxyglucose. *Science* **218** : 394-397, 1982
29) Mishkin M, Lewis ME, Ungerleider LG, et al : Equivalence of parieto-preoccipital subareas for visuospatial ability in monkeys. *Behav Brain Res* **6** : 41-55, 1982
30) Haxby JV, Grady CL, Horwitz B, et al : Dissociation of object and spatial visual processing pathways in human extrastriate cortex. *Proc Natl Acad Sci USA* **88** : 1621-1625, 1991
31) Goodale MA, Milner AD : Separate visual pathways for perception and action. *Trends Neurosci* **15** : 20-25, 1992
32) Sakata H, Taira M, Kusunoki M, et al : The TINS Lecture. The parietal association cortex in depth perception and visual control of hand action. *Trends Neurosci* **20** : 350-357, 1997
33) 入來篤史：神経心理学コレクション Homo faber—道具を使うサル. 医学書院, 2004, pp29-54
34) 泰羅雅登：イメージング研究によるヒトの頭頂葉の機能地図. 神経進歩 **48** : 593-599, 2004
35) Bremmer K, Schlack A, Shah NJ, et al : Polymodal motion processing in posterior parietal and premoter cortex : a human fMRI study strongly implies equivalencies between humans and monkeys. *Neuron* **29** : 287-296, 2001
36) Leinonen L, Hyvärinen J, Nyman G, et al : I. Functional properties of neurons in lateral part of associative area 7 in awake monkeys. *Exp Brain Res* **34** : 299-320, 1979
37) Graziano MS, Cooke DF, Taylor CS, et al : Coding the location of the arm by sight. *Science* **290** : 1782-1786, 2000
38) Berlucchi G, Aglioti S : The body in the brain : neural bases of corporeal awareness. *Trends Neurosci* **20** : 560-564, 1997
39) Kitada R, Kito T, Saito DN, et al : Multisensory activation of the intraparietal area when classifying grating orientation : a functional magnetic resonance imaging study. *J Neurosci* **26** : 7491-7501, 2006
40) Blakemore SJ, Sirigu A : Action prediction in the cerebellum and in the parietal lobe. *Exp Brain Res* **153** : 239-245, 2003
41) Blakemore SJ : Deluding the motor system. *Conscious Cogn* **12** : 647-655, 2003
42) Murata A, Fadiga L, Fogassi L, et al : Object representation in the ventral premotor cortex (area F5) of the monkey. *J Neurophysiol* **78** : 2226-2230, 1997
43) Rizzolatti G, Luppino G : The cortical motor system. *Neuron* **31** : 889-901, 2001
44) Rizzolatti G, Camarda R, Fogassi L, et al : Functional organization of inferior area 6 in the macaque monkey. II. Area F5 and the control of distal movements. *Exp Brain Res* **71** : 491-507, 1988
45) Grafton ST, Fadiga L, Arbib MA, et al : Premotor cortex activation during observation and naming of familiar tools. *Neuroimage* **6** : 231-236, 1997
46) Ehrsson HH, Fagergren A, Jonsson T, et al : Cortical activity in precision-versus power-grip tasks : an fMRI study. *J Neurophysiol* **83** : 528-536, 2000
47) Murata A, Gallese V, Luppino G, et al : Selectivity for the shape, size, and orientation of objects for grasping in neurons of monkey parietal area AIP. *J Neurophysiol* **83** : 2580-2601, 2000
48) Rizzolatti G, Fadiga L, Gallese V, et al : Premotor cortex and the recognition of motor actions. *Brain Res Cogn Brain Res* **3** : 131-141, 1996
49) Gallese V, Fadiga L, Fogassi L, et al : Action recognition in the premotor cortex. *Brain* **119** : 593-609, 1996
50) Umiltà MA, Kohler E, Gallese V, et al : I know what you are doing. a neurophysiological study. *Neuron* **31** : 155-165, 2001
51) Stevens JA, Fonlupt P, Shiffrar M, et al : New aspects of motion perception : selective neural encoding of apparent human movements. *Neuroreport* **11** : 109-115, 2000
52) Perrett DI, Harries MH, Bevan R, et al : Frameworks of analysis for the neural representation of animate objects and actions. *J Exp Biol* **146** : 87-113, 1989
53) 村田　哲：手操作運動のための物体と手の脳内表現. *VISION* **16** : 141-147, 2004
54) Naito E, Nakashima T, Kito T, et al : Human limb-specific and non-limb-specific brain representations during kinesthetic illusory movements of the upper and lower extremities. *Eur J Neurosci* **25** : 3476-3487, 2007
55) Blakemore SJ, Frith CD, Wolpert DM : The cerebellum is involved in predicting the sensory consequences of action. *Neuroreport* **12** : 1879-1884, 2001
56) Blakemore SJ, Wolpert DM, Frith CD : Central cancellation of self-produced tickle sensation. *Nat Neurosci* **1** : 635-640, 1998
57) Blakemore SJ, Decety J : From the perception of action to the understanding of

intention. *Nat Rev Neurosci* **2**：561-567, 2001
58) Wolpert DM, Kawato M：Multiple paired forward and inverse models for motor control. *Neural Netw* **11**：1317-1329, 1998
59) Fink GR, Marshall JC, Halligan PW, et al：The neural consequences of conflict between intention and the senses. *Brain* **122**：497-512, 1999
60) McCabe CS, Haigh RC, Halligan PW, et al：Simulating sensory-motor incongruence in healthy volunteers：implications for a cortical model of pain. *Rheumatology* **44**：509-516, 2005

6 身体像の生成と運動学習の脳内機構

内藤栄一*

◆ Key Questions ◆
1. 脳内における身体像再現とは
2. 運動学習に関連する脳領域は
3. 運動学習における運動知覚の重要性

I. はじめに

　脳は空間内で自由に身体を操ることができる．その身体は脳内で神経活動という形式で再現されている．脳が自分の手足の位置や動きを知っておくことは，それらを制御し，身体運動を獲得するうえできわめて重要なことであり，これらの感覚なしでは正確な身体運動の制御や学習は実現できない．われわれの脳は視覚や体性感覚によって自分の四肢の位置変化や動きを認識することができる．特に筋・骨格系から脳に運ばれる四肢の動きや位置に関する情報は，脳内に表象される身体像の形成に関してきわめて重要な働きをすると考えられている．そこで，ヒトの身体運動の制御や学習を支える身体像の脳内再現に関して，主に運動感覚情報が脳内でいかに処理され，どのような身体再現を形成しているかについて解説する．また，このような研究成果は，近年飛躍的に発展してきた機能的核磁気共鳴装置（fMRI：functional mugnetic resonance imaging）に代表される非侵襲的脳機能計測法の確立に大きく依存する．そこで本稿の最後に，ヒトの脳損傷後の運動機能再学習過程における脳内活動変化に関連して，この技術が与えてきた知見について紹介し解説する．

II. 四肢の運動知覚に関与する運動領野

　運動を的確に制御したり，新しい運動を獲得するためには，筋骨格系からの運動に関するフィードバック情報が重要な役割を果たす．脊髄損傷などで筋骨格系からの求心性感覚（フィードバック）情報が遮断されている患者では，新しい運動技能の習得にきわめて困難を示すことや腕の到達運動などで障害がみられる[1]ことから考えて，このフィードバック情報が運動制御や習熟において重要であることがわかる．

　このような運動感覚情報が脳内でどのように処理されているのかについて詳細に調査するために，腱への振動刺激により惹起される運動錯覚を応用することが有効である．ヒトの四肢が実際に動かされると，皮膚，筋，関節などからの複数の感覚情報が脳に入力されるが，そのうちでも筋紡錘情報が四肢の動き知覚において最も重要な役割を果たすことが知られている[2,3]．

---

* Eiichi NAITO／(独)情報通信研究機構 ATR 脳情報研究所

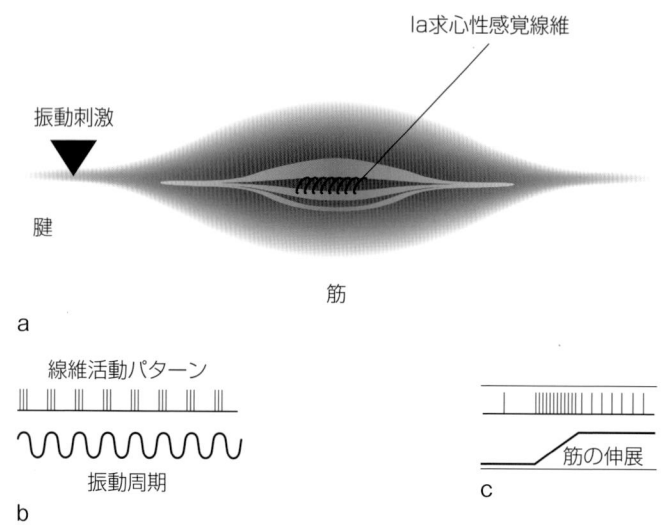

図1 四肢の動きを脳に伝える筋紡錘からのIa求心性感覚線維の活動模式図
　適切な周波数の振動刺激を皮膚上から四肢の腱器官に加えると，被験者が自ら運動せずともあたかも四肢が動いたかのような運動錯覚を惹起する（a）．振動刺激は筋紡錘からのIa求心性感覚線維を活動させ（b），通常，筋紡錘はその筋肉が伸ばされた時に活動するため（c），振動刺激がこの筋紡錘を活動させると，その筋肉があたかも伸ばされているかのような運動情報を脳へ運ぶことになる

　適切な周波数（80 Hz付近）の振動刺激を皮膚上から四肢の腱に加えると，ヒトが自ら運動せずともあたかも四肢が動いたかのような運動錯覚を惹起できる．この錯覚は，振動刺激が主に筋紡錘からのIa求心性感覚線維を活動させることによって生ずる（図1）．通常の運動の場合，筋紡錘はその筋肉が伸ばされる時に活動するため，振動刺激がこの筋紡錘を活動させると，その筋肉があたかも伸ばされるかのような運動情報を脳へ運ぶことになる．したがって，腱への振動刺激中には実際の四肢の動きを伴わずに，自らの四肢の動きが体験できる（手首の伸筋の腱を刺激すると手首の比較的ゆっくりとした屈曲運動を体験する）．運動錯覚を体験するためには，刺激される四肢を完全にリラックスさせることが重要である．なぜならば，リラックスしていない四肢の腱への振動刺激は容易に持続性反射（tonic vibration reflex；運動錯覚とは反対方向への反射）を引き起こすからである．また，実際には動いていない四肢の視覚情報は運動錯覚経験を減弱するため[4]，錯覚中に目を閉じることも重要である．反対にこの運動体験（錯覚）に四肢の動きが伴わない利点もある．例えば，四肢の関節が完全にギプスで固定されていても運動錯覚は体験できる．また，四肢切除の障害者でも，その腱が残存し，Ia求心性感覚線維が正常で，かつ脳内にその四肢運動に関する運動再現が残存する[5]限りは，理論的には失った四肢の運動錯覚を経験することが可能である．四肢を動かす感覚を忘却した患者にその四肢の動きを体験させることにより，運動の手がかりとしたり，幻肢や痛み治療にも効果的かもしれない．

　閉眼右利き被験者の右手，左手，右足，左足

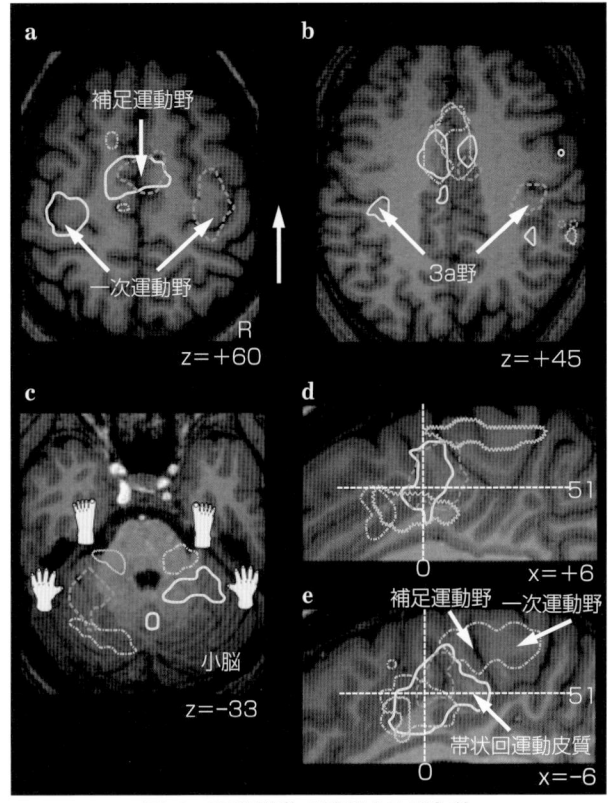

図 2 運動錯覚で賦活する脳部位
右手（──），左手（----），右足（-・-・-），左足（〜〜）の運動錯覚経験中の脳内賦活部位．dは右半球内側面，eは左半球内側面を示す．右半球を右に示す

の腱を振動刺激し，被験者が手の屈曲運動錯覚または足の掌屈運動錯覚を経験している最中に，fMRIで脳活動を測定する[6,7]．皮膚上からの振動刺激は，マイスナー受容器やパッチーニ受容器などの皮膚刺激受容器も刺激するため，統制条件として同じ周波数でも運動錯覚を惹起しない腱を外した皮膚上を刺激し，この時に比べて運動錯覚（腱刺激）中に脳のどの領域が賦活するかを調査した．その結果，錯覚を経験している四肢とは反対側の一次運動野，一次体性感覚野3a野，背側運動前野，補足運動野，帯状回運動皮質および同側小脳の四肢に対応する体部位再現部位が運動感覚情報処理（運動錯覚）に関与することが明らかとなった（**図2**）．この結果は，腱を外した皮膚上の振動刺激が単に一次体性感覚野および二次体性感覚野しか賦活しない事実と大きく異なる[7]．

従来まで，四肢からの体性感覚情報処理には一次体性感覚野を中心とした体性感覚領野のネットワークが主に関与すると考えられてきた．これらの研究は，四肢の筋紡錘からの運動感覚情報処理（四肢運動知覚）には（体性感覚野のみならず）一次運動野を中心とする運動領野のネットワークが重要であることを示している．ところで，手首の屈曲運動錯覚中に，通常の手首屈曲に伴うような手首背側の皮膚伸張刺激を加えると錯覚経験を増強することができる．また，手への加圧によっても錯覚の増強が可能である．これらの例が示すとおり，四肢の動きに関連する皮膚からの情報や皮膚や関節へ

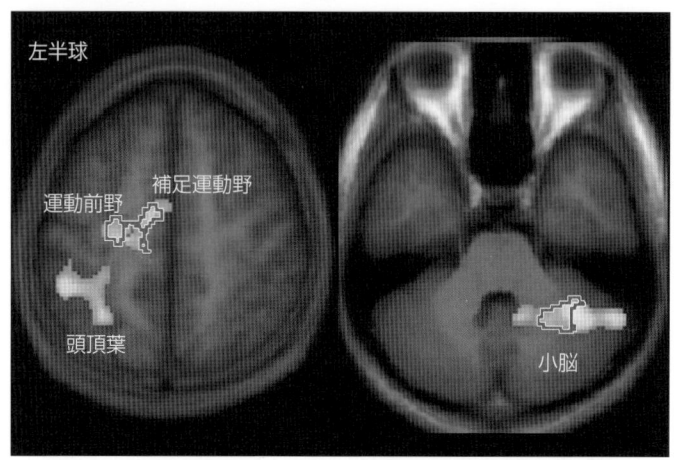

図3 一人称的運動イメージと運動錯覚で賦活する脳部位
一人称的運動イメージ（白色）で賦活する脳領域と運動錯覚経験でも共通に賦活する領域（黒太線）．反対側背側運動前野（一次運動野吻側部を含む），補足運動野および同側運動小脳が共通に賦活し，左頭頂間溝および右小脳外側部は運動イメージのみで賦活する

の加圧情報などは，実際に四肢が動いた場合に付随して体性感覚野に運ばれる情報であり，実際に四肢を動かす運動の場合には，おそらくこれらの情報が筋紡錘からの運動感覚情報と統合され，運動が知覚されている．

さて，運動錯覚中に賦活する運動領野は，運動実行に関与する重要な領野として知られている．特に一次運動野などは，脊髄の運動ニューロンに運動実行命令を送り，骨格筋を制御する．そこで，前述の結果をわれわれの先行研究[8,9]と比較してみると，運動感覚情報処理に関与する運動領野の体部位再現部位は，実際にその四肢の運動を制御（実行）する領野と一致する．つまり，これは脳内の運動実行に関与する領野に四肢からの運動フィードバック情報が入力され処理されることを意味し，運動実行過程と運動フィードバック情報処理過程が運動領野ネットワークで強く結合している可能性を示している．

さらに特筆すべきは，自分の右手首の屈曲伸展運動をなるべくリアルに（あたかも自分がやっているかのように）イメージする場合と，振動刺激によって右手首の運動錯覚を体験する場合には，反対側（左）背側運動前野（一次運動野吻側部を含む），補足運動野および同側（右）運動小脳が共通に関与する[9,10]．運動イメージでは，脳は運動を行わずに（運動に先行して）内的に運動をシミュレートすることが要求され，運動錯覚では末梢性感覚入力を基に知覚を計算している．近年の計算論的神経科学では，運動に先立ってその運動の結果として得られる感覚を前もって予測しておくことの重要性が指摘されている．これらの運動領野の活動は，運動に先立って期待される運動感覚をシミュレートしておく際に最適の活動であるといえる．さらに，この研究[10]では，左頭頂間溝の活動と右小脳外側部の活動が運動イメージ（心的シミュレーション）のみで観察された．これらを総合すると，左頭頂間溝および右小脳外側部で（おそらく連携をとりながら）運動の結果，期待される運動感覚に関する予測モデルが形成され，前述の共通の運動領野でそのシミュレーションがなされるようにみえる（**図3**）．小脳は予測モデルの構築（外側部）とそのシミュレーション

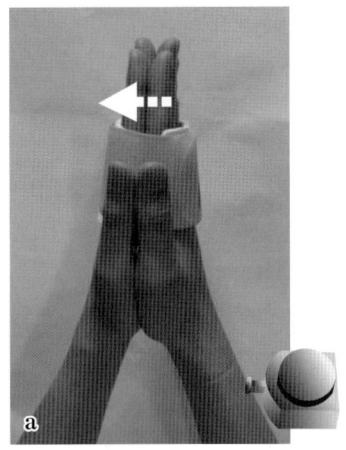

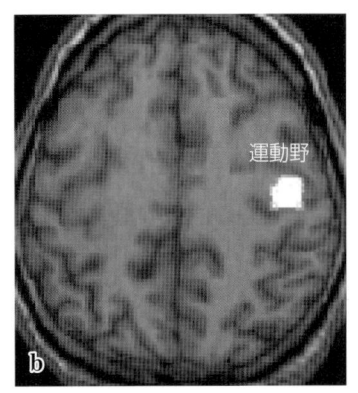

図 4 振動刺激された右手の運動錯覚の左手への転移（a）と刺激を受けていない左手の運動知覚にのみ関連した右（反対側）一次運動野（白色）の活動（b）

(運動小脳) の両者に関係し，この意味で運動結果の予測（おそらく実際の運動結果との比較）における小脳の重要性がみてとれる．

Ⅲ．運動知覚における一次運動野の重要性

一次運動野の活動は単に筋紡錘からの感覚情報処理にのみ関与しているのではなく，その処理の結果生じる運動感覚知覚そのものにも関係しているようである．例えば，閉眼右利き被験者が受動的に両掌を合わせた状態で，右手首伸展筋の腱を振動刺激すると，右手の屈曲運動錯覚に合わせるように左手も曲がるかのような両手の運動錯覚を経験することができる（図 4a）．右手の運動感覚情報は，Ia 求心性感覚線維の活動によって脳に伝えられるが，左手に関しては右手と皮膚接触している以外の感覚情報は脳に届いていない．にもかかわらず，脳は左手も動いているかのような解釈をする．両手を結合させると，おそらく脳は両手を一つの効果器（舌のように）として使用するように，両手間の中枢神経結合の重みづけを変化させ準備する．そして，入力される複合的な求心性感覚情報を基に計算を行い，両手が動いているような知覚が形成されると推測される（余談になるが，リハビリテーションの場面で患者の健側の手と患測の手を結合させ，患者自らの健側の手で患測の手の動きを補強するなどの行動療法は有効かもしれない）．このように被験者が刺激を受けていない左手の運動を経験している際に fMRI で脳活動を測定すると，左手の運動知覚に関連して右一次運動野に特有の活動が同定できる（**図 4b**）．さらに，被験者がこの左手の運動を経験している際に，右一次運動野に単発磁気刺激を与え，この興奮性を測定すると，左手運動錯覚の知覚量が右一次運動野の興奮性が高い時ほど大きいことがわかった[11]．これらの結果は，一次運動野の活動が四肢の運動知覚において重要であることを示す．

さらに一次運動野の活動が四肢の運動知覚に関与することを示す実験結果がある．手首伸展筋の腱への振動刺激は，手首屈曲の運動錯覚を惹起するが，振動刺激を停止すると手首が反対に伸展方向に戻るかのような aftereffect（刺激後の効果）が生じる[12]．この場合，脳には振動刺激により動員される筋紡錘からの感覚情報は届いていないが，被験者は aftereffect を経験す

る．つまり，脳が積極的に求心性感覚情報を受け取っていなくても，知覚が生じるわけである．さらに，この aftereffect は振動刺激中に被験者がどの程度強い錯覚を経験していたかに依存し，aftereffect の量は先行する運動錯覚量の約70〜80％程度になる．被験者が右手の屈曲運動錯覚，およびその後引き続き起こる伸展運動の aftereffect を経験している最中に，左一次運動野の手領域に単発磁気刺激を加えて一次運動野の興奮性を評価すると，運動錯覚経験中には手首屈筋の興奮性が伸筋のそれに比べて相対的に増大する．これは，通常被験者が実際に手首を屈曲する場合と同じ興奮性のパターンである．反対に，被験者が手首伸展運動の aftereffect を経験している最中には，屈筋の興奮性のみが著しく低下し，その結果相対的に伸筋の興奮性が高まったかのような効果がみられる[12]．

前述のとおり，一次運動野には脊髄の運動ニューロンを介して屈筋に収縮命令を送り，これを興奮させる細胞が存在する．このような細胞群のうち，何％かの細胞は伸筋が伸ばされた場合の求心性感覚情報を受け取る[13]．もし，このような細胞が運動錯覚に関与しているとすると，振動刺激により動員される手首伸筋の筋紡錘からの感覚情報が一次運動野の屈筋細胞に入力されることにより，屈筋細胞の興奮性が上昇する．これが屈曲運動錯覚を体験する場合の神経機序であろう．また，筋紡錘からの感覚線維の発火は，腱が振動刺激を受け続ける場合およびその後しばらくの間は減少する．この効果によって振動刺激後に手首伸筋からの求心性感覚線維の発火が随意的発火レベル以下にまで減少すると，結果として一次運動野屈筋細胞への入力も減少し，この興奮性も低下することになる．この低下により，相対的に一次運動野伸筋細胞の興奮性が上昇することになり，これが運動感覚の aftereffect に関係すると考えることができる．

前述の2例は，一次運動野の活動が四肢の運動知覚に関与することを示している．前述のとおり，一次運動野などは二次運動領野などからの入力を受け，最終的な運動指令を生成するために最適の細胞構築学的構造をもっている．末梢からの運動感覚情報が一次運動野に入力されると，この最適構造によりおそらく運動出力時に類似した内在的神経プロセス（運動閾値以下）が駆動するものと推測できる．このような運動出力に類似して駆動する内在的神経プロセスの存在が四肢運動の知覚に必要であり，これが視覚野などの純粋な感覚領野で起こる知覚との最大の相違であろう．

Ⅳ．一次運動野損傷による運動感覚情報処理の障害

サルの一次運動野（中心前回）の細胞は，筋からの運動感覚情報処理に関与することが知られている[14]．しかもこれらの細胞のうちいくつかは視床から直接的な入力（体性感覚野 3a などを経由せずに）を受けるようだ[15]．そこで，一次運動野の運動感覚機能を調べるべくヒトの臨床的実験を行った．

左一次運動野の手領域を局所的に損傷した患者（右利き，損傷2〜3週後；図5a）では，動かすことのできない右手首の腱を振動刺激しても明瞭な運動錯覚が経験できなく，これを受動的に動かしても 2.7 度/秒以下のゆっくりした運動は知覚されなかった．これらの障害は正常な左手ではまったく観察されなかった[16]．手首の屈曲伸展受動運動が速度およそ3度/秒以上の場合，この患者は手首の動きを認識できるが，2.7 度/秒以下の速度では動いていることをまったく感じることができなかった．この速度は健常者が手首の腱刺激によって経験する屈曲運動錯覚の平均的な速度と一致する[10]．前述のとおり，この運動錯覚は筋紡錘からの Ia 求心性感覚情報によって惹起されるため，一次運動野の損傷がこれらの知覚を障害したという事実

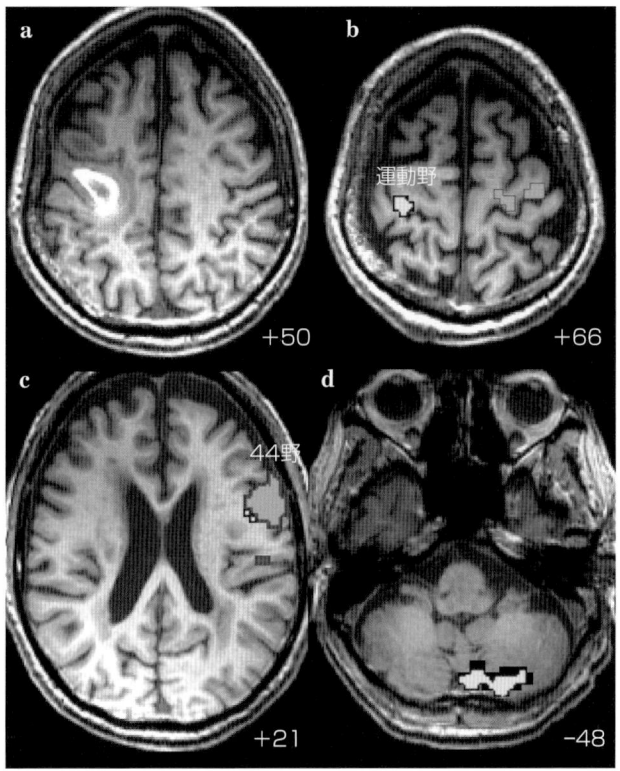

図 5　左一次運動野損傷（a）とリハビリ訓練後の運動錯覚中の脳活動（■：左手，■：右手）

は，一次運動野が筋紡錘感覚情報処理や運動知覚において決定的な役割を果たすことを意味する．この結果は，健常者で行った前述の2つの実験結果とよく合致する．一方で，この患者で皮膚感覚の弁別課題を行っても，特に顕著な障害は認められなかった．速度およそ3度/秒以上で手の動きを認識できたという事実は，運動速度が速い場合，前述の手の動きに関する皮膚や関節からの感覚情報入力が運動知覚を助けたものと考えられる．つまり，これらの結果は，一次運動野が体性感覚知覚のうち特に筋紡錘からの運動感覚情報処理や運動知覚において重要な位置を占めることを示す[17]．古典的なPenfieldらの知見は，ヒトの一次運動野も体性感覚情報処理に関与するが，その損傷は知覚には影響を与えないとするものであった．しかしながら，このような詳細な調査の結果，一次運動野の運動感覚知覚機能が明らかとなってきた[18]．

V．運動知覚に関与する四肢共通の脳活動

前述のとおり，四肢の運動錯覚体験には一次運動野を中心とする運動領野の体部位再現部が関与する．この体部位再現構造は運動錯覚体験がどの四肢で起こっているのかを認識するには最適であるが，最終的に脳は身体全体としての統一された身体像を形成しなければならない．運動錯覚体験中，確かに脳は運動感覚情報を統合し，統一された身体像を形成しているようである．例えば，補足運動野や帯状回運動皮質の尾側部には反対側の手または足の運動感覚情報処理に特異的な部位があるが，補足運動野吻側部には両手の感覚情報処理を行う部位がある．

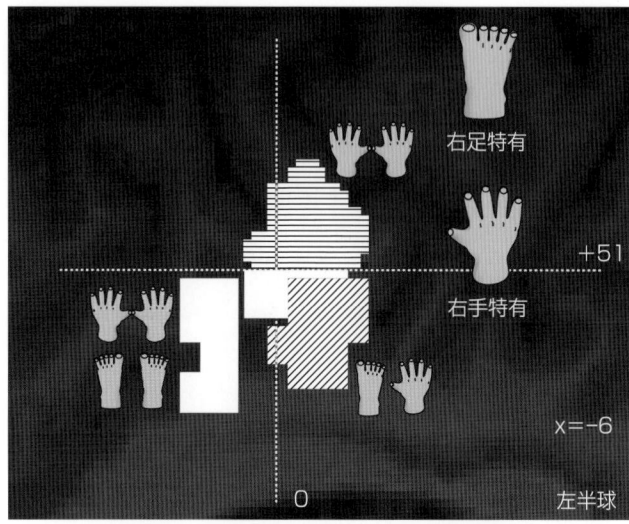

図6 内側面運動領野の運動感覚再現
左半球を示す．尾側部には反対側の手または足の運動感覚情報処理に特異的な部位がある．補足運動野吻側部には両手の感覚情報処理を行う部位（横線）が，帯状回運動皮質吻側部には反対側の手および足の感覚情報処理を行う部位（斜線）が，さらにこの前方にはすべての四肢に関する運動感覚情報処理を行う部位（白色）がある

　また，帯状回運動皮質吻側部には反対側の手および足の感覚情報処理を行う部位があり，さらにこの前方にはすべての四肢に関する運動感覚情報処理を行う部位がある（**図6**）．これらのような複数の四肢に共通の領域はその四肢間の協調運動制御において有用であろう．おもしろいことに，複数の四肢の運動錯覚に関連した脳領域を詳しく調査しても，前述の両手共通領域，同側四肢（手および足）領域およびすべての四肢に共通領域しか同定ができなく，右手と左足や3つの四肢に共通な領域などは発見できなかった（少なくとも有意な活動は認められない）．これはヒトが四肢（少なくとも手首足首などの遠位筋）運動を同時に制御する際のある種の motor primitive に対応しているのかもしれない．
　fMRIでは脳活動の時間的情報の抽出に限界があるが，前述の結果は四肢に特有の情報がヒトの内側面運動領野の尾側部から吻側部にかけて収束しているかのようにもみえる．サルの内側面運動領野吻側部は大脳左右半球間結合が強い．つまり，すべての四肢に共通の内側面運動領野吻側部（**図6の白色**）は，この情報を左右半球に流通するのに適している．実際，運動錯覚経験では四肢の相違およびその左右無関係に大脳右半球優位を認めることができる．右半球の下頭頂葉（PF野）および大脳基底核はすべての四肢の運動錯覚時に賦活する．44/45野は両側性の活動を示すが，右半球の活動がやはり頑強である（**図7**）[6,7]．現在のところ，これら右半球の身体運動知覚における役割は明白ではないが，四肢に無関係であることから考えると運動領野よりは高次で統合的な役割を果たしていることが容易に推定できる．実際，脳損傷患者の臨床的知見には身体像知覚における右半球の重要性を示すものが多く，これらの右半球前頭〜頭頂領域の脳活動は自己の身体像の脳内再現において重要な役割（時々刻々と変化する身体情報をアップデートするなど）を果たしている可能性が高い[19〜21]．さらに，これらの右半球

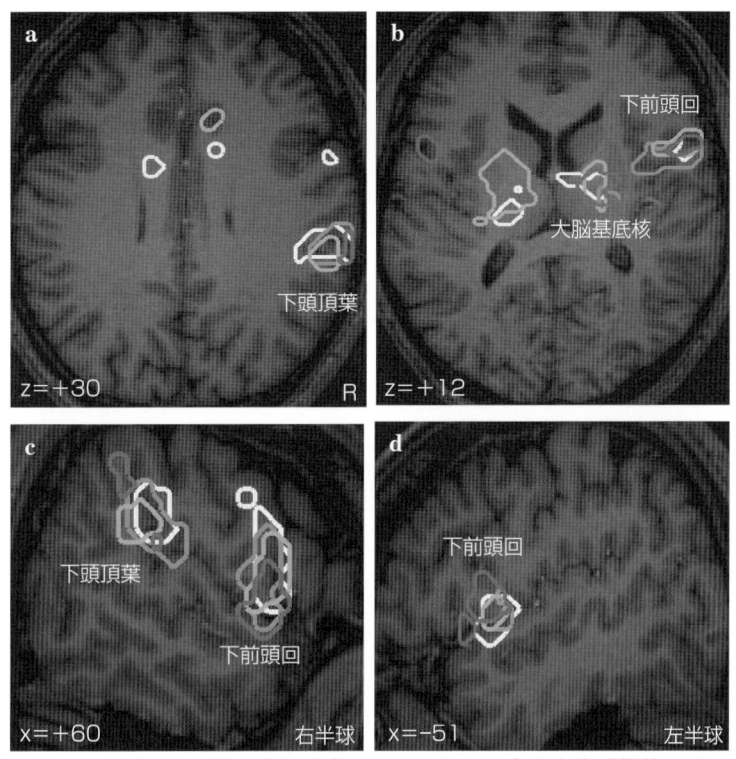

図7 すべての四肢の運動錯覚経験でみられる大脳右半球優位の脳活動
下頭頂葉（PF野；a, c），大脳基底核（b）．44/45野は両側性の活動を示すが右半球の活動がやはり頑強である（b〜d）

領域に対応する左半球領域は言語機能に密接に関連している．言語機能は左半球，運動感覚機能は右半球という機能の側性化は，運動と言語との同時使用（手を動かしながら話をするなど）の実現を可能にしているものと考えられる．

VI. 外界物体との相互作用運動知覚－身体に統合される道具や外界物体

さて，前項までは手や足が外界物体と相互作用しない（手足が何にも触れていない）場合に限った運動感覚情報処理および運動感覚知覚について解説してきた．これは，自分の身体空間内でのみ起こる四肢の位置変化，いわば内受容的な運動感覚知覚といえる．一方で，われわれは日常的に外界の物体を操作したり，道具を操ったりする．場合によっては，新しい道具の操作を獲得しなければならない．このような場合，物体・道具を操作する手と操作される対象とを統合し，その関係性（ダイナミクス）を学習しなければならない．ヒトが学習によって，道具をあたかも自分の身体の一部であるかのように操作できるようになるにはわけがある．われわれが道具を手にすると，その位置や動きは手の位置や動きと一致する．すなわち，脳は（視覚に頼らずに）手の位置や動き（体性感覚）を通して道具の位置や動きを知ることができ，これにより外界物体が手と一体化するかのような制御が可能になる．つまり，外界物体と手運動との一体化に関係する脳活動は，この運動制御や学習においても，またこの外受容的な運動知覚においても大切な役割を果たすことが容易に

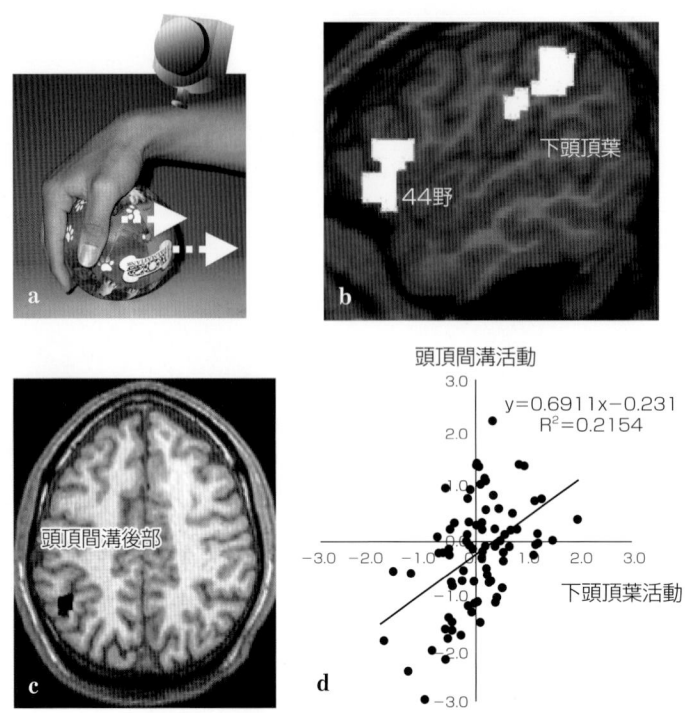

図 8 ボールに接触した手への振動刺激によって惹起される手-物体運動錯覚（a），この手-物体運動錯覚に特有の脳活動（b），この手-物体運動錯覚時のみに下頭頂葉活動と有意な相関を示す頭頂間溝後部領域（c）およびその相関（d）

予想できる．

閉眼被験者が手を受動的にボールの側面に置いて，手首伸展筋の腱を振動刺激する（図8a）．すると，手首が屈曲する運動錯覚に合わせて，ボールが手と一緒に動いている錯覚を明瞭に経験できる．これは手からの動的な運動感覚情報と手がボールに接触しているという皮膚情報を脳が統合した結果生じる錯覚である[22]．このような物体と手との相互作用において生じる錯覚は，物体の特性に対応してさまざまに変化する．例えば，閉眼被験者が缶の真上に手を置いて，手首の伸展筋の腱を振動刺激すると缶が縮むような錯覚が経験できるし，回転椅子に腰掛けた被験者の右上腕を壁に固定しておいて，上腕二頭筋の腱を振動刺激して腕の伸展運動錯覚を惹起すると，被験者によっては腕が伸展したというよう感覚よりは身体全体が左に回ったと感じる者が出てくる．つまり，この錯覚は，手や腕がどのように外界物体と相互作用するか，また物体の特性（例えば，壁は動かない）などの先行知識などによって規定される．

閉眼右利き被験者が手とボールが一緒に動いている錯覚を経験している最中に fMRI で脳活動を測定する．この手-物体運動錯覚には手の運動錯覚が伴うため，前述の運動領野や右半球領野が賦活する．これに加えて，手-物体運動錯覚に特有に関連する活動を探すと左半球44野と下頭頂葉に賦活を認めることができる（図8b）．特に，左下頭頂葉の活動は手の左右にかかわらず共通に出現する（図8b）．これらの領域は，ヒトやサルが外界の物体や道具を手や指で実際に操作する場合にも関与する[23〜26]．本研

究で被験者が手-物体運動錯覚を経験している際には，被験者には手を動かす意図がなく，かつ実際の手の動きもない．この状態で物体操作に関連する44野や下頭頂葉が賦活するという事実は，手-物体運動知覚がその制御に関与する脳領域で起こっていることを意味する．これは，前述の手の運動知覚が，手運動を制御する一次運動野の活動を必要とする事実と概念的に一致する．つまり，手-物体運動知覚においても，運動出力に類似して駆動する内在的神経プロセスの存在が（合目的に）必要であることを示しており，ある運動行動に関してその知覚と運動制御が一体化していることがみてとれる．

頭頂葉のうちでも頭頂間溝領域は，ヒトやサルが視覚で外界物体の形状・大きさなどを認識し，手でそれを把握して操作する場合に重要であることが知られている[23,27]．しかもこの領域は，健常者が道具や物体をみてそれにふさわしい運動を思い浮かべたり，パントマイムを行う際に活動し，手の運動表象を引き出すために重要であることが示唆されている[28]．本研究では，被験者が錯覚経験中に目を閉じていたため，この領域の強い賦活はみられなかった．しかしながら，より詳細な解析を行うと，錯覚中に強い賦活を示した下頭頂葉の活動が手と物体の運動錯覚を経験している最中にのみ，頭頂間溝後部の活動と有意な相関を示すことがわかった（図8c，d）．このような有意な相関は手が物体に触れずに単に運動錯覚を経験している際にはみられない．つまり，ヒトの頭頂間溝領域が，手が物体と相互作用する場合に限って手の運動表象を引き出している可能性を示唆している．

さらに，特筆すべきは手-物体運動錯覚に関連した下頭頂葉の活動は左半球優位であり，かつこの部位はその損傷が失行を引き起こす左半球の部位によく対応していることである[29]．失行患者の行動学的特徴として，道具の提示や言語教示によってその道具をどのように使うか尋ねても，そのパントマイムができないことなど

がある．これは，その道具とそれを使う際の自分の運動レパートリーが連合できないためであると考えられている．この神経学的知見を鑑みると，本研究で同定された下頭頂葉の活動は，手という内的運動表象とボールという外部表象が一体化する過程を反映すると考えられる．このような脳活動があたかも手と道具が一体になったかのような操作を可能にしているのだろう．もしこの見方が正しいとすれば，ある種の失行患者は手-物体運動錯覚を経験できないだろう．通常，下頭頂葉を含む左半球損傷による失行はさまざまなタイプの失語を伴っていることが多いため[30]，その分類が難しいことがある．さまざまなタイプの手-物体運動錯覚を応用すれば失行の臨床的分類が可能になるかもしれない．最後に，言語機能と手運動-物体連合機能が左半球優位であることから，左大脳半球はヒトが外界に働きかけたり，自分と外界とを連合する（外受容的）機能を優先的に保有するようにもみえる．これに対して右半球は，前述のとおり自分の身体に関する（内受容的）情報処理を優先的に行い，機能分化を図っている．

VII. 両手の位置を基準とした外界物体の大きさの認識

物体や道具を操作する場面では，両手を用いることも多い．視覚は，操作すべき対象物の大きさが何cmであるか，それらの形状がどうかという，対象物の正確な評価において優れている．しかし，実際にそれらを操作する場合，それらの正確な評価はあまり問題にはならない．例えば，両手でワインボトルを持って，コルクをあけるなどの操作をする場合，ワインボトルの正確な大きさ(cm)はあまり問題にはならず，むしろ両手の位置を通して知り得たボトルの大きさ（身体を基準にした物体の評価）こそ，これらの操作をするうえで最も実用的な認識である．

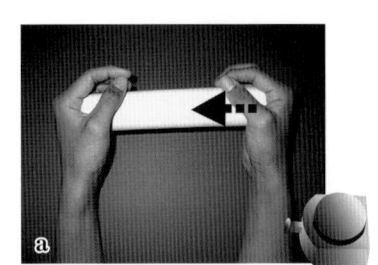

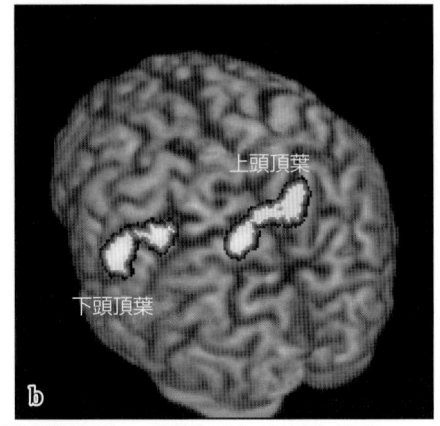

図 9 物体を持った右手への振動刺激によって惹起される両手-物体運動錯覚 (a)，およびこの錯覚に特有の頭頂葉活動 (b)

　閉眼右利き被験者が両手で長い物体の端を軽く持っている最中に，右手首の伸展筋の腱を振動刺激する（図9a）．すると，被験者は右手首の屈曲運動錯覚に伴って，右側から物体が縮むような錯覚を経験する[31]．もちろん，実際に物体は縮んでいない．この時，再び脳活動を測定すると，この両手-物体運動知覚に特有に関連して，前述の左下頭頂葉と両側の上頭頂葉（5野；図9b）が賦活する．両手-物体運動知覚でも手と物体との相互作用が必要なため，左下頭頂葉の活動が必要であることは推測がつく．両側上頭頂葉の活動は，サルの上頭頂葉の細胞が複数の四肢からの体性感覚情報を受け取って統合することから考えて[32]，手の動的な運動感覚情報と両手で物体を保持するという情報とを組み合わせて，物体との関係を通して両手間の距離を計算しているようにみえる．上頭頂葉は運動領野との強い結合をもつことが知られているため，この脳活動は実際に両手-物体運動を行う際には感覚的誘導として利用されている可能性が高い．実際，ヒトの上頭頂葉は両手の空間的協調運動制御に関与する[33]．つまりここでも，両手-物体運動制御に関与する上頭頂葉がその運動知覚にも関与することを示唆している（運動と知覚の一体化）．

　以上をまとめると，持続する随意運動の制御やその学習において重要と考えられる運動知覚には階層的構造があるようだ．単純な手の運動知覚には運動領野が，片手-物体運動知覚にはさらに下頭頂葉の活動が，両手-物体運動知覚の場合にはさらにこれらに加えて上頭頂葉の活動が必要になる．これらの領野の活動は，それぞれに対応する運動を実際に制御する場面においても必要であり，運動制御における運動と知覚の一体化の重要性を表す．すなわち特有の身体運動制御には，それぞれ特有の脳領域が関与する．この脳領域はその運動の知覚にも関与し，かつその知覚経験には運動制御時に類似した内在的神経プロセスが必須のようだ．ある運動に付随して期待される感覚を前もって予測できることは，その運動の効率的制御や学習を可能にする．このような運動の種類に特有の脳領域内で行われる合目的な内在的神経プロセスが，感覚予測の神経実態なのかもしれない．

　以上のような研究成果は，近年飛躍的に発展してきたfMRIに代表される非侵襲的脳機能計測法の確立に大きく依存する．そこで，次にヒト脳損傷後の運動機能再学習過程における脳内活動変化に関連して，この技術が与えてきた知見について紹介しながら解説する．

Ⅷ. 一次運動野損傷後の運動感覚情報処理機能回復とこれに関連する一次運動野および脊髄小脳の活動

「Ⅳ. 一次運動野損傷による運動感覚情報処理の障害」で紹介した，一次運動野（中心前回）手領域の損傷による運動感覚情報処理機能が低下した患者が，6カ月以上に及ぶリハビリ訓練を終えると，指の精緻運動にはまだ難が認められたものの，右手首の屈曲・伸展および回内・回外運動ができるまでに回復した．この時点でもう一度，リハビリ訓練前に行った前述の手首の受動運動課題および運動錯覚課題を行ったところ，運動感覚情報処理機能は左手とほぼ差が認められないほどまで改善していた．特に，右手と左手の屈曲運動錯覚量には有意差は認められなかった．そこで，fMRIを用いて，この患者が右手または左手の屈曲運動錯覚を経験中に脳活動を測定した．錯覚を惹起するために手首の伸展筋の腱を80Hzで刺激し，皮膚刺激の統制条件として手首の尺骨の皮膚上を同じ周波数で刺激した．もし，一次運動野の活動が運動錯覚体験に重要であるならば，右手の運動錯覚に関連して左一次運動野の活動がみられるはずである．

もともと障害のない左手の運動錯覚は右半球の一次運動野，一次体性感覚野の3aと2野，背側運動前野，腹側運動前野/44野，下頭頂葉を賦活した．これらは，健常者の運動錯覚で通常観察される脳領域であった（図5b, cの■）．期待どおり，右手の運動錯覚中には左一次運動野に有意な賦活を同定した（図5bの■：体性感覚野3aには有意な活動はない）．この活動は小さなものであり，かつ損傷部よりやや上部の損傷周辺部に位置していた（図5bの■）．この研究では，リハビリテーション前に脳活動を測定する機会には恵まれなかったため結果の解釈は推測の域をでないが，錯覚が経験できなかったリハビリテーション前の時点では，おそらくこの左一次運動野の活動はみられなかったものと推測される．この左一次運動野の活動位置は，手領域の中心よりは若干上腕領域に近いため，リハビリテーションによって損傷周辺部（上腕領域に近い）に可塑的変化が生じ，新たに手の運動感覚情報処理に関与する領域が再組織化した可能性をあげることができるだろう[34]．左一次運動野の活動に加えて右手の運動錯覚中には，さらに右脊髄小脳に有意な活動を認めた（図5dの■）．小脳のこの部位には脊髄からの感覚性情報入力があることが動物実験などから知られている．しかしながら，健常者で運動錯覚中にこの部位が賦活することはまれ（確率約25%）である．この患者の左手の運動錯覚では，脊髄小脳の活動は同定されなかったこと，また健常者でも通常この部位の脳活動は認められないことから考えると，脊髄小脳の働きは健常者で二次的なものであることが想像される．

右手運動錯覚中の脊髄小脳の活動は，損傷の結果として一次運動野の小さな領域での運動感覚情報処理を余儀なくされている状況を補完するためのものと考えられる．実際，左一次運動野の活動と右脊髄小脳の活動との間には効果的な結合があり，左一次運動野の活動がその後の右脊髄小脳の活動へ影響を及ぼしていた．これらの事実を総合すると，大脳皮質の運動感覚情報処理機能に問題がない場合，通常この処理は大脳皮質を中心に行われ，一次運動野などこの情報を受け取る部位が損傷した緊急時に，この二次的経路の重要性が増大し，この患者の例のように脊髄小脳の活動がみられた可能性を指摘することができるだろう．

一次運動野の局所的損傷後の運動機能回復では，一次運動野内の損傷周辺部の可塑的再組織化と二次的運動領野の機能代償が重要である[34]．もし，運動感覚機能回復における前述の見方が正しいとすれば，一次運動野の局所的損傷後の運動感覚機能回復は，運動実行機能回復と同様の一般則（一次運動野内の損傷周辺部の

可塑的再組織化と二次的領野の機能代償）に則ることになる．

IX. 脳損傷後の感覚・運動処理に関連する脳活動変化

「VIII. 一次運動野損傷後の運動感覚情報処置機能回復とこれに関連する一次運動野および脊髄小脳の活動」で述べたとおり，一次運動野などヒトの感覚・運動機能をつかさどる領域での局所的損傷後の機能回復において，損傷周辺部の可塑的再組織化が重要であることを説明した[35〜37]．このような損傷周辺部の機能代償は，感覚・運動領野に限られたものではなく，広範な大脳皮質領域でみられ，しかもこのような役割を果たす部位の体積の大きさは神経学的な機能回復の程度と高い正の相関を示す[38]．つまり，損傷部位の機能を比較的容易に代行できる損傷周辺部の機能回復は，リハビリテーション治療において決定的であることを意味する．

一次運動野を損傷した患者に母指と示指で1Hzの対立タッピング運動をしてもらう．すると，発作後約1カ月までは損傷運動野とは反対側（指と同側）の感覚運動領野の活動が盛んになる．その後，6カ月あたりではこの損傷反対側（指と同側）の活動は減少し，代わりに前述の損傷周辺部の活動が優位に観察されるようになる[35]．つまり，損傷反対側（指と同側）の活動は損傷直後からしばらくの間，麻痺手の運動機能を支えるようで，損傷周辺部が機能を代行できるようになる前に，重要な役割を果たしているようである．通常，手の運動制御はこれと反対側の運動野支配が優位である．しかしながら，同側運動野からの支配も無視はできなく，サルを用いた実験では同側からの支配が反対側支配とは独立に運動機能をつかさどっている貴重なデータが示されている[39]．ヒトでは，およそ10歳ぐらいまでの子どもで，一次運動野および運動前野とも，反対側および同側性支配が機能しているといわれている．これが成人になると，運動前野の両側性支配は残存するが，一次運動野からの同側性支配は，もう一方の一次運動野からの脳梁を介した抑制性入力のために，その機能が大幅に減弱されてしまう．これにより，みかけ上，手の反対側運動野支配のみがあるようにみえる．しかし一方の一次運動野が損傷し，この抑制が消失すると，損傷を受けていない一次運動野の同側支配機能が再び出現する[40]．つまり，前述した反対側一次運動野損傷後の手運動制御で，手と同側の一次運動野が活動した裏にはこのような神経基盤がある．実際，脳損傷後によく観察される手と同側の運動関連領野の活動は，その運動制御で機能的な役割を果たすことが示されている[41]．

一次運動野には損傷がまったくなくても，梗塞が発生する確率の高い内包に損傷を負った患者では，これと反対側の手の制御に関する下降経路が損傷するため運動機能が著しく低下する．このような患者の運動機能は重度に障害されることが多く，発作から半年以上たっても手と同側（損傷とは反対側）の運動関連領野の活動がみられる．実際に麻痺手で1Hzの指タッピング運動をすると，8カ月以上たっても手と同側の運動関連領野（一次運動野，運動前野，上頭頂葉など）の活動がみられる．患者の協力のもと，指タッピング運動中にこれらの同側運動関連領野に比較的強い磁気刺激を加える．この刺激はその刺激部の局所的な脳回路の計算を一時的に撹乱させる効果がある．したがって，もし指タッピング運動にこれらの同側運動関連領野が関与しているとすると，これらの領域への磁気刺激は有意にこの運動に影響を及ぼすはずである．実際，すべての運動関連領野への刺激が指タッピング運動に遅れを生じさせ，特に運動前野への刺激でこれが顕著になった．

以上をまとめると，一次運動野や内包などの損傷部位の相違にかかわらず，損傷後にみられる麻痺手と同側の運動関連領野の活動は，麻痺

手の運動制御において本質的で機能的な役割（新たな制御経路の構築）を果たしていると考えられる．少し余談になるが，麻痺手と同側の一次運動野の活動が盛んになると，前述の脳梁性抑制のため，皮肉なことに，もう一方の一次運動野（麻痺前はこの手の制御で優位だった脳で，その梗塞周辺部の回復が運動機能回復の鍵を握る）の機能を抑える効果を生んでしまう．リハビリテーションの場面では，このような左右半球間の機能的バランスが重要であることを十分に考慮しなければならないだろう．

X．脳損傷後の運動再学習過程と脳活動変化

脳に損傷を受けると，以前は簡単にできていた動作が途端に困難になる．リハビリテーションとは，損傷を受けた新しい脳システムを使って，以前には簡単にできていた動作の制御を再学習する過程であるといっても過言ではない．健常者がある運動を習得したり，運動の練習を繰り返すと，練習量の増加や学習の進行度合いに伴って行動の変化（エラーの減少や反応時間の短縮など）が起こる．これに対応するように，脳活動も動的に変化する．例えば，健常者に新規の単語を提示し，これを声に出して読む課題や提示された単語に関連する動詞を発声する課題などを行ってもらう．健常者がナイーブな（課題を開始して新規な単語が提示されている）状態では，単語提示に対する反応時間も長く，これに対応するように主に前頭部が盛んに活動する．しかし，練習を繰り返すと反応時間が短縮し，前頭部の活動が減少する．おもしろいことに，再び新規の単語を提示するとこの脳活動が再度増加する．このような練習量の増加および課題習熟に伴う脳活動の減少は，空間上の幾何図形の形状を手でなぞるような視覚・運動協調課題でもみられ，練習を繰り返すとエラー数が減少し，運動関連領野の活動が減少する．言語課題でみられたのと同様に，再び新規の図形を手でなぞらせるとこの脳活動は再度増加する[42]．また，健常者が，コンピュータマウスの動きに対応して一定の関係で動くカーソルの動きを制御学習する場合，エラーの減少に伴って広範な小脳部位で活動が有意に減少する．小脳のうちでもかなり前方の外側部には，習熟の比較的早い段階から活動の減少が停止し，定常的な活動レベルを示す領域がみられ，このような活動領域がこの運動の内部モデルを獲得していると考えられている[43]．

脳損傷後の運動（筋出力）機能回復においても，主に運動関連領野でこの機能回復に関連した脳活動の減少がみられる．内包，橋，中大脳動脈領域などに損傷がある患者群の手の筋出力機能の回復過程を，発症後2週間から最大2年間にわたり脳活動を縦断的に測定した研究では，運動機能回復に伴った両側運動関連領野（一次運動野，運動前野，補足運動野，小脳）の活動の減少が報告されている[44]．反対に活動の増加がみられる運動関連領野は存在しないようだ．さらに，両側運動関連領野の活動減少は，内包，橋，中大脳動脈領域の損傷部位の相違にかかわらず，すべての例で一貫した現象として観察され，脳活動が測定された時点での手の運動機能が高い人ほどこの活動減少が顕著にみられる[45]．

さて，以前は簡単にできていた動作が困難になるという経験は，脳損傷患者に限ったことではなく，健常者でも加齢とともに経験することである．平均66歳の加齢者が手と足首を1Hzで同時に動かす課題を行う[46]．手首の屈曲と足首の底屈を同期させる運動はさほど難しくはないが，手首屈曲と足首背屈を同期させる運動は難しく，1Hzで運動はできても運動周期に微妙なずれが生じる．実際，平均22歳の若齢者が後者の運動を行ってもパフォーマンスは比較的高く（運動周期のずれが小さく），顕著な個人差はみられない．ところが，加齢者がこの運動

を行うと顕著な個人差がみられるようになる．若齢者でも加齢者でも，この運動を行う場合に一次感覚運動野，補足運動野などの活動が必要なことに変わりはない．しかし，若齢者ではパフォーマンスレベルの個人間での変動が小さいためか，パフォーマンスレベルとこれらの脳活動との間に相関はみられないが，加齢者ではパフォーマンスが低い人ほど，活動が低くなっている．つまり，これらの運動関連領域の活動の低下がパフォーマンスの質的劣化に関係しているといえる．特筆すべきは，若齢者と加齢者の全脳の活動を直接比較すると，前頭葉，頭頂葉および小脳の広範な脳部位にわたり，加齢者で有意な脳活動の増加がみられることである．つまり，1 Hzの運動を若齢者と同じパフォーマンスレベルで遂行するためには，加齢者は付加的な脳活動を利用しなければならないことを意味する．しかもこれらの領域の活動レベルが加齢者個人個人のパフォーマンスレベルと正の相関を示すことから，高いパフォーマンスを示している加齢者は，付加的な脳活動を利用してこれを実現するが，これを利用できない加齢者はパフォーマンスの劣化を余儀なくされていることを示す．

以上をまとめると，損傷した脳はその新しいシステムの状態で，どのように目的の運動を実現するかを試行錯誤する．この方略は，損傷が脳のどの部位にあるのか，その（被害の）大きさがどの程度であるかなどの要因によって異なる．本来，生得的に有していながら運動制御で有効に利用されていなかった同側運動制御の経路を再利用したり，両側の運動関連領域を中心とした広汎な脳領域を利用して新しい運動制御経路を模索するなどの方略があげられる．損傷による被害の少ない損傷周辺部は，損傷部が担当していた機能を担いやすい条件（機能的線維結合や細胞構築学的構造などが損傷周辺部に類似）が整っている確率が高いため，損傷周辺部脳領域による機能代償はおそらく最も効果的である．また，損傷部が担当していた機能において二次的役割を担える（一次運動野に対する運動前野，補足運動野，帯状回運動皮質，一次体性感覚野，頭頂葉，小脳など）脳領域の機能代行も必要になる．つまり，損傷後にみられる広汎な脳領域での過活動は，いわば脳の再学習過程を表している．確立され，使い慣れたネットワークが破壊された状態で，脳は目的とする運動制御を達成するために必要と思われる情報をできるだけ多くの関連領域に流通させる．そして，脳は目的を達成するうえで最も効率的かつ最適な代償的ネットワークを形成する作業を行う．このような付加的脳活動を利用して劣化した運動制御の質を高めようとする方略は，健常加齢者の脳でも観察される．さらに，損傷後の再学習初期での脳活動の亢進が，適切な脳内ネットワークの形成と並行して起こる運動機能向上（回復）とともに，徐々に収束するという事実は，健常者の運動学習や練習に伴った脳活動変化でも観察される．つまり，これらは脳の本質的な運動制御・学習方略であることを意味している．

最後に，運動を獲得して効率的制御を達成するために，まず広範な脳領域を動員して最適なネットワークに収束するという脳の戦略は，脳自体が本来もつ生得的な機能であり，脳システム損傷という劇的な事態においてその機能は最大限に発揮される．このような損傷脳の作業は，おそらく正常脳の発達・学習過程や加齢に伴う機能代償過程でもみられる脳の試行錯誤過程と同じような規則に従う可能性が高い．その意味でも非侵襲的な方法によるヒトの脳活動の観察は重要な意義をもつ．前述のように脳損傷後のリハビリ訓練中にはきわめて動的な脳活動の変化が起こっている．また，成人の脳活動変化から，同じ訓練を繰り返しすぎると，脳が新たな制御経路を構築する作業をやめてしまう可能性も示されている．リハビリ訓練に伴う動的な脳活動の変化を時々適切に把握し，その時の

脳の状態にあった訓練を課すことが最も効果的なリハビリテーションであることに間違いない．高齢化社会を迎えた今こそ，リハビリテーション現場へ非侵襲的脳活動計測技術（MRIなど）を導入し，これを普及（教育も含めて）すべきである．リハビリテーションは日々現場で起こっている．予算を決定する会議室で起こっているわけではない．そのリハビリテーションに理学療法士らは日々真摯に向き合っている．彼らの施す訓練が患者に効果的に作用することを願ってやまない．

文　献

1) Rothwell JC, Traub MM, Day BL, et al： Manual motor performance in a deafferented man. *Brain* **105**：515-542, 1982
2) Roll JP, Vedel JP：Kinaesthetic role of muscle afferents in man, Studied by tendon vibration and microneurography. *Exp Brain Res* **47**：177-190, 1982
3) Roll JP, Vedel JP, Ribot E：Alteration of proprioceptive messages induced by tendon vibration in man：a microneurographic study. *Exp Brain Res* **76**：213-222, 1989
4) Hagura N, Takei T, Hirose S, et al：Activity in posterior parietal cortex mediates the visual dominance over kinesthesia. *J Neurosci* **27**：7047-7053, 2007
5) Mercier C. Reilly KT, Vargas, CD, et al： Mapping phantom movement representations in the motor cortex of amputees. *Brain* **129**：2202-2210, 2006
6) Naito E, Roland PE, Grefkes C, et al： Dominance of the right hemisphere and role of area 2 in human kinesthesia. *J Neurophysiol* **93**：1020-1034, 2005
7) Naito E, Nakashima T, Kito T, et al：Human limb-specific and non-limb-specific brain representations during kinesthetic illusory movements of the upper and lower extremities. *Eur J Neurosci* **25**：3476-3487, 2007
8) Ehrsson HH, Naito E, Geyer S, et al： Simultaneous movements of upper and lower limbs are coordinated by motor representations that are shared by both limbs：a PET study. *Eur J Neurosci* **12**：3385-3398, 2000
9) Ehrsson HH, Geyer S, Naito E：Imagery of voluntary movement of fingers, toes, and tongue activates corresponding body-part-specific motor representations. *J Neurophysiol* **90**：3304-3316, 2003
10) Naito E, Kochiyama T, Kitada R, et al： Internally simulated movement sensations during motor imagery activate cortical motor areas and the cerebellum. *J Neurosci* **22**：3683-3691, 2002
11) Naito E, Roland PE, Ehrsson HH：I feel my hand moving：a new role of the primary motor cortex in somatic perception of limb movement. *Neuron* **36**：979-988, 2002
12) Kito T, Hashimoto T, Yoneda T, et al： Sensory processing during kinesthetic after-effect following illusory hand movement elicited by tendon vibration. *Brain Res* **1114**：75-84, 2006
13) Fetz EE, Finocchio DV, Baker MA, et al： Sensory and motor responses of precentral cortex cells during comparable passive and active joint movements. *J Neurophysiol* **43**：1070-1089, 1980
14) Colebatch JG, Sayer RJ, Porter R, et al： Responses of monkey precentral neurones to passive movements and phasic muscle stretch：relevance to man. *Electroencephalogr Clin Neurophysiol* **75**：44-55, 1990
15) Lemon RN, van der Burg J：Short-latency peripheral inputs to thalamic neurones projecting to the motor cortex in the monkey. *Exp Brain Res* **36**：445-462, 1979
16) Naito E, Matsumoto R, Hagura N, et al： Importance of precentral gyrus in human kinesthesia, and compensatory roles of spinocerebellum for the kinesthetic function in recovery from its cortical damage. The Organization for Hum Brain Mapping 2006, 2006
17) Naito E：Imaging human somatosensory systems. *Shinkei Kenkyu No Sinpo* **48**：249-260, 2004
18) Naito E：Sensing limb movements in the motor cortex：how humans sense limb movement. *Neuroscientist* **10**：73-82, 2004
19) Berlucchi G, Aglioti S：The body in the brain：neural bases of corporeal awareness. *Trends Neurosci* **20**：560-564, 1997
20) Berti A, Bottini G, Gandola M, et al：Shared cortical anatomy for motor awareness and motor control. *Science* **309**：488-491, 2005
21) Committeri G, Pitzalis S, Galati G, et al： Neural bases of personal and extrapersonal neglect in humans. *Brain* **130**：431-441, 2007
22) Naito E, Ehrsson HH：Somatic sensation of hand-object interactive movement is associated with activity in the left inferior parietal cortex. *J Neurosci* **26**：3783-3790, 2006

23) Binkofski F, Buccino G, Posse S, et al：A fronto-parietal circuit for object manipulation in man：evidence from an fMRI-study. *Eur J Neurosci* **11**：3276-3286, 1999
24) Johnson-Frey SH, Newman-Norlund R, Grafton ST：A distributed left hemisphere network active during planning of everyday tool use skills. *Cereb Cortex* **15**：681-695, 2005
25) Murata A, Fadiga L, Fogassi L, et al：Object representation in the ventral premotor cortex (area F5) of the monkey. *J Neurophysiol* **78**：2226-2230, 1997
26) Schmitz C, Jenmalm P, Ehrsson HH, et al：Brain activity during predictable and unpredictable weight changes when lifting objects. *J Neurophysiol* **93**：1498-1509, 2005
27) Murata A, Gallese V, Luppino G, et al：Selectivity for the shape, size, and orientation of objects for grasping in neurons of monkey parietal area AIP. *J Neurophysiol* **83**：2580-2601, 2000
28) Moll J, de Oliveira-Souza R, Passman LJ, et al：Functional MRI correlates of real and imagined tool-use pantomimes. *Neurology* **54**：1331-1336, 2000
29) Johnson-Frey SH：The neural bases of complex tool use in humans. *Trends Cogn Sci* **8**：71-78, 2004
30) Kertesz A, Ferro JM, Shewan CM：Apraxia and aphasia：the functional-anatomical basis for their dissociation. *Neurology* **34**：40-47, 1984
31) Naito E, Scheperjans F, Eickhoff SB, et al：Cytoarchitectonic areas in human superior parietal lobule are functionally implicated by an illusion of bimanual interaction with an external object. *J Neurophysiol* **99**：695-703, 2008
32) Sakata H, Takaoka Y, Kawarasaki A, et al：Somatosensory properties of neurons in the superior parietal cortex (area 5) of the rhesus monkey. *Brain Res* **64**：85-102, 1973
33) Wenderoth N, Debaere F, Sunaert S, et al：Parieto-premotor areas mediate directional interference during bimanual movements. *Cereb Cortex* **14**：1153-1163, 2004
34) Nudo RJ：Mechanisms for recovery of motor function following cortical damage. *Curr Opin Neurobiol* **16**：638-644, 2006
35) Jang SH, Cho SH, Kim YH, et al：Cortical activation changes associated with motor recovery in patients with precentral knob infarct. *Neuroreport* **15**：395-399, 2004
36) Cramer SC, Shah R, Juranek J, et al：Activity in the peri-infarct rim in relation to recovery from stroke. *Stroke* **37**：111-115, 2006
37) Jaillard A, Martin CD, Garambois K, et al：Vicarious function within the human primary motor cortex? A longitudinal fMRI stroke study. *Brain* **128**：1122-1138, 2005
38) Furlan M, Marchal G, Viader F, et al：Spontaneous neurological recovery after stroke and the fate of the ischemic penumbra. *Ann Neurol* **40**：216-226, 1996
39) Bucy PC, Fulton JF：Ipsilateral representation in the motor and premotor cortex of monkeys. *Brain* **56**：318-342, 1933
40) Hanakawa T, Parikh S, Bruno MK, et al：Finger and face representations in the ipsilateral precentral motor areas in humans. *J Neurophysiol* **93**：2950-2958, 2005
41) Lotze M, Markert J, Sauseng P, et al：The role of multiple contralesional motor areas for complex hand movements after internal capsular lesion. *J Neurosci* **26**：6096-6102, 2006
42) Petersen SE, van Mier H, Fiez JA, et al：The effects of practice on the functional anatomy of task performance. *Proc Natl Acad Sci U S A* **95**：853-860, 1998
43) Imamizu H, Miyauchi S, Tamada T, et al：Human cerebellar activity reflecting an acquired internal model of a new tool. *Nature* **403**：192-195, 2000
44) Ward NS, Brown MM, Thompson AJ, et al：Neural correlates of motor recovery after stroke：a longitudinal fMRI study. *Brain* **126**：2476-2496, 2003
45) Ward NS, Brown MM, Thompson AJ, et al：Neural correlates of outcome after stroke：a cross-sectional fMRI study. *Brain* **126**：1430-1448, 2003
46) Heuninckx S, Wenderoth N, Swinnen SP：Systems neuroplasticity in the aging brain：recruiting additional neural resources for successful motor performance in elderly persons. *J Neurosci* **28**：91-99, 2008

7 歩行における中枢神経機構

冷水　誠*

◆ Key Questions ◆
1. ヒトの歩行に関連する脳領域とは
2. ヒトの歩行に高次脳機能は関与するのか
3. 損傷脳における歩行時の脳活動とその機能回復とは

I. 歩行とは

　歩行とはLocomotion（移動）の一つの手段であり，ヒトでは直立二足歩行というきわめて特異的な方法を用いる．この直立二足歩行は，いわゆる哺乳動物のうちヒトのみが用いる移動手段であり，進化の過程において移動中における上肢（前足）の使用による物の運搬，道具の使用を可能にさせ，さらには集団における社会性を構築していくことによって大脳皮質の拡大と発達を促したと考えられている[1]．

　二足歩行は，他の哺乳動物が用いる四足歩行とは異なり，重心が高位であり，支持基底面も狭く，円滑な遂行には姿勢および四肢の制御における複雑な中枢神経系の働きが必要である．この中枢神経系の働きについては，3つの側面から捉えることができる[2]．一つ目は，四肢の正確な運動制御を要求する大脳皮質から随意的な信号により駆動される随意的プロセス．2つ目は，辺縁系や視床下部，脳幹への投射による逃走などに関わる情動的プロセス．3つ目は，随意的あるいは情動的に開始された歩行を，脳幹および脊髄レベルにおいて無意識かつ自動的に遂行する自動的プロセスである．いずれにしても，歩行制御のための中枢神経系メカニズムは複雑であり，現時点においてもすべてが明らかにされているわけではなく，神経科学分野をはじめ，ロボット工学分野などにおいてそのメカニズム解明に向けた研究が行われている．

II. 中枢パターン生成器による歩行制御システム

　歩行とは，随意的に歩きだすこと，停止すること，さらには速度の調節が可能なことである．しかしながら，この歩行はいったん歩き始めるとほぼ無意識的・自動的に継続され，このことにより歩行そのものが目的的動作ではなく，移動手段として遂行することを可能とさせる．このほぼ無意識下における歩行とは，パターン化された運動として脊髄内に存在するとされている中枢パターン生成器（CPG：central pattern generator）によって制御されると考えられている（図1）．

　このCPGとは，ネコをはじめとした四足歩行を行う前期哺乳類において，脊髄の切断後も四肢のリズミカルな運動によってトレッドミル上を歩行するという実験的証拠から考えられて

---

* Makoto Hiyamizu／畿央大学健康科学部理学療法学科

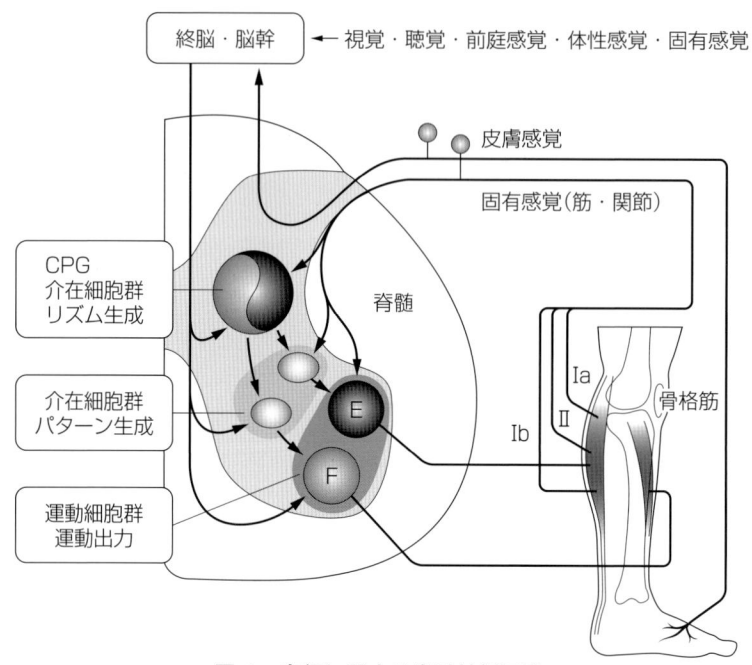

図 1　歩行に関する脊髄神経回路
Ia：Ia求心性線維，Ⅱ：Ⅱ求心性線維，Ib：Ib求心性線維，E：伸筋支配運動細胞，F：屈筋支配運動細胞

きた[3〜7]．ヒトのCPGにおいても，前期哺乳動物と同様に脊髄内に存在すると推測されている[8〜10]．その根拠としては，健常幼児だけでなく先天性無脳症の幼児も歩行様の左右下肢の運動が認められること[1]，脊髄損傷患者における歩行能力の改善などから得られている．特に，脊髄損傷患者については，トレッドミル装置を用いること[11〜13]や，腰膨大部（第二腰髄レベル）に対しての電気刺激により歩行様の下肢筋活動が認められたこと[14]からその存在が示唆されている．これまでこのCPGの働きは，求心性の感覚入力（フィードバック機構）より上位からの運動指令から独立して下肢のパターン化された運動を生成できるとされてきたが，現在ではその状況に合わせて，利用できる感覚情報によって絶えず変化しているとされている．特に現在では，CPGは脊髄内における指令ニューロン，介在ニューロンなどによって構成される神経回路網と考えられているが，その科学的根拠はまだ不十分な段階である．さらに，近年では脊髄だけでなく，脳幹を含めたシステムとしての役割が重要視されている[15〜17]．

この脳幹の働きとは，歩行誘発野の働きであり，脊髄レベルにおけるCPGとの統合により，歩行の自動的プロセスの生成および調整に重要な役割を果たす．歩行における脳幹の役割については，前期哺乳類を対象とした実験により，その存在が明らかにされている[18〜21]（**図2**）．

この動物実験結果から，歩行誘発野として3つの領域が明らかにされている．一つ目は辺縁系および交感神経系との関連から，情動的プロセスとしての「逃走」に深く関与していると考えられている中脳歩行誘発野である．2つ目は姿勢筋緊張を減弱させる抑制野および増加させる促通野，伸筋・屈筋に相反的な動きを誘発する領域，一側肢の屈曲と対側肢の伸展という姿勢変化を誘発する領域などが混在する橋-延髄歩行誘発野，3つ目は探索的行動様の特徴的な

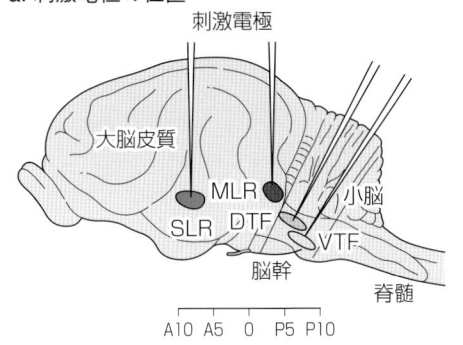

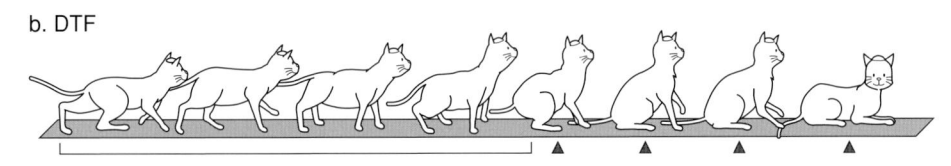

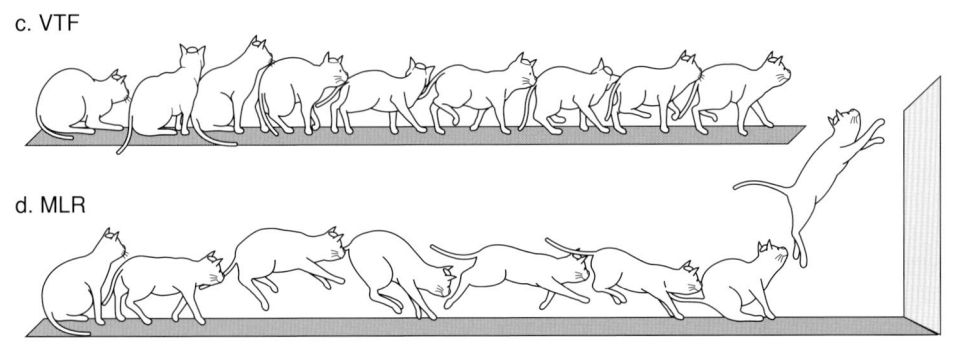

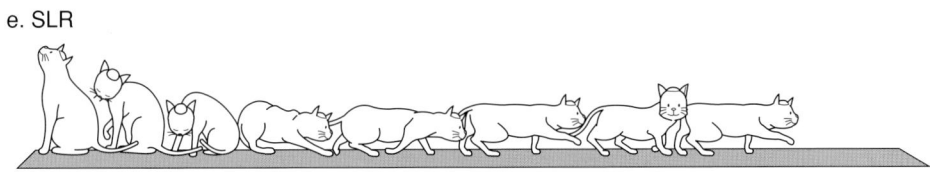

図2 ネコにおける脳幹歩行誘発野（文献22）より引用）
橋中心被蓋野背側部（DTF），橋中心被蓋野腹側部（VTF），中脳歩行誘発野（MLR），視床下部歩行誘発野（SLR）を連続電気刺激した時に起こる運動

歩行を示し，大脳皮質における連絡を切断することによって，自発歩行そのものは発現するものの，障害物を避けることができないという特徴的な現象が報告され，歩行パターンの調整に関与すると考えられている視床下部歩行誘発野である．

これら動物実験の結果をふまえ，ヒトにおける役割としては，脳幹歩行誘発野から網様体脊髄路を通じて，大脳皮質感覚運動野からの入力および運動前野や補足運動野などの高次運動野からの入力を受けた歩行，あるいは情動と関連した逃避反応として，脊髄内にあるCPGに対して活動を引き起こさせることである．その具体的な役割としては，歩行の動機づけ（情動的），歩行に必要な筋緊張の調整，歩行リズムおよびパターンの生成または調整であると考えられ

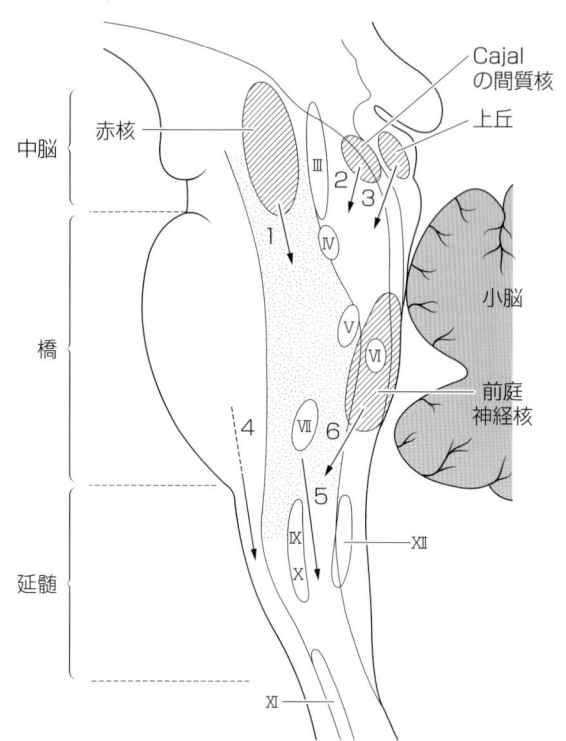

図3　脳幹の構造および下行路（文献23)より引用)
1：赤核脊髄路，2：間質脊髄路，3：視蓋脊髄路，4：皮質脊髄路，5：網様体脊髄路，6：前庭脊髄路．Ⅲ，Ⅳ，Ⅴ，Ⅵ，Ⅶ，Ⅸ，Ⅹ，Ⅺ，Ⅻは，それぞれ脳神経の運動核

る．この脳幹歩行誘発野からの情報を脊髄へ伝達するためには，網様体脊髄路を中心とした腹内側系の下行路が重要である（図3）．脳幹歩行誘発野からのすべての出力は，網様体脊髄路を経て脊髄内にあるCPGに到達する．この網様体脊髄路は，皮質脊髄路（錐体路）と同様に下降し，皮質脊髄路が背外側系であるのに対し，この網様体脊髄路は前庭脊髄路や内側皮質脊髄路を含めて腹内側系として主に近位筋，肩甲帯，骨盤帯，体幹筋を両側性に支配し，一次運動野だけでなく運動前野や補足運動野から橋・延髄を介して連絡している．つまり，腹内側系は運動前野や補足運動野の働きを反映し，体幹筋や近位筋をまず駆動させ，方向づけあるいは運動の用意を行うと考えられる．特に歩行においてはCPGに対して脳幹歩行誘発野からの出力による歩行リズムの生成および筋緊張の調節に関わっている[24]．当然ながら，歩行においては腹内側系である網様体脊髄路のみの働きでなく，背外側系である皮質脊髄路などによる四肢の高度に独立した運動制御との協調的な制御が必要である．

さらに近年では，動物実験の結果からの推測だけでなく，脳イメージング装置を利用することによって実際のヒト二足歩行における役割が徐々に明らかにされつつある．Hanakawaら[25]は単一光子放射断層撮影（SPECT：single photon emission computed tomography）を用い，実際の歩行中の脳活動を計測し，脳幹（背側部）の活性化を報告している．また，Jahnら[26]は実際の歩行ではないが，歩行イメージ中の脳活動を計測し，ネコにおいて認められている脳幹歩行誘発野に相当する領域の活性化が認められたと報告している．これらの報告は，この領域における脳血管障害によって単純な歩行障害が出現するという報告[27]と合わせて，ヒト二足歩行における脳幹の役割を裏づけている．

Ⅲ．小脳-大脳基底核による歩行制御システム

1．小脳の役割

小脳の機能[19,28]は，情報の入出力から3つの機能的区域に分けられる．1つ目は片葉小節葉にて前庭神経核と入出力の相互連絡を担う前庭小脳であり，主に姿勢の安定を維持するための運動制御と，前庭器官からの信号に反応して起こる眼球運動の調節を担う．2つ目は小脳虫部および中間部にて脊髄からの入力を受け，下行性運動路を調整（出力）する脊髄小脳であり，体性感覚情報のフィードバックに基づいて行われる運動の調整に関与する．この脊髄小脳の出力は脳幹を経て，網様体脊髄路への投射と視床を経由し，大脳皮質運動野（錐体路起始領野）および赤核へ投射する2つの出力経路がある．

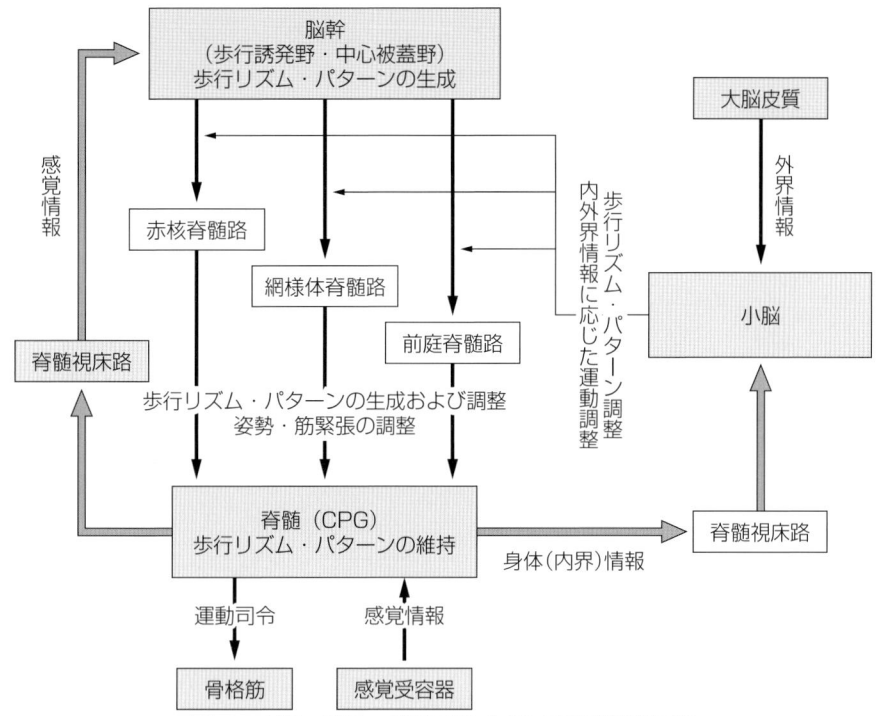

図 4　小脳・脳幹・脊髄で形成される閉鎖神経回路

したがって，網様体脊髄路への投射では姿勢の平行維持や筋緊張の調節を行い，一方は外側皮質脊髄路として主に遠位筋の運動調節を行う．これらをふまえ，脊髄小脳は運動が行われている時にその調整（運動の実行とフィードバック調整）に関与していると考えられている．3つ目は小脳半球にて大脳皮質からの入力を受け，歯状核を経て視床を経由し大脳皮質へ出力する大脳小脳である．この大脳皮質への経路は運動野，運動前野，前頭前野さらには体性感覚野および頭頂葉後部など複数の経路があり，複雑な一連の動作準備と開始に関わっており，特に協調的な運動プログラムを準備するうえで重要である（フィードフォワード制御-内部モデルの形成）．

これらの機能は，歩行における多関節運動，多数の筋活動の時間的・空間的パターンの協調的制御に関与していると考えられる．歩行と小脳の関係は，脳幹における歩行誘発野と同様，ネコを中心とした動物実験から得られた知見によるものが多く報告されている[18,29,30]．まず，中心的な働きを担うのが前述したうちの脊髄小脳である．この脊髄小脳経路では，脊髄CPGの活動が遠心性コピーとして小脳にフィードバックされると同時に，各種体性感覚情報もフィードバックされる．これらフィードバックを受け，前述した網様体脊髄路を中心とした出力を行う．特にこの出力系に関しては，小脳虫部における室頂核が重要な役割を果たすとされている[31]．この網様体脊髄路を活動させることによって，脊髄CPGを駆動させる．当然ながら，網様体脊髄路は前述した脳幹における歩行誘発野によって活性化され，歩行に必要な筋緊張の調整，歩行リズムおよびパターンの生成・調整が行われることから，脳幹，小脳，脊髄（CPG）による機能的回路が形成されているとされている[18,31]（**図 4**）．また，この回路は小脳半球外側における皮質-橋路からの体性感覚野

および頭頂葉からの入力によって外界情報によってもその調整が行われている．この調整とは四肢の協調的な運動であり，歩行ではそのパターンおよびリズムに応じた下肢の運動である．この下肢の協調については両側分離型トレッドミル（splitbelt treadmill）といわれる各四肢ごとに歩行速度を変化させることができるトレッドミルを用いた実験が行われている[32,33]．これらの報告によると，除脳ネコ（脳幹レベルでの離断）では，各四肢の歩行速度を変化させた結果，歩行周期が安定せず，定常的な歩行パターンを形成できなかったとされている．

これらのことから，歩行における小脳の中心的役割としては，身体情報に関するフィードバックによる内界情報と外界情報を集約し，脳幹（歩行誘発野）と脊髄（CPG）との機能的回路によって，筋緊張の調整，四肢運動の協調（時間的，空間的），さらには外乱および外部環境の変化への適応性を歩行中にオンラインにて担うと考えられている[34,35]．しかしながら，これらの役割は動物実験からの考察であり，ヒト特有の二足歩行にもあてはまるかどうかは不明である．

ヒトを対象とした研究では，近年急速な発展をみせる脳イメージング装置を用いた報告と，小脳に損傷を受けたことによる影響（小脳性失調性歩行：ワイドベース，歩行リズムの不規則性など）を捉えることによりその機能役割を明らかにしようといったことが試みられている．脳イメージング装置を用いた研究では，歩行中および歩行イメージ中に活性化（主に小脳虫部）することが認められている[25,26]．また，小脳障害による歩行異常を捉えることによる報告では，環境を変化させた歩行中の肢運動および歩行パラメータをバイオメカニクス的に測定し，健常者との相違を比較しているものがある[36,37]．これらの報告では小脳障害者においても，環境変化への急速な歩行パターンの修正がある程度可能であったとしている．このほかに，Mortornら[38]は前述したsplitbelt treadmillを用い，左右下肢の歩行速度を変化させることによる歩行パターンの変化を健常人と比較している．その結果，歩行パターンの速度変化への対応にはあまり影響はないが，その速度変化に適応させた歩行パターンの学習能力は健常人と比較して障害されていたと報告している．彼らは考察の中で，環境（速度）の変化に歩行パターンを対応させるフィードバック制御は脊髄（CPG）の働きにより可能であるが，フィードフォワード制御による歩行パターンの修正（形成）である歩行パターンの学習に小脳が重要な役割を担うのではないかとしている．このことは，大脳・小脳としてのループ（大脳皮質運動関連野との連関）が歩行における四肢の協調的な運動に必要であることを示唆している．

2．大脳基底核の役割

大脳基底核とは，大脳皮質からの運動出力調整である運動の発現あるいは運動学習に重要な役割を担う領域である[19,28,39,40]．この大脳基底核には前頭葉，頭頂葉，後頭葉，側頭葉，さらには連合野といった大脳皮質のほぼ全領域，視床からの入力がある．そして，これらの情報は抑制系である直接経路と間接経路の2つの経路から大脳皮質領野へ出力（投射）される．このうち，直接経路は出力部の抑制を弱める働きである脱抑制系であるのに対し，間接経路は出力部の抑制を強める働きである抑制強化系としてそれぞれ作用する．この2つの経路による調整によって，大脳皮質および視床からの情報を修飾し，再び視床を介して大脳皮質へ情報を伝達する．言い換えると，自己の状態と自己を取り巻く外界の情報を受容し，その状況に適合した運動の発現を促し，それに合わない運動を抑止する機構であると考えられる．また，出力としては橋被蓋緻密部を経て脳幹網様体に至る経路が存在するとされている．これらは基底核-脳幹経路から網様体脊髄路に至り，いわゆる筋緊張の調節に重要な働きを担う．この大脳基底核

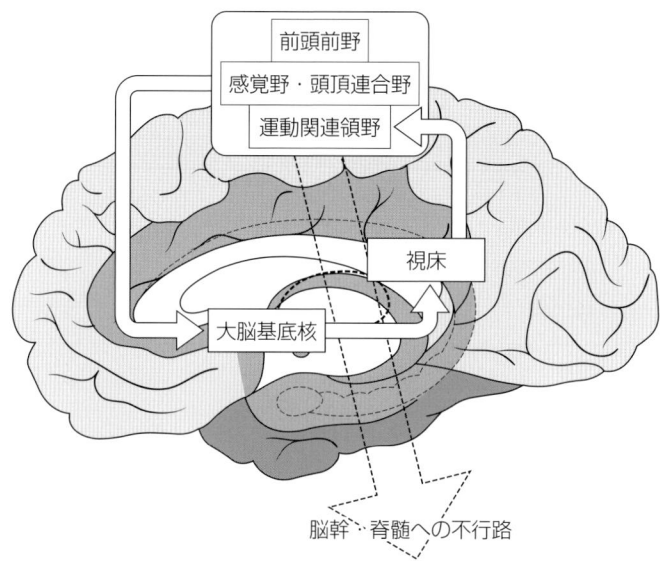

図 5 大脳皮質-基底核ループ

の機能を理解するうえで，最も引き合いに出されるのがパーキンソン病である．パーキンソン病では抑制強化系である間接経路を活性化させることにより「寡動（無動）」を生じさせる．したがって，大脳基底核は大脳皮質から情報入力を受け，再び視床を介して大脳皮質へ情報を出力することにより，大脳皮質活動を調整していることとなる．大脳皮質との調整については，高次運動野および前頭前野との大脳皮質-基底核ループを形成し（**図5**)，運動のプログラミングにはもちろん，認知機能への関与が考えられている．また，視床との密接な関連から情動や注意を含めた運動の動機づけにも関連しているとされている．特に，高次運動野では補足運動野との関連が強く，学習された運動企画の実行，切り替え，終了に関わっていることが報告されている．

これらから歩行における大脳基底核の役割としては，前述したような視床および大脳皮質運動野とのループが重要な働きを担い，主に歩行の随意的側面を制御する[41]．この理解を助けるのが，大脳基底核の病変により歩行において特徴的な障害が出現するパーキンソン病である．

パーキンソン病では，前述したように抑制強化系である間接経路を活性化させることにより「寡動（無動）」を生じさせ，歩行においてはすくみ足，小刻み歩行，前方突出などの特徴的な障害が生じる．このパーキンソン病患者の歩行中における脳活動をSPECTにて捉えた報告[25]では，健常者と比較して，補足運動野（特に前補足運動野）および小脳半球における活動が低下しているとされている．このことは，大脳皮質（高次運動野）とのループ障害によって，後述する歩行における大脳皮質の役割である「歩行の随意的なプログラム生成」が影響を受けたと考えられる．特に，補足運動野とのループにおける障害は，記憶などに基づいた内発的な運動の発現プログラムの生成が障害されることにより，小刻み歩行およびすくみ足などの障害が出現すると考えられる．このことを裏づけるように，パーキンソン病におけるすくみ足および小刻み歩行は，運動前野などとのループによる外部感覚入力に基づいた歩行において，その障害が消失することが認められる．これに加え，歩行誘発野を含めた中脳の機能としての歩行開始と停止が障害されることにより，小刻み歩行およびす

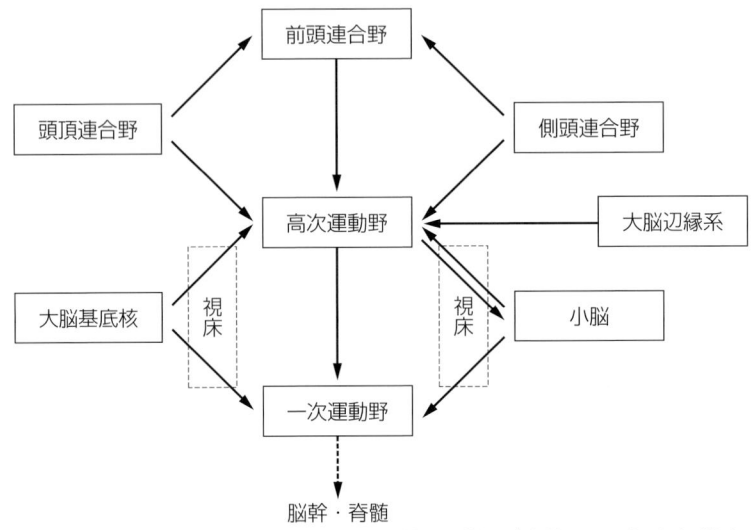

```
                    ┌─────────┐
              ┌────→│前頭連合野│←────┐
              │     └─────────┘     │
   ┌─────────┐│         │           │┌─────────┐
   │頭頂連合野││         ↓           ││側頭連合野│
   └─────────┘│     ┌─────────┐     │└─────────┘
         │   └────→│高次運動野│←────┘        │
         └────────→│         │←──────────────┤   ┌─────────┐
                   └─────────┘               ├───│大脳辺縁系│
   ┌─────────┐   ┌──┐ │ ┌──┐                 │   └─────────┘
   │大脳基底核│──│視│ │ │視│   ┌────┐        │
   └─────────┘   │床│ │ │床│←──│小脳│────────┘
                 └──┘ ↓ └──┘   └────┘
                  ┌─────────┐
                  │一次運動野│
                  └─────────┘
                       ↓
                   脳幹・脊髄
```

図 6　高次運動野を中心とした回路と情報の流れ（文献 39）より改変引用）

くみ足が出現するとも考えられている[42]．

さらに，パーキンソン病による大脳基底核異常に基づいた歩行障害においては，大脳基底核-脳幹経路による網様体脊髄路への影響である．この網様体脊髄路については，前述したとおり脳幹歩行誘発野や小脳との連絡により，歩行リズムの生成および適切な筋緊張の維持に重要であり，これらの障害もパーキンソン病特有の歩行障害に影響していると考えられている．

したがって，歩行における大脳基底核の働きは，高次運動野および視床とのループによる外界に適合した歩行のプログラミングおよび調整，さらには実行（開始および停止）と脳幹を経由した網様体脊髄路への出力による歩行リズムの生成および筋緊張調整であると考えられる[21,43,44]．

IV．高次運動野における歩行制御システム

これまで歩行動作において，大脳皮質レベルである高次運動野における制御が必要であるかどうかは不明であった．その理由としては，前述したように，歩行とは随意的にいったん歩き始めるとほぼ無意識的・自動的に継続されることから，大脳皮質の活動を必要とするような随意的制御が不要であるという考え，そして何より歩行動作という活動性の高い動作中の脳活動を捉える方法がなかったために，長い間その働きが謎であったことがあげられる．しかしながら近年では，脳イメージング装置の発展により，実際の歩行中あるいは歩行動作をイメージ中の脳活動を捉えることにより，その役割が徐々に明らかにされつつある．

高次運動野とは，一次運動野以外の運動関連領野であり，この一次運動野へ運動の指令を送るのが運動前野（背側，腹側），補足運動野および前補足運動野，帯状皮質運動野とされている．高次運動野の基本的な役割としては，大脳皮質連合野からの外界情報，身体情報，記憶情報などを利用し，運動の手順や種類，時間的および空間的な運動の組み合わせをふまえ，運動の選択・企画・構成を行い，適切な運動情報を一次運動野へ出力するというものである[19,28,39,40]（**図 6**）．

この高次運動野は運動制御のために，網様体脊髄路などの腹内側系と皮質脊髄路などの背外側系という大きく 2 つの下行路によって脊髄へ情報を伝達する．網様体脊髄路については，前

述したようにCPGの中枢と考えられる脳幹歩行誘発野からの情報（一定のパターンでのリズミカルな運動および近位筋を中心とした姿勢筋緊張の調整）を伝達し，高次運動野はこの脳幹に対しての出力により間接的にこれらの情報を制御している．これに対し，皮質脊髄路は，一次運動野，運動前野，補足運動野，帯状皮質運動野から直接的に四肢の高度に独立した運動を制御し，歩行においてはこれまでの破壊実験などにより障害物回避など，視覚情報に基づきながら絶え間なく肢の軌道を制御する視覚運動統合を要する巧緻な歩行において重要であると考えられている[45]．しかしながら，ネコなどで大脳皮質からの連絡を遮断した状態であっても，トレッドミル上を歩行可能であるという事実[3,4]，あるいは脊髄損傷患者の歩行能力回復という報告[8~13]から，平面上を歩くといった単純な歩行制御には重要な役割を果たしていないのであろうか．

この単純歩行における高次運動野の働きについては，脊髄への直接的な情報により制御を行う皮質脊髄路，そして高次運動野そのものの役割についての動物実験，さらに近年では脳イメージング装置を用いたヒトを対象とした実験報告からいくつかの示唆が与えられている．まず，皮質脊髄路に関しては，ネコやサルを用いた破壊実験が報告されている[46,47]．これらの報告では，皮質脊髄路を含む背外側経路を切断すると，切断後3日目から歩行可能となったが，その時間的および空間的下肢運動パターンは障害されたままであったとしている．これと対照的に，ラットを対象とした同様の実験では，切断後は歩行障害が出現するものの，約1日で完全に回復することが報告されている[48]．このことから，サルやヒトなどの高等動物においては，脊髄に存在するCPGに対して上位からの指令による依存割合が強く，単純な歩行においても背外側経路は下肢の協調的な運動制御に対して必要であると考えられる[20,49]．

次に，高次運動野の働きにおける報告では，二足歩行を訓練したサルから，四足歩行と二足歩行における神経細胞活動を記録および比較し，歩行制御における役割を検証している[45]．その結果，四足歩行中では一次運動野以外に背側運動前野が賦活され，二足歩行中ではこれに補足運動野の賦活が加わったとしている．一次運動野については，歩行周期に一致した活動がみられたことから，下肢の律動的な運動制御，さらには推進力の生成に関与しているのではないかと考察している．補足運動野については，持続的な活動と歩行周期に合わせた相動的な活動がみられたことから，大脳基底核や脳幹への出力として体幹および下肢の姿勢制御に関与しているのではないかと考察している．

脳イメージング装置により，ヒトを対象とした歩行制御における高次運動野の働きに関しては，SPECTによって補足運動野，運動前野の活性化が報告され[50]，機能的近赤外分光法（fNIRS：functional near-infrared spectroscopy）によっても補足運動野の活性化が報告されている[51]．ヒトを対象とした歩行時の脳イメージング研究は，その機器の制約から実際の歩行時の報告は少ないが，歩行運動をイメージ中の脳活動はいくつか報告されている[52~55]．これらの報告においても，実際の歩行とほぼ同様の補足運動野の活性化が報告されている．しかしながら，これら高次運動野の役割についてまで結論づけるだけの実験的証拠はまだ得られていない．ただし，いくらかの示唆を与える実験がいくつか報告されている．前述の報告においても，補足運動野の活性化は足関節運動ではみられず歩行に特異的であったということ[51]や，歩行イメージの実験においては，歩行開始では運動前野の活性化がみられ，歩行の継続では補足運動野の活性化がみられたとしている[52]．また，歩行条件を変化させることによる脳活動の違いを捉えた報告では，歩行速度の増加に伴って運動前野および前頭前野の活性化が認めら

れ[56]，歩行開始を予期させることにより運動前野の活性化が著明であったとされている[57]．これらのヒトを対象とした脳イメージング結果から，障害物回避など視覚運動統合を要する歩行はもちろんであるが，単純な歩行においてもその随意的な開始や停止および歩行開始前の予測的な下肢の調整（歩行プログラム生成）などに関与しているのではないかと考えられている．

また，高次運動野ではないが，歩行制御における前頭前野領域の関与について二重課題法（dual task design）を用いた実験が多数報告されている[58~62]．歩行における二重課題法とは，歩行中になんらかの認知課題を負荷させることによって，歩行能力に対して前頭前野の働きが中心とされる注意能力がどの程度の影響を及ぼすかを検証する実験である．これらのうち，高齢者を対象とした多くの報告において，歩行中の認知課題負荷によって歩行パラメータが影響を受けるとしている．このことは，歩行制御において前頭前野を含めた注意に関わる脳領域が，歩行パターン運動の継続あるいは突発的な環境変化に対応するための歩行動作のモニタリングなど，なんらかの形で関与していることを示唆しているものと考えられる．

これまで述べてきたように，歩行動作には脊髄レベルから大脳皮質レベルまで多くの中枢神経系が関与しており，各領域においてその役割が少しずつ明らかになりつつある．しかしながら，これら領域の役割は完全に分担されているのではなく，これまで述べたような情報の入出力によるネットワークを形成し，複雑かつ円滑な制御メカニズムを構築していると考えられる．また，今回あまり触れていないが，環境への適応として種々の感覚入力を処理する頭頂および側頭連合野とのネットワークも重要であると考えられる（**表1，図7**）．

V．脳損傷における歩行時の脳活動とその機能回復

ヒトの二足歩行とは，脳のあらゆる領域に制御されることにより，四足歩行と比較して不安定な身体のバランスを崩すことなく，さらには外界の状況および記憶情報を基にしながら円滑な歩行パターンを選択・修飾することが可能である．したがって，脳のいずれかの領域に損傷を受けると，当然ながら歩行障害が出現する．小脳，大脳基底核の障害についてはこれまでに述べているため，ここでは脳卒中患者の歩行時の脳活動および機能回復に関して述べる．

実際に歩行障害を有している脳卒中患者の歩行時の脳活動を計測した報告としては，fNIRSによるものがある[63]．これらの報告では，健常人と比較して病変側の一次感覚運動野における非対称的な活性化の低下，病変側および非病変側における運動前野，補足運動野，前頭前野など広範囲な活性化を認めたとしている．この一次感覚運動野における活性化の低下は，皮質脊髄路（錐体路）の障害によるものだと考えられ，運動前野や補足運動野である高次運動野，そして前頭前野における活性化は，この皮質脊髄路の機能を代償する働きではないかと考えられる．脳卒中による機能障害である運動麻痺の回復には，神経細胞そのものの可塑性によるものと，神経ネットワークの再構築によるものが考えられている[40]．したがって，これら高次運動野や前頭前野の活性化は神経ネットワークが再構築された結果と考えることができる．これを裏づけるように，脳卒中による病変が運動前野に及ぶ症例では，歩行能力が低いことが報告されている[64]．また，歩行能力の回復に伴う脳活動をfNIRSにより捉えた報告[65]では，約3カ月のリハビリテーション介入により，非病変側で有意な一次感覚運動野および補足運動野，運動前野における活動から，両側性の活動が得られ，この活動は歩行時の遊脚時間の改善と相関が

表 1 歩行制御に関わる中枢神経系の役割

部 位	主な連絡経路	運動制御における役割	歩行制御における役割
脊 髄	・網様体脊髄路：姿勢筋緊張など ・皮質脊髄路：随意運動など ・介在ニューロン：脊髄内ネットワーク	・効果器（筋）への運動情報出力 ・中枢神経への感覚入力　脊髄反射中枢	・CPGによる下肢パターン運動（周期運動）の生成および継続
脳 幹	・網様体脊髄路 ・前庭脊髄路など	・姿勢反射の中枢 ・筋緊張制御（主に近位筋）	・歩行の動機づけ・歩行リズムおよびパターンの生成と調整（脊髄内CPGへの働きかけ） ・歩行時における姿勢筋緊張の制御
小 脳	・上小脳脚：脳幹への遠心性線維 ・中小脳脚：大脳皮質からの求心性線維 ・下小脳脚：脊髄・脳幹からの求心性線維	・運動に伴う姿勢（筋緊張）調整 ・随意運動の調整，運動のプログラミング（内部モデル，フィードフォワード制御） ・運動のフィードバック制御	・歩行リズムおよびパターンの調整 ・歩行時における姿勢筋緊張の調整 ・パターンおよびリズムに応じた四肢の運動調整，外界情報への対応
大脳基底核	・大脳皮質（運動関連領野，感覚関連領野，前頭前野）-基底核ループ（直接経路，関節経路）	・状況に適した運動調整，運動の動機づけ ・学習された運動企画の実行および切り替えと終了 ・連続的および暗黙的な運動学習など	・外界に適した歩行プログラミングとその調整 ・歩行の実行（開始と停止） ・歩行リズムの生成と筋緊張の調整
運動前野	・主な入力：頭頂葉，前頭前野，一次運動野 ・主な出力：高次運動野，一次運動野，皮質下レベル（大脳基底核，視床，脳幹，脊髄）	・運動の予期的活動 ・外的な手がかり（視覚性および体性感覚性）による運動制御	・歩行における体幹・下肢の姿勢制御 ・歩行の随意的な開始および停止 ・歩行の予測的な下肢運動の調整（歩行プログラミング） ・外界に適した歩行（下肢運動）の選択など ・詳細はまだ不明
補足運動野	・主な入力：(上)頭頂連合野，視床 ・主な出力：高次運動野，一次運動野，皮質下レベル（大脳基底核，視床，脳幹，脊髄） ※高次運動野および一次運動野とは双方向性連絡	・複雑な運動制御（主に手），記憶を手がかりとした（自発性）運動制御 ・暗黙的な運動学習	
前補足運動野	・主な入力：(下)頭頂連合野，視床 ・主な出力：高次運動野，前頭前野，皮質下レベル（大脳基底核，視床，脳幹）	・視覚的な手がかりによる運動制御 ・運動の選択（認知機能との関わり） ・明示的な運動学習	
帯状皮質運動野	・主な入力：大脳辺縁系，前頭前野，連合野 ・主な出力：一次運動野，前補足・補足運動野，運動前野，脳幹・脊髄	・情動や内的欲求に関わる情報を統合した運動および行動の選択に関する情報出力	

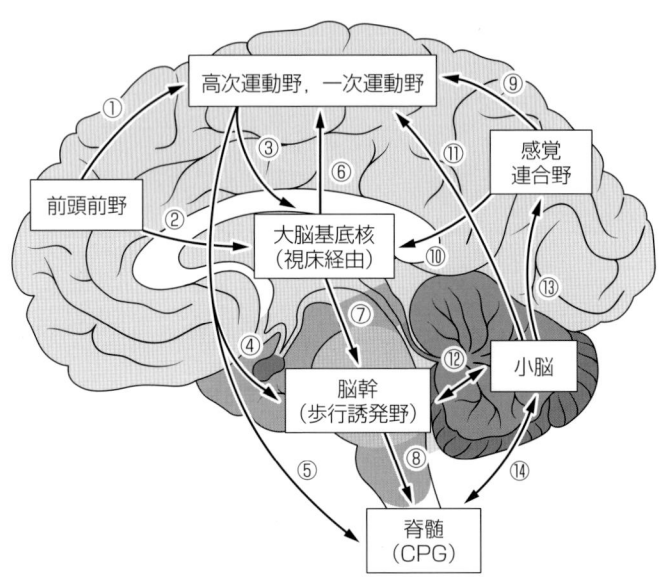

図7 歩行の中枢神経制御システムの概要

- 前頭前野からの出力（①, ②）
  - ①, ②：高次運動野および大脳基底核へのさまざまな状況に適合させた歩行の企画
- 運動関連領野からの出力（③, ④, ⑤）
  - ③, ④：大脳基底核および脳幹への歩行のプログラミング情報（パターン変化への対応），体幹・下肢の姿勢制御
  - ⑤：皮質脊髄路として下肢（遠位筋）の運動調節
- 大脳基底核からの出力（⑥, ⑦）
  - ⑥：外界の状況に合わせた運動調整
  - ⑦：歩行の開始・停止，歩行リズムの生成と筋緊張の調整
- 脳幹からの出力（⑧）
  - ⑧：歩行リズム・パターンの生成と調整，姿勢筋緊張の維持
- 感覚連合野からの出力（⑨, ⑩）
  - ⑨, ⑩：外部情報，内部（身体）情報を運動関連領野および大脳基底核へ入力
- 小脳からの出力（⑪, ⑫, ⑬, ⑭）
  - ⑪：四肢の協調的な制御およびフィードフォワード制御の情報連絡
  - ⑫：姿勢筋緊張の調整
  - ⑬：外界情報との連絡による歩行リズム・パターンの調整
  - ⑭：内部（身体）情報との連絡による歩行リズム・パターンの調整

あったとしている．また，下肢（膝関節）運動時における脳活動をfMRIにて検証した結果[66]では，慢性期脳卒中患者において，大脳皮質下レベルの損傷では麻痺肢の運動の際，両側の一次感覚運動野，補足運動野および二次体性感覚野などの活性化が認められたとしている．さらに，歩行能力との関係を検証すると，歩行能力が高い症例では病変側の感覚運動野および両側の体性感覚野の活性化が関係しているとしているが，これらはいずれも損傷部位によって影響を受けると考察している．このほかにも，歩行能力の回復と脳活動を縦断的に捉えた報告[67,68]では，歩行能力の改善に伴って，一次感覚運動野の非病変側で有意な活動から病変側において

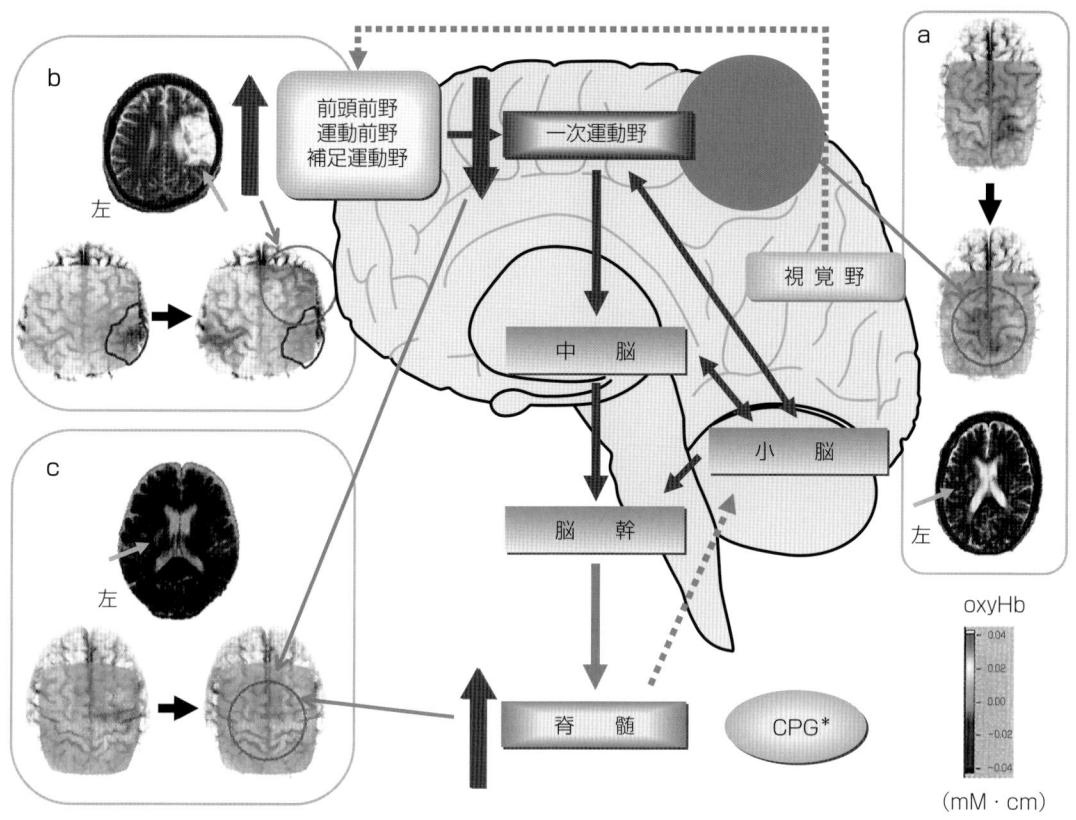

図 8 脳卒中の歩行機能回復とリハビリテーション介入効果に関連する脳内機構（文献 40) より引用）
　　a．皮質下の梗塞では歩行機能改善に伴い感覚運動野の活動が対称的になる
　　b．中大脳動脈領域の広範囲な梗塞では，歩行機能改善に伴い，運動前野の活動が増加する
　　c．自動的な歩行が可能になると感覚運動野の活動が低下する

も同程度の活動増加が認められ，麻痺肢の運動には補足運動野の活性化が認められたと報告している．これらはいずれも歩行能力の回復と脳活動を捉えた報告であるが，当然ながら歩行能力の回復には具体的なリハビリテーション手段が重要である．その手段の一つに，treadmill training および部分荷重装置を取り付けた body weight supported treadmill training (BWSTT) についての効果が検証されている[69〜73]．この効果の有無についてはここでは取り上げないが，その効果機序の一つには，脊髄内に存在する CPG の働きを活性化させることが考えられている．実際に BWSTT にて歩行中の脳活動を捉えた報告[72]では，一次感覚運動野など大脳皮質レベルの活動低下を認め，脊髄などを中心とした歩行中枢が制御の中心となったのではないかとしている．しかしながら，小脳失調患者では高次運動野および前頭前野の活性化が認められたという報告[74]があり，損傷部位によっては単に CPG を活性化させるだけではないと考えられる．この BWSTT の有効性はまだ十分検証されてはいないが，脳幹よりも上位中枢が損傷した場合，訓練によって歩行能力を改善させる可能性を示唆している．

　これらのことから脳卒中による運動麻痺，そして運動麻痺の影響を受ける歩行障害の回復は，損傷を受けた病変側の皮質脊髄路の回復と病変側および非病変側を含んだ高次運動野をはじめとした他の大脳皮質との神経ネットワークの再構築が重要であると考えられる．特に歩行

における高次運動野の活性化は，これら高次運動野からの脳幹網様体への直接的出力による歩行調整の再構成，そしてより円滑（予測的制御，歩行プログラミング）な歩行調整の獲得のために必要であると考える．さらに，高次運動野の働きだけでなく，CPGの活性化による効果も重要であり，これにより歩行動作を皮質下レベル（無意識下）で制御を可能とさせ，目的的動作から移動手段の一つとして遂行できるようになると考える（図8）．

いずれにしても，歩行とは脊髄から大脳皮質までの中枢神経系による複雑な神経ネットワークによって制御されていると考えられるため，ある部位の損傷によりなんらかの障害が出現するのと同じく，その障害はさまざまなネットワークによって回復の可能性があるということが考えられる．したがって，歩行障害に対するリハビリテーションではこの神経ネットワークを再構築させるような具体的な介入方法が必要であり，近年では従来の方法に加え，新たな介入方法も検証されつつある[75〜79]．

文献

1) Leonard CT（著），松村道一，他（監訳）：ヒトの動きの神経科学．市村出版，2002，pp143-172
2) 高草木薫：歩行の神経機構 Review. *Brain Med* **19**：307-315, 2007
3) Forssberg H, Grillner S, Rossignol S：Phase dependent reflex reversal during walking in chronic spinal cats. *Brain Res* **85**：103-107, 1975
4) Grillner S, Zangger P：How detailed is the central pattern generation for locomotion? *Brain Res* **88**：367-371, 1975
5) Grillner S, Rossignol S：On the initiation of the swing phase of locomotion in chronic spinal cats. *Brain Res* **146**：269-277, 1978
6) Grillner S：Neurobiological bases of rhythmic motor acts in vertebrates. *Science* **228**：143-149, 1985
7) Barrière G, Leblond H, Provencher J, et al：Prominent role of the spinal central pattern generator in the recovery of locomotion after partial spinal cord injuries. *J Neurosci* **28**：3976-3987, 2008
8) Dietz V, Colombo G, Jensen L：Locomotor activity in spinal man. *Lancet* **344**：1260-1263, 1994
9) Dietz V, Colombo G, Jensen L, et al：Locomotor capacity of spinal cord in paraplegic patients. *Ann Neurol* **37**：574-582, 1995
10) Dietz V：Spinal cord pattern generators for locomotion. *Clin Neurophysiol* **114**：1379-1389, 2003
11) Wernig A, Müller S, Nanassy A, et al：Laufband therapy based on 'rules of spinal locomotion' is effective in spinal cord injured persons. *Eur J Neurosci* **7**：823-829, 1995
12) Behrman AL, Harkema SJ：Locomotor training after human spinal cord injury：a series of case studies. *Phys Ther* **80**：688-700, 2000
13) Scivoletto G, Ivanenko Y, Morganti B, et al：Plasticity of spinal centers in spinal cord injury patients：new concepts for gait evaluation and training. *Neurorehabil Neural Repair* **21**：358-365, 2007
14) Dimitrijevic MR, Gerasimenko Y, Pinter MM：Evidence for a spinal central pattern generator in humans. *Ann N Y Acad Sci* **860**：360-376, 1998
15) Rossignol S, Dubuc R, Gossard JP：Dynamic sensorimotor interactions in locomotion. *Physiol Rev* **86**：89-154, 2006
16) Nielsen JB：How we walk：central control of muscle activity during human walking. *Neuroscientist* **9**：195-204, 2003
17) Winchester P, McColl R, Querry R, et al：Changes in supraspinal activation patterns following robotic locomotor therapy in motor-incomplete spinal cord injury. *Neurorehabil Neural Repair* **19**：313-324, 2005
18) 森 茂美：運動の神経機構—姿勢制御と歩行．伊藤正男（監）：脳神経科学．三輪書店，2005，pp488-498
19) 松波謙一，内藤栄一：ライブラリ脳の世紀：心のメカニズムを探る5 最新 運動と脳．サイエンス社，2000
20) Drew T, Prentice S, Schepens B：Cortical and brainstem control of locomotion. *Prog Brain Res* **143**：251-261, 2004
21) Takakusaki K, Oohinata-Sugimoto J, Saitoh K, et al：Role of basal ganglia-brainstem systems in the control of postural muscle tone and locomotion. *Prog Brain Res* **143**：231-237, 2004
22) 森 茂美：起立から歩行へ—中枢神経系の姿勢保持機構．神経進歩 **35**：182, 1991
23) 彦坂興秀，伊佐 正：運動機能—脳幹．本郷利憲，他（監）：標準生理学 第6版．医学書

院，2005, pp347-358
24) 松山清治：歩行と脳幹〜脊髄系．Brain Med **19**：323-330, 2007
25) Hanakawa T, Katsumi Y, Fukuyama H, et al：Mechanisms underlying gait disturbance in Parkinson's disease：a single photon emission computed tomography study. Brain **122**：1271-1282, 1999
26) Jahn K, Deutschländer A, Stephan T, et al：Imaging human supraspinal locomotor centers in brainstem and cerebellum. Neuroimage **39**：786-792, 2008
27) Masdeu JC, Alampur U, Cavaliere R, et al：Astasia and gait failure with damage of the pontomesencephalic locomotor region. Ann Neurol **35**：619-621, 1994
28) Steward O（著），伊藤博信，他（訳）：機能的神経科学．シュプリンガー・フェアラーク東京，2004
29) 柳原　大：歩行と小脳．Brain Med **19**：349-358, 2007
30) Mori S, Nakajima K, Mori F, et al：Integration of multiple motor segments for the elaboration of locomotion：role of the fastigial nucleus of the cerebellum. Prog Brain Res **143**：341-351, 2004
31) 森　茂美：姿勢調節の基礎―姿勢調節の生体機構．奈良　勲，他（編）：姿勢調節障害の理学療法．医歯薬出版，2004, pp67-85
32) Yanagihara D, Udo M, Kondo I, et al：A new learning paradigm：adaptive changes in interlimb coordination during perturbed locomotion in decerebrate cats. Neurosci Res **18**：241-244, 1993
33) Yanagihara D, Udo M：Climbing fiber responses in cerebellar vermal Purkinje cells during perturbed locomotion in decerebrate cats. Neurosci Res **19**：245-248, 1994
34) Pearson KG：Generating the walking gait：role of sensory feedback. Prog Brain Res **143**：123-129, 2004
35) Thach WT, Bastian AJ：Role of the cerebellum in the control and adaptation of gait in health and disease. Prog Brain Res **143**：353-366, 2004
36) Earhart GM, Bastian AJ：Selection and coordination of human locomotor forms following cerebellar damage. J Neurophysiol **85**：759-769, 2001
37) Ilg W, Golla H, Thier P, et al：Specific influences of cerebellar dysfunctions on gait. Brain **130**：786-798, 2007
38) Morton SM, Bastian AJ：Cerebellar contributions to locomotor adaptations during splitbelt treadmill walking. J Neurosci **26**：9107-9116, 2006

39) 丹治　順：脳と運動―アクションを実行させる脳―ブレインサイエンス・シリーズ17．共立出版，1999
40) 久保田競，宮井一郎，虫明　元：ライブラリ脳の世紀：心のメカニズムを探る1 学習と脳―器用さを獲得する脳．サイエンス社，2007
41) 花川　隆：歩行と大脳皮質基底核連関．Brain Med **19**：341-347, 2007
42) 望月仁志，宇川義一：神経学における歩行Review. Brain Med **19**：317-321, 2007
43) Shibasaki H, Fukuyama H, Hanakawa T：Neural control mechanisms for normal versus parkinsonian gait. Prog Brain Res **143**：199-205, 2004
44) Takakusaki K：Forebrain control of locomotor behaviors. Brain Res Rev **57**：192-198, 2008
45) 中陦克己，森　大志：歩行と大脳皮質．Brain Med **19**：333-339, 2007
46) Jiang W, Drew T：Effects of bilateral lesions of the dorsolateral funiculi and dorsal columns at the level of the low thoracic spinal cord on the control of locomotion in the adult cat. I. Treadmill walking. J Neurophysiol **76**：849-866, 1996
47) Courtine G, Roy RR, Raven J, et al：Performance of locomotion and foot grasping following a unilateral thoracic corticospinal tract lesion in monkeys（Macaca mulatta）. Brain **128**：2338-2358, 2005
48) Muir GD, Whishaw IQ：Complete locomotor recovery following corticospinal tract lesions：measurement of ground reaction forces during overground locomotion in rats. Behav Brain Res **103**：45-53, 1999
49) Drew T, Jiang W, Widajewicz W：Contributions of the motor cortex to the control of the hindlimbs during locomotion in the cat. Brain Res Brain Res Rev **40**：178-191, 2002
50) Fukuyama H, Ouchi Y, Matsuzaki S, et al：Brain functional activity during gait in normal subjects：a SPECT study. Neurosci Lett **228**：183-186, 1997
51) Miyai I, Tanabe HC, Sase I, et al：Cortical mapping of gait in humans：a near-infrared spectroscopic topography study. Neuroimage **14**：1186-1192, 2001
52) Malouin F, Richards CL, Jackson PL, et al：Brain activations during motor imagery of locomotor-related tasks：a PET study. Hum Brain Mapp **19**：47-62, 2003
53) Jahn K, Deutschländer A, Stephan T, et al：Brain activation patterns during imagined stance and locomotion in functional magnetic resonance imaging. Neuroimage **22**：1722-

1731, 2004
54) Iseki K, Hanakawa T, Shinozaki J, et al：Neural mechanisms involved in mental imagery and observation of gait. *Neuroimage* **41**：1021-1031, 2008
55) Bakker M, De Lange FP, Helmich RC, et al：Cerebral correlates of motor imagery of normal and precision gait. *Neuroimage* **41**：998-1010, 2008
56) Suzuki M, Miyai I, Ono T, et al：Prefrontal and premotor cortices are involved in adapting walking and running speed on the treadmill：an optical imaging study. *Neuroimage* **23**：1020-1026, 2004
57) Suzuki M, Miyai I, Ono T, et al：Activities in the frontal cortex and gait performance are modulated by preparation. An fNIRS study. *Neuroimage* **39**：600-607, 2008
58) Beauchet O, Dubost V, Gonthier R, et al：Dual-task-related gait changes in transitionally frail older adults：the type of the walking-associated cognitive task matters. *Gerontology* **51**：48-52, 2005
59) Grabiner MD, Troy KL：Attention demanding tasks during treadmill walking reduce step width variability in young adults. *J Neuroeng Rehabil* **2**：25, 2005
60) Beauchet O, Dubost V, Herrmann FR, et al：Stride-to-stride variability while backward counting among healthy young adults. *J Neuroeng Rehabil* **2**：26, 2005
61) Dubost V, Kressing RW, Gonthier, et al：Relationships between dual-task related changes in stride velocity and stride time variability in healthy older adults. *Hum Mov Sci* **25**：372-382, 2006
62) Dingwell JB, Robb RT, Troy KL, et al：Effects of an attention demanding task on dynamic stability during treadmill walking. *J Neuroeng Rehabil* **5**：12, 2008
63) Miyai I, Suzuki T, Kang J, et al：Middle cerebral artery stroke that includes the premotor cortex reduces mobility outcome. *Stroke* **30**：1380-1383, 1999
64) Miyai I, Yagura H, Oda I, et al：Premotor cortex is involved in restoration of gait in stroke. *Ann Neurol* **52**：188-194, 2002
65) Miyai I, Yagura H, Hatakenaka M, et al：Longitudinal optical imaging study for locomotor recovery after stroke. *Stroke* **34**：2866-2870, 2003
66) Luft AR, Forrester L, Macko RF, et al：Brain activation of lower extremity movement in chronically impaired stroke survivors. *Neuroimage* **26**：184-194, 2005
67) Jang SH, Kim YH, Cho SH, et al：Cortical reorganization associated with motor recovery in hemiparetic stroke patients. *Neuroreport* **14**：1305-1310, 2003
68) Kim YH, You SH, Kwon YH, et al：Longitudinal fMRI study for locomotor recovery in patients with stroke. *Neurology* **67**：330-333, 2006
69) Hesse S, Bertelt C, Jahnke MT, et al：Treadmill training with partial body weight support compared with physiotherapy in nonambulatory hemiparetic patients. *Stroke* **26**：976-981, 1995
70) Visintin M, Barbeau H, Korner-Bitensky N, et al：A new approach to retrain gait in stroke patients through body weight support and treadmill stimulation. *Stroke* **29**：1122-1128, 1998
71) Sullivan KJ, Knowlton BJ, Dobkin BH：Step training with body weight support：effect of treadmill speed and practice paradigms on poststroke locomotor recovery. *Arch Phys Med Rehabil* **83**：683-691, 2002
72) Miyai I, Suzuki M, Hatakenaka M, et al：Effect of body weight support on cortical activation during gait in patients with stroke. *Exp Brain Res* **169**：85-91, 2006
73) McCain KJ, Pollo FE, Baum BS, et al：Locomotor treadmill training with partial body-weight support before overground gait in adults with acute stroke：a pilot study. *Arch Phys Med Rehabil* **89**：684-691, 2008
74) Mihara M, Miyai I, Hatakenaka M, et al：Sustained prefrontal activation during ataxic gait：a compensatory mechanism for ataxic stroke? *Neuroimage* **37**：1338-1345, 2007
75) Dunsky A, Dickstein R, Ariav C, et al：Motor imagery practice in gait rehabilitation of chronic post-stroke hemiparesis：four case studies. *Int J Rehabil Res* **29**：351-356, 2006
76) Sacco K, Cauda F, Cerliani L, et al：Motor imagery of walking following training in locomotor attention. The effect of "the tango lesson". *Neuroimage* **32**：1441-1449, 2006
77) Dickstein R, Deutsch JE：Motor imagery in physical therapist practice. *Phys Ther* **87**：942-953, 2007
78) Sütbeyaz S, Yavuzer G, Sezer N, et al：Mirror therapy enhances lower-extremity motor recovery and motor functioning after stroke：a randomized controlled trial. *Arch Phys Med Rehabil* **88**：555-559, 2007
79) Dunsky A, Dickstein R, Marcovitz E, et al：Home-based motor imagery training for gait rehabilitation of people with chronic post-stroke hemiparesis. *Arch Phys Med Rehabil* **89**：1580-1588, 2008

第3章

脳科学の進歩
：研究編

　非侵襲的な脳機能イメージング装置の普及に伴い，ヒトを対象とした運動制御・運動学習のメカニズムの解明が急激に進んでいる．今後，われわれ理学療法士も脳機能イメージング装置に接する機会や，関連する文献を読む機会が急激に増えてくると思われる．本章では各種脳機能イメージング装置の概要を解説するとともに，イメージング装置を用いた最新の研究について紹介する．

1．fNIRS
2．fMRI
3．PET
4．MEG
5．TMS

1 fNIRS

三原雅史　　畠中めぐみ　　宮井一郎*

◆ Key Questions ◆
1. fNIRSとは
2. fNIRSの利点と欠点
3. fNIRSを活用したリハビリテーション研究の紹介

Ⅰ．はじめに

　脳は，運動・知覚などのさまざまな機能を制御・統合する器官であり，おのおのの機能は特定の部位に局在することが知られている．大脳皮質の局在機能を検討する方法としては，損傷脳の研究による脱落機能と損傷部位との関連を調べる方法や微小電極などを用いた侵襲的方法などが古くから行われてきた．1980年代以降の非侵襲的脳機能測定技術の進歩によって，脳機能局在に関する研究は飛躍的に進展し，現在ではこれらの非侵襲的脳機能測定法が研究の中心となっている．

　非侵襲的脳機能測定法にはいくつかの手法が知られており，主に神経活動そのものを測定する方法と神経活動に伴う脳循環・代謝変化を測定する方法とに大別される．前者の例が脳波（EEG：electroencephalogram）および脳磁図（MEG：magnetoencephalography）であり，後者の範疇に属する方法が機能的核磁気共鳴画像法（fMRI：functional magnetic resonance imaging），ポジトロン断層法（PET：positron emission tomography），シングルフォトン断層法（SPECT：single photon emission computed tomography）および本稿で取り上げる機能的近赤外分光法（fNIRS：functional near-infrared spectroscopy）である．

Ⅱ．fNIRSの原理

　ある濃度の物質を含む溶液に特定の波長の光を透過させた際，その吸光度は光の通過経路の長さ（光路長）と，溶解している物質の濃度に比例する（Beer-Lambert則）．波長800 nm前後の近赤外光は頭蓋骨や頭皮などで吸収されず，生体内の酸素化および脱酸素化ヘモグロビン（oxyHb/deoxyHb）を中心とした色素性物質によって主に吸収されることから，脳表上から大脳皮質におけるoxyHb/deoxyHb濃度変化を捉えることが可能である．fNIRSではこの性質を用いて，大脳皮質における神経活動に伴うヘモグロビン濃度変化を検出する（図1）．

　実際の脳活動測定においては，頭表上から入射した近赤外光はループ状の軌道を描いて頭表上から再び検出されると考えられている．そのため，大脳皮質における脳血流変化を測定するためには送光ファイバーと受光ファイバーとの

---

* Masahito MIHARA, Megumi HATANAKA, Ichiro MIYAI/特定医療法人大道会森之宮病院神経リハビリテーション研究部

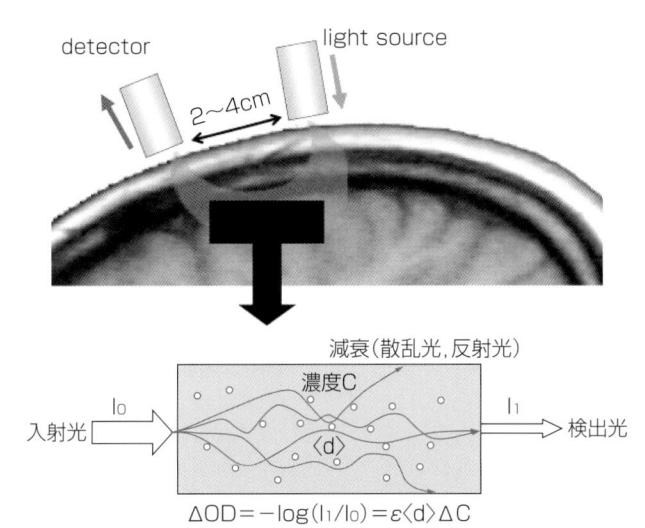

図1 fNIRSの原理

頭表上に配置された送光ファイバーより照射された近赤外光は，皮膚・頭蓋骨を通過し，脳実質にて散乱しながら一部がループ状の軌道を描いて頭表上の受光ファイバーに達する．近赤外光は，ヘモグロビンを主とした生体内の色素性物質によって吸収されるが，その吸光度は光の通過距離と吸光物質の濃度に比例する（Beer-Lambert則）ことから，大脳皮質におけるヘモグロビン濃度変化を測定することが可能である．OD：吸光度，<d>：光路長，ε：モル吸光度係数，C：吸光物質の濃度

$\Delta OD = -\log(I_1/I_0) = \varepsilon \langle d \rangle \Delta C$

間隔が2～4cm程度以上必要であるとされる[1]．fNIRSの信号は送光ファイバーと受光ファイバーに挟まれた領域（チャンネル）におけるヘモグロビン濃度変化を反映し，その空間解像度は数cm程度である．典型的には神経活動に伴う局所脳血流変化に伴って，oxyHbの増加とdeoxyHbの減少が認められるが，実際のfNIRS測定において観察されるdeoxyHbの変化は，oxyHbの変化と比較して小さく，fMRIにおけるBOLD信号変化との比較では，oxyHbの変化とBOLD信号変化との相関が高いことが示されている[2]．現在市販されているfNIRS装置では，数十チャンネル程度での同時測定が可能であり，それらのチャンネルを脳表上に画像的にマッピングすることで局所脳活動を視覚的に提示することができる．図2に，われわれの施設での測定の際のファイバー配置例と脳表上における各チャンネルの推定点を示す．

Ⅲ．fNIRSの利点と欠点

表1に現在主に用いられている各脳機能測定法とfNIRSの対比を示す．表1からもわかるように，他の脳機能測定法と比較してfNIRSの最大の利点と考えられるのは，被検者に対する拘束が少ない点である．PETやfMRIでは，測定中は被検者の頭部を固定しておく必要があるため，被検者の体動がかなり制限されてしまう．そのため，これらの装置においては，随意運動時の脳活動測定にあたって手指や足部のわずかな動きしか測定ができず，全身を使った運動に伴う脳活動を測定することは困難であった．

一方で，fNIRSでは頭表とファイバーとの密着性が維持できれば，その他の運動に関しての

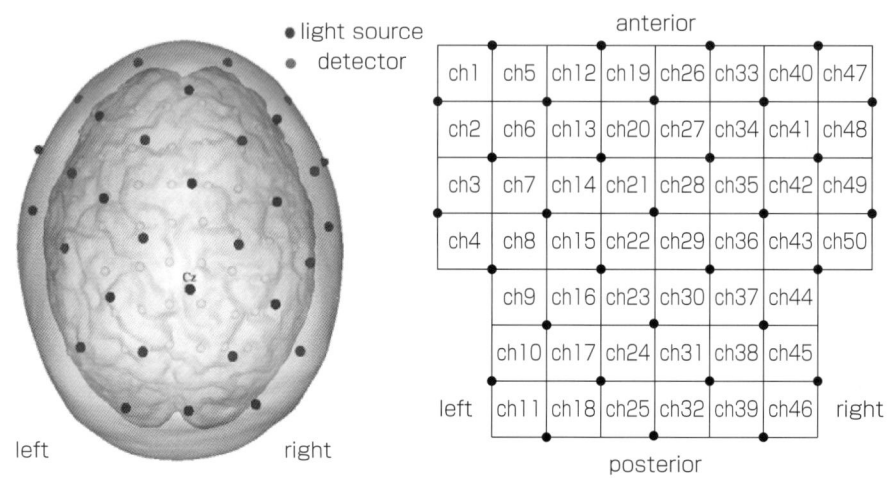

図 2 実際の頭表上のファイバー配置と推定される脳表上のチャンネル
筆者の施設で行っている 50 チャンネル配置の一例．前頭葉〜頭頂葉にかけての大脳皮質領域をカバーしている

表 1 各脳機能測定法と fNIRS との比較

	fMRI	PET	MEG	EEG	fNIRS
空間分解能	○〜◎	○	○〜◎	△〜○	×〜△
時間分解能	○	△	◎	◎	○
脳深部の評価	◎	○	△	×	×
携帯性	×	×	×	◎	○
測定中の動きの制限	×	△	×	△	○
安全性	○	○	◎	◎	◎
コスト	△	×〜△	×〜△	◎	○
定量性	△	○	×	×	×〜△

fNIRS は深部の測定が不可能，空間分解能が低いなどの欠点はあるが，被検者の拘束が少なく，簡便性，携帯性などの面で優れている点から臨床場面での利用により適していると考えられる

制限が少ないことから，歩行などを含めた全身運動における脳活動をより自然な状態で測定することが可能である．また，fMRI, SPECT, PET, MEG などと比較すると，装置の規模が小さく，設置場所の制約がないことやベッドサイドなどへの移動が容易であることなども大きな利点である．安全性に関しても，生体内金属が問題になる MRI や被曝が問題となる PET，SPECT などと比較して安全性も高く，fNIRS の侵襲度はきわめて低いといえる．空間分解能については数 cm 程度と，PET や fMRI，MEG などと比較するとやや粗いが，時間分解能に関しては数十〜数百 ms と，fMRI, PET などと比較して優れている．

一方で，脳機能イメージング装置としての fNIRS の問題点もいくつか指摘されている．fNIRS では，上記のごとく頭表上に配置した 2 つのファイバーに挟まれた領域での脳活動しか測定することができないことから，脳活動を測定できる範囲が大脳皮質の外側面に限定され，頭表からの距離がある前頭眼窩面や基底核，小脳などの部位は一般に脳活動測定ができないと考えられている．また，大脳皮質の賦活部位に関しても fNIRS は PET や fMRI と異なり，位置情報を測定することができないことから，賦活部位の同定のためには MRI などの解剖学的データを同時に測定する方法や，10-20 法に基づく脳表上のチャンネル位置推定[3]などの手法を組み合わせる必要がある．さらに，fNIRS において検出される信号変化は oxyHb/deoxyHb 濃度変化と光路長との積の形で表された相対的変化量であるという点も留意する必要がある．

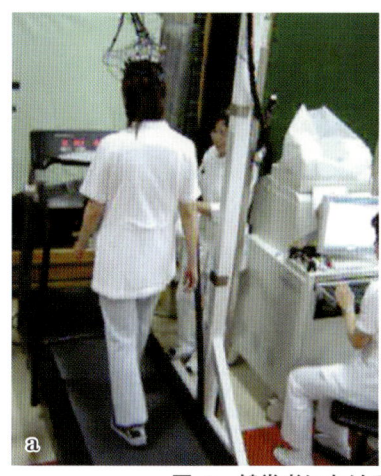

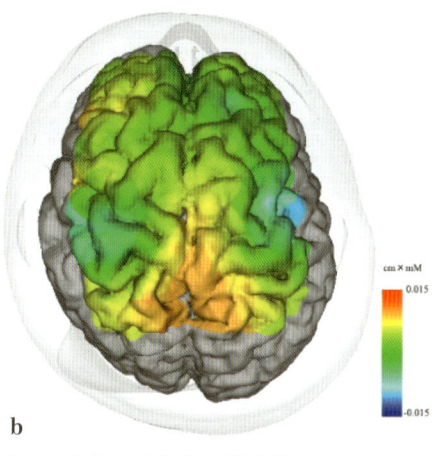

図3 健常者におけるトレッドミル歩行中の脳活動
a．実際の測定風景
b．課題に伴う oxyHb 増加を指標としたマッピング．内側一次運動野を中心に補足運動野などの活動上昇が認められる

したがって，正確な光路長を計測できない fNIRS 装置においては，脳表における oxyHb/deoxyHb の濃度変化を絶対値として捉えることは不可能である[4]．また，一部の研究者は fNIRS の信号変化がヘモグロビン濃度変化以外の要因を反映させている可能性についても指摘しているなど[5,6]，fNIRS 信号の起源については，いまだ不明な点が多いということも結果を解釈するうえで留意する必要があると考えられる．

Ⅳ．リハビリテーション研究における fNIRS の有用性

前述の特徴から fNIRS は，fMRI や PET などの手法と比較して臨床現場での応用に適しているといえる．以下に，筆者らの施設におけるデータを中心にリハビリテーション分野における fNIRS 研究の実際について述べる．

歩行障害は脳卒中などによる中枢神経障害患者において ADL 低下の主要な原因であるが，これら歩行やバランスなどのダイナミックな動作に関わる脳活動は，従来の PET や fMRI では測定困難であった．fNIRS を用いることで，これらの活動を直接測定することが可能となった．健常者においてトレッドミル上の歩行を行った際には，歩行活動に伴って内側一次運動野および補足運動野を中心に，ほぼ対称的な oxyHb の増加が認められた[7]（図3）．次に，歩行速度の増加に伴い脳活動がどのように変化するかを検討したところ，トレッドミル速度が設定速度に達するまでの間に前頭前野，運動前野などの運動関連領域における oxyHb 上昇が認められ，トレッドミル速度が 3 km/h，5 km/h，9 km/h と増加するに従って，その変化量は大きくなった[8]．一次運動野における oxyHb の変化量は，歩行速度の変化とは相関しなかった．前頭前野の活動は，トレッドミル速度が変化している間は上昇していたが，定常状態になった後には低下していく傾向が認められた．このことから，前頭前野活動はトレッドミル速度の上昇に対応した下肢運動の調整に関与し，定常的な歩行制御には関与しない可能性が考えられた．四足動物では，歩行の調節には大脳皮質，基底核，脳幹，脊髄といった階層的な制御機構が働いていることが知られており[9]，前述の

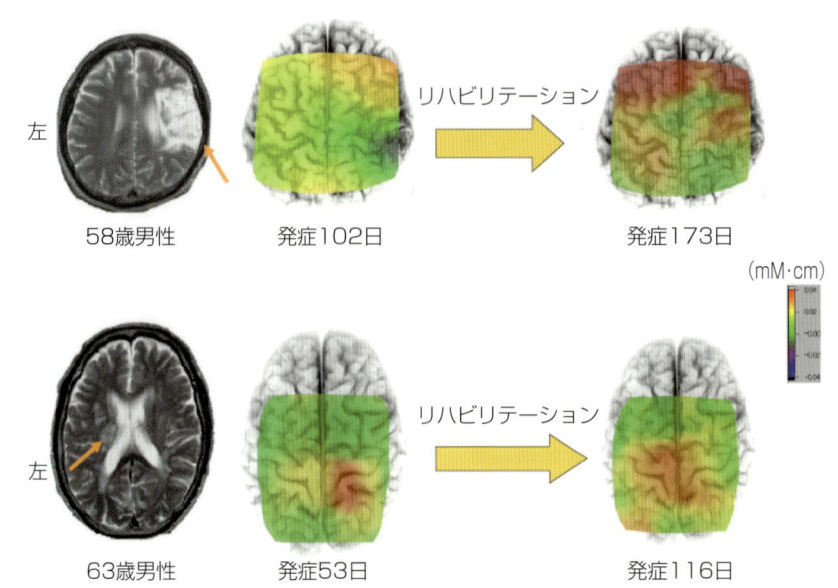

図4 脳卒中後の片麻痺患者における歩行時脳活動の経時的変化
リハビリテーション後に一次運動野の活動がより対称的になり，病変側運動前野などの活動がより顕著になる傾向が認められる．これらの活動変化は機能回復に伴う大脳皮質の代償的機構を反映している可能性が示唆される．課題に伴う oxyHb 増加を指標としたマッピング

fNIRSの結果はヒトにおける二足歩行制御にも同様の階層的制御機構が存在することを示唆するものと考えられる．実際に，fMRIを用いて歩行活動の想像を行っている時の脳活動を検討した研究においても，より自動的な歩行活動の制御には，大脳皮質よりも脳幹・基底核などの皮質下中枢の関与が優位になることが示されている[10]．

われわれは，これらの健常者でのデータを基に中枢神経損傷患者での歩行に伴う脳活動を検討した．以下では，テント上病変に伴う片麻痺患者とテント下病変に伴う失調患者での歩行中の脳活動を検討した研究を紹介する．自立歩行が不可能な段階のテント上病変による片麻痺患者において，介助歩行中の脳活動をfNIRSで検討すると，健常者での活動と比較して一次運動野における活動が非対称となっており，一方で運動前野や前頭前野などの広範な皮質領域の活動が認められることが示された[11]．約2カ月の入院リハビリテーションによって，ケイデンスの増加や遊脚期時間の左右差減少などの歩行パラメータの改善が認められたが，これらの運動学的改善が歩行中の脳活動における一次運動野活動の左右差減少，病変側運動前野の活動上昇などの変化と相関することが示された（**図4**）[12]．

これらの結果より片麻痺歩行の改善には，病変側運動前野を含む大脳皮質活動が関連する可能性が示唆された．一方で，介助歩行が可能となった段階でのテント下病変による失調患者における検討では，歩行中の大脳皮質活動に明らかな左右差は認められなかった．しかし，健常者では歩行速度増加中にのみ活動が認められていた前頭前野が，定常歩行になっても持続して活動することが明らかになり（**図5**），これらの前頭前野活動がテント下病変に伴う自動的な歩行制御機構の障害を代償している可能性が考えられた[13]．このように同じ中枢神経損傷患者であっても，損傷部位によって歩行障害の病態機序は異なると想定されるが，いずれの場合にも

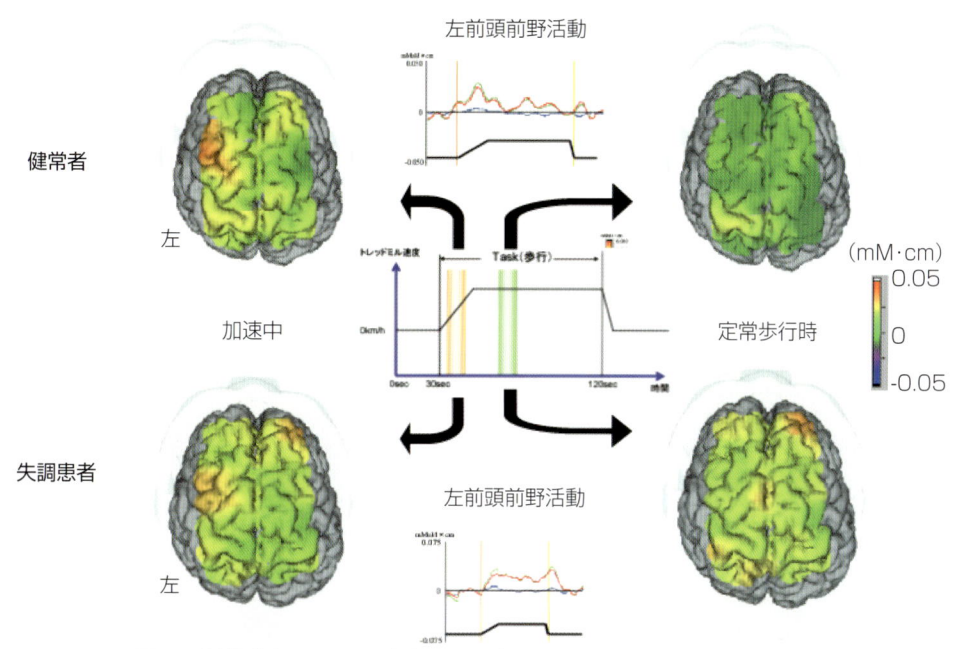

図 5 健常者とテント下病変による失調患者での歩行時脳活動の比較
健常者では，前頭前野活動はトレッドミル速度が段階的に増加している時期にのみ認められ，定常歩行中は活動が低下する傾向が認められるが，失調患者では定常歩行時にも前頭前野活動が持続する傾向が認められた．課題に伴う oxyHb 増加を指標としたマッピング

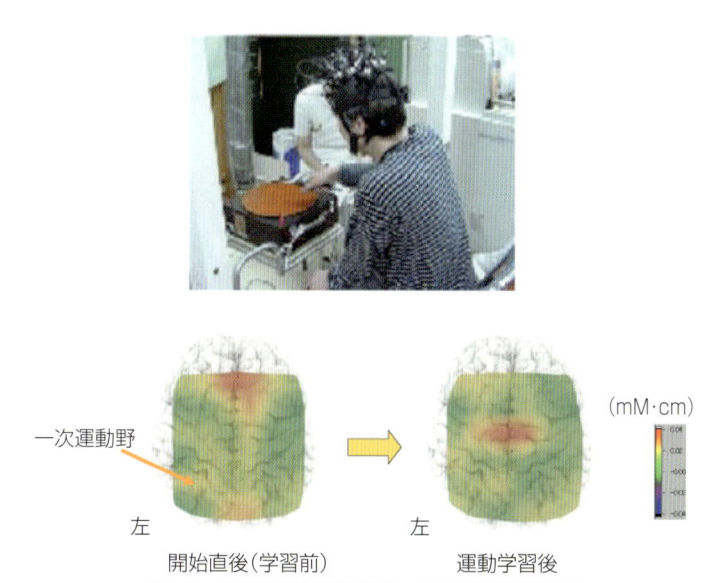

図 6 上肢運動学習課題における脳活動変化
上肢を用いた運動学習の課題において，脳活動の中心が前頭前野から補足運動野付近に移動している可能性が示唆された．課題に伴う oxyHb 増加を指標としたマッピング

歩行の回復に大脳皮質の代償機転が関与していることがfNIRSを用いた研究から示されている．

次に，上肢を用いた運動に関する研究として運動学習に伴う脳活動変化について検討した研究を紹介する．運動学習課題としては，回転する指標に追従して上肢を運動させ，30秒間の課題時間中にどれだけの時間目標点に触れていられたかを成績とする回転板課題を用いた．健常者においては，30秒間の回転板課題を繰り返すことで成績が徐々に向上し，運動学習効果が明らかであったが，この際の運動学習に伴う脳活動パターンを開始直後（学習前）と，成績の向上がプラトーに達した時期（学習後）とで比較した[14]．運動学習前の段階では，上肢の運動に関わる一次運動野のほかに前頭前野を中心とした脳活動が認められたが，運動学習後には前頭前野の活動が補足運動野を中心とした領域に移動している所見が認められた（図6）．運動学習に伴う脳賦活部位の移動は，運動習熟に伴う変化と考えられるが，脳卒中患者でのリハビリテーション効果との関連についても今後さらに検討が必要である．

V．結 語

fNIRSの信号変化が脳内のどのような活動を反映しているのかについては未知の部分も多いが，なんらかの大脳皮質活動を反映したものであることは広く受け入れられてきている．fNIRSは，被験者の拘束も比較的少なく，臨床場面での応用に適した脳機能測定法であるといえ，今後，新しいリハビリテーション手法の確立・検証などの研究における応用が期待できる．

文 献

1) Mazziotta JC, Toga AW (ed)：*Brain Mapping：The Methods*. Academic Press, San Diego, 2002, pp141-158
2) Strangman, G, Culver J, Thompson J, et al：A quantitative comparison of simultaneous BOLD fMRI and NIRS recordings during functional brain activation. *Neuroimage* **17**：719-731, 2002
3) Singh AK, Okamoto M, Dan H, et al：Spatial registration of multichannel multi-subject fNIRS data to MNI space without MRI. *Neuroimage* **27**：842-851, 2005
4) Hoshi Y：Functional near-infrared optical imaging：utility and limitations in human brain mapping. *Psychophysiology* **40**：511-520, 2003
5) Tomita M：Flow effect impacts NIRS, jeopardizing quantification of tissue hemoglobin. *Neuroimage* **33**：13-16, 2006
6) Tomita M, Ohtomo M, Suzuki N：Contribution of the flow effect caused by shear-dependent RBC aggregation to NIR spectroscopic signals. *Neuroimage* **33**：1-10, 2006
7) Miyai I, Tanabe HC, Sase I, et al：Cortical mapping of gait in humans：a near-infrared spectroscopic topography study. *Neuroimage* **14**：1186-1192, 2001
8) Suzuki M, Miyai I, Ono T, et al：Prefrontal and premotor cortices are involved in adapting walking and running speed on the treadmill：an optical imaging study. *Neuroimage* **23**：1020-1026, 2004
9) Armstrong DM：The supraspinal control of mammalian locomotion. *J Physiol* **405**：1-37, 1988
10) Jahn K, Deutschlander A, Stephan T, et al：Imaging human supraspinal locomotor centers in brainstem and cerebellum. *Neuroimage* **39**：786-792, 2008
11) Miyai I, Yagura H, Oda I, et al：Premotor cortex is involved in restoration of gait in stroke. *Ann Neurol* **52**：188-194, 2002
12) Miyai I, Yagura H, Hatakenaka M, et al：Longitudinal optical imaging study for locomotor recovery after stroke. *Stroke* **34**：2866-2870, 2003
13) Mihara M, Miyai I, Hatakenaka M, et al：Sustained prefrontal activation during ataxic gait：a compensatory mechanism for ataxic stroke? *Neuroimage* **37**：1338-1345, 2007
14) Hatakenaka M, Miyai I, Mihara M, et al：Frontal regions involved in learning of motor skill-A functional NIRS study. *Neuroimage* **34**：109-116, 2007

2 fMRI

村上仁之*

◆ Key Questions ◆
1. fMRIとは
2. fMRIの利点と欠点
3. fMRIを活用した運動制御および運動学習研究の紹介

Ⅰ．fMRIとは

近年，中枢神経系疾患の診断で日常的に使用されている磁気共鳴画像法（MRI：magnetic resonance imaging）は，核磁気共鳴現象（NMR：nuclear magnetic resonance）という物理学的現象を応用している．このMRIは，超伝導磁石を使用し，高磁場を発生させている静磁場コイルと傾斜磁場コイル内に人体を置き，ラジオ波（RF：radio frequency）を照射して，体内にある磁性体の水素原子の原子核（proton）から得られる共鳴信号を2次元フーリエ変換して画像化する装置（図1）である．

fMRIの「f」は，functional（機能的）を省略しており，functional MRIや機能的MRIという表記も散見されるが，同義である．したがって，fMRIとはこのMRI装置を用いて，「脳機能」に関連した信号強度の変化を画像化している脳機能イメージングを意味している．

現在行われているfMRIを用いた研究のほとんどは，1990年にOgawaら[1]によって報告されたボールド（BOLD：blood oxygenation level dependent）効果を用いて脳機能を画像化している．この研究成果により，MRIは形態を画像化する装置から，機能も画像化できる装置へと進化した．

簡単に，ボールド効果のメカニズムを説明する（図2）．血液中には，反磁性体であるオキシヘモグロビン（oxy-hemoglobin；酸化ヘモグロビン）と常磁性体であるデオキシヘモグロビン（deoxy-hemoglobin：還元ヘモグロビン）が存在している．ボールド効果とは，ヘモグロビンの脱酸化時の共鳴信号の変化を画像化したものである．

まず，被験者に対して課題をさせることで，課題に対応する脳神経細胞活動が起こると周囲の酸素消費量が増加する．その数秒後，局所脳血流が約50％増加する．しかし，酸素消費量は5％ほどしか増加しないために，結果として過剰な動脈血が流入することになる．これによって，血液中ではオキシヘモグロビン濃度が急激に増大することで，相対的にデオキシヘモグロビン濃度が低下することになり，磁性率が減少する．さらに，局所脳血流量の増加により，原子核量は増加するため，最終的にその領域の信号強度が増強することになる．

この局所脳血流量の変化を捉えるために，通常使用されているMRI撮影法とは異なり，

---

* Yoshiyuki MURAKAMI/植草学園大学保健医療学部理学療法学科

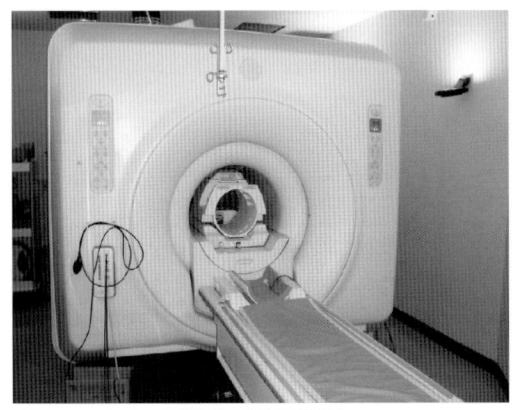

図1　MRI装置

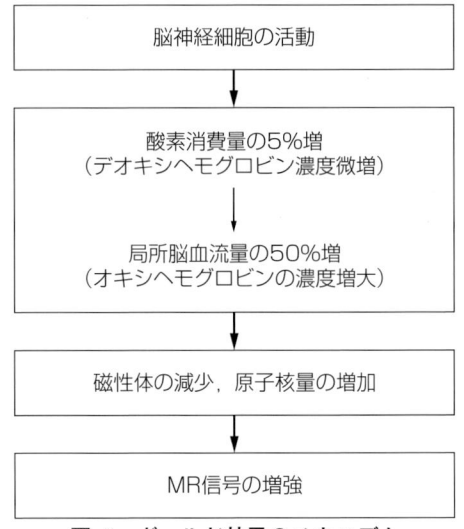

図2　ボールド効果のメカニズム

脳神経細胞の活動
↓
酸素消費量の5%増
(デオキシヘモグロビン濃度微増)
↓
局所脳血流量の50%増
(オキシヘモグロビンの濃度増大)
↓
磁性体の減少，原子核量の増加
↓
MR信号の増強

fMRI撮影には磁性率の変化に最も敏感な高速撮影法であるエコープレナー法（EPI：echo planar imaging）が用いられている．また，脳血流量の変化と脳神経活動の関係には，強い連動性が認められている．したがって，脳神経活動に伴った局所脳血流量の変化を，共鳴信号変化として捉えることで脳機能の研究を行っている．

fMRIの測定デザインも，目的によって使い分けられ，シンプルな脳局在を抽出するために用いられているカテゴリー型デザインや課題と安静を交互に設定し差分することにより，その課題に関連した脳賦活領域を統計的に算出するブロック型デザインがある．また，一事象に伴う脳賦活の変化様式を捉えることで，その事象に関連する脳活動を撮るために事象関連fMRI法（event-related fMRI）などがある．

脳賦活は，同一課題においても比較的個人差があり，一般的にはさまざまな解析処理を行う．最も使用されている解析方法は，Fristonら[2,3]が開発したSPM（statistical parametric mapping）を用いて，位置補正，標準化，平滑化したうえで統計処理を行っていることが多い．

これまでのfMRI研究の主流であった1.0～1.5T（tesla；テスラー）の高磁場MRI装置から，さらに超高磁場撮影が可能な研究用3.0～5.0TのMRI装置が研究に用いられるようになっている．MRI装置が高磁場であるほどMR信号を鮮明に捉えることが可能となり，今まで困難であった微細な神経核などの詳細な賦活部位の同定などが行える．

II．fMRIの利点と欠点

fMRIの利点と欠点および使用に際しての考慮点を示す（**表1**）．fMRIの最大の利点は，無被曝である．加えて，造影剤などが必要なく，完全な無侵襲で行える．これは，同じ脳イメージング研究で使用されている陽電子放出断層撮影法（PET：positron emission tomography）では微量ながら放射線被曝があり，造影剤も必要である．また，造影剤を使用しないため，同一被験者での複数回の連続撮影も可能である．

撮影条件の設定に依存はするが，fMRIは5mm以下の空間分解能を有しており，他の脳イメージング機器のPETや機能的近赤外線分光法（fNIRS：functional near infrared spectroscopy），脳磁図（EMG：magnetoencephalography）は10mm前後であり，空間分解能は優れている．また，脂肪組織とその他の組織とのコントラストを鮮明に画像化することが可能で

表 1 fMRI の利点と欠点および使用に際しての考慮点

利　点	欠　点	使用に際しての考慮点
・無被曝，無侵襲である ・複数回の連続撮影が可能 ・空間分解能は優れている ・コントラスト分解能は優れている ・任意の脳断層画像が撮影可能 ・MRI 装置の普及，研究論文が多い	・時間分解能は高くない ・金属が持ち込めない ・身体拘束が大きい ・高コスト	・異常の早期発見への可能性 ・閉所，暗所恐怖症への説明と配慮

あり，コントラスト分解能にも優れている．しかも，MRI 装置を使用していることで，任意の脳断層画像が得ることができることも利点である．

少し意味合いは異なるが，MRI 装置自体が最も普及していることで，身近にある脳イメージング装置であり，上記した利点から使用されることが多く，研究論文や書籍が他の装置と比して，多く刊行されていることも研究者（特に初学者）にとっては利点と考えられる．

一方，欠点は，時間分解能は優れているとはいえない．他の脳イメージング機器である EMG は 0.005 秒，fNIRS は 0.01 秒であるのに比べて，fMRI は全脳撮影を行うのに数秒の時間を要する．

また，磁性体である金属は磁場を乱し，画像化できないために持ち込むことができない．同様の理由により，脳動脈瘤クリッピング後のクリップや心臓ペースメーカなどの金属を体内に入れている被験者の撮影は禁忌である．

また，脳画像を明瞭に撮影するためには，頭部固定が必要であるため，身体拘束をしなければならない．したがって，頭部が動くような大きな運動課題は測定が困難である．そして，全所要時間は，ボリューム（脳形態）画像と fMRI 撮影をする時間となり，約 20 分間 MRI 装置内の暗所および閉所に留まらなくてはならない．このため不安がる被験者には，実験前から十分な説明を行い，実験中においても十分な配慮が必要であると考えられる．

このように，脳機能研究に多大な貢献をしているfMRI には，利点と欠点が存在する．したがって，研究目的によって，脳イメージング機器を選択し，相互補完的に使用することが重要である．

Ⅲ．fMRI を活用した運動制御および運動学習研究の紹介

脳機能イメージング研究によって運動中のヒトの脳活動が徐々に明らかにされている．運動制御には，運動する意思の発動を行う辺縁系や前頭連合野，外部環境を捉えるための感覚野，運動のプランやプログラミングに関与する運動前野（PM：premotor area），補足運動野（SMA：supplementary motor area），小脳，運動の実行および調整に関与する運動野，帯状回運動皮質，小脳，脳幹部など多くの領域が関わっている．

本稿では，外部環境を捉えるための感覚入力系，制御に必要なプランやプログラミング，運動学習に重要な小脳内部モデル理論，学習前後での脳内機構の変化について説明する．

1．感覚入力系の脳イメージング

運動を制御するには，自己の身体と環境との相互作用が必要不可欠である．われわれは，視覚や体性感覚情報から多くの情報を得ている．そして，これらがヒトの身体図式の形成には重要であり，運動制御にも大きく関わっている．

視覚情報は，視神経からの情報が視床外側膝状核に達し，そこから後頭葉の一次視覚野，視覚前野に至る．これに関する研究は，色や方位

などの対応皮質を同定する研究から，高次の視覚認識メカニズム研究まで多岐にわたる[4]．本稿では運動制御に焦点化し，Mishkinら[5]によって提唱されている2つの視覚経路である「Whatの経路」と「Whereの経路」から紹介する．

このWhatの経路は，後頭葉から側頭連合野へと送られる経路であり，視覚情報にて，物体認知や意味要因の処理を行うとされている．Malachら[6]は，対象者に人の顔写真や日常で使用する物をみせた時と無意味な図柄をみせた時の脳内機構をfMRIにて，後頭葉外側部の賦活を報告した．そして，Gauthierら[7]も，この仮説を支持した．彼らは，自動車関係の専門家と鳥類研究家を対象に，異なる自動車や鳥類の識別を行わせ，側頭葉腹側領域の賦活を報告した．これは，微妙な特徴の差異を識別するため，つまり高次な視覚識別処理に関する領域であるとした．これらの領域は，後頭側頭物体関連領域と呼ばれており，Whatの経路と一致している．

一方，Whereの経路（後頭葉から頭頂連合野へ至る）においても，Nishidaら[8]はランダムドットステレオグラム（RDS：random dot stereogram）を用いた空間立体視の課題にて実験した結果，左右の頭頂葉領域の賦活を報告した．また，Tairaら[9]は陰影のある凹凸を用いた空間の奥行き課題を行い，右頭頂間溝後方の賦活を報告し，この仮説を支持する結果となった．

したがって，視覚情報は物体認知や意味記憶であれば，Whatの経路つまり側頭後頭領域で，空間や位置認知であれば，Whereの経路つまり頭頂間溝領域で処理していることが，脳イメージング研究においても証明されている．また，後者の領域は，異種感覚統合領域（視覚情報と触覚情報の統合）とも一致しており，運動制御の中で注目されている脳内領域の一つである[10]．

それに対して，体性感覚情報の処理には対側の感覚運動野（SMC：sensorimotor cortex）の活性化が報告されていた[11]．加えて，Iwamuraら[12]は一次および二次体性感覚野で階層的に行われ，二次体性感覚野は脳梁を介して両側の情報交換が密であるとした．さらに，知覚探索課題[13]，能動的な触覚弁別課題[14,15]にて両側のSMC，小脳の関与を示唆する報告がある．このように，高次な体性感覚処理には認知機能が必要であり，両側のSMCや小脳が関与するといった報告がある[16,17]．

われわれも触知覚と触識別課題を行った結果，高次な感覚処理である触識別では，対側のSMCだけでなく同側のSMCに加え，小脳を含む多くの領域が賦活していることを確認した[18]．これらの研究は，単なる触知と識別では脳内機構は異なることを明らかにしている．しかも，高度な感覚処理は対側のSMCのみでなく，同側のSMCおよび小脳が関与している．小脳機能といえば，運動制御といわれて久しいが，それだけではないことが近年，明らかにされている．そしてこれらの情報が，視覚情報と統合処理され，運動のプランを行っているPMに送られ，SMA，SMCに至り，効率的な運動制御が行えるのである．

2．プランおよびプログラミングの脳イメージング

Raoら[19]は，手指対立という運動要素を一定にし，プランやプログラムを複雑にした実験を行った．課題は，規則的で単純な課題（母指以外の手指を同時に屈伸する）と対立する順序を中指，小指，環指，示指と複雑にした課題である．結果，複雑な課題にて，両側のSMCに加え，両側のSMAとPMが著明に賦活したと報告した．これは，運動のプランやプログラムをPMやSMAが担っていることを示している．

われわれも，左右手指での対立動作時の運動を分析した結果，非利き手運動時に賦活信号強度の増強と両側のSMC，SMAの賦活を確認した[20]．つまり，巧緻性の低い非利き手では，プランやプログラムが必要であるといえる．さら

に，手指対立の運動速度を変化させ，相対的にプランやプログラムの難易度を上げた対立運動を行わせた結果，対側のSMCの賦活領域拡大と同側のSMCとSMAの賦活を報告した[21]．また，同じ手指対立運動でも，母指と対立する手指が，比較的容易な示指と比して，不慣れな小指では，対側のSMC，SMA，同側小脳の賦活拡大に加え，同側のSMC，SMAの賦活も増加した[22]．つまり，課題の複雑さや習熟度によりSMA，同側のSMCの関与が多くの研究で指摘されている．

しかし，同側のSMCの賦活に関して，Kimら[23]は，右利きと左利きの対象者に対し，対立運動を行わせ，右SMCは対側運動で賦活するが，左SMCは同側，対側の運動に関係なく賦活し，この傾向は右利き者に著明であったと報告した．そして，運動制御の非対称性という新たな見解を示している．これについて，Kawashimaら[24]も左利きの対象者に手指の対立運動時にて両側運動関連領域の賦活を報告しており，左SMCは運動制御に特化している可能性を示唆し，複雑な運動では両側のSMCの協調的な活動が必要としている．今後，さらなる研究が必要であると考えられる．

3．小脳内部モデル理論の脳イメージング

小脳はフィードバック情報（誤差情報）を運動関連領域に送ることで，効率的な運動を制御している．また，運動中や学習初期だけでなく，学習後においても獲得されたモデルが蓄えられている．いわゆる小脳内部モデル理論である．内部モデル理論とは，ボトムアップ的な運動制御だけでなく，トップダウン的な運動制御を行っており，内部モデル情報が小脳に蓄えられているという．つまり，この内部モデルにてフィードバック情報なしでも適切な運動制御が瞬時に行えるのである．

この内部モデル理論をImamizuら[25]は，fMRIを用いてコンピューターマウスを使用したコントロール課題と学習課題を比較検討している．そして，誤差情報と内部モデルの活動を分離することに成功し，はじめて内部モデルの賦活を明らかにしている．この結果では，学習初期の誤差情報の賦活は学習にて減少し，内部モデルの賦活は学習が完了するにしたがって増加することを示した．つまり，小脳には内部モデルが存在し，運動制御と運動学習全般に関与している．また，小脳機能は認知的制御に最も反応するといった報告[26]もあり，小脳に対する研究は注目されている研究分野である．

4．運動学習前後の脳イメージング

運動学習がもたらす脳内機構の変化については，Jänckeら[27]とKringsら[28]が音楽家に手指の単純運動を行わせ，運動関連領域の賦活縮小を報告した．これらは，学習後に賦活領域が収束するという報告である[29]．われわれも知覚学習後に，賦活領域が限局・減少することを報告した[18]ように，学習したことで課題自体の難易度は低下する．加えて，内部モデルを使用することで，多くの脳領域を活性化させなくても課題達成が可能となり，収束すると考えられる．

しかし，Sterrら[30]は視覚障害者を対象とし，読字に使用する手指の運動皮質領域が拡大していることを報告している．そして，脳損傷片麻痺例に対する運動療法によって，患側運動時に同側のSMCが新たに活動していることも報告されている[31]．これらの研究は，学習することでいずれも皮質領域を拡大するという結果を示している．

このように脳内機構の変化は，運動学習によって脳内機構は，限局した領域に収束傾向を示す．一方で新たに再構築する際には，拡大傾向を示すと考えられるが，さらなる研究が必要である．

文　献

1) Ogawa S, Lee TM, Nayak AS, et al：Oxygen-

ation-sensitive contrast in magnetic resonance image of rodent brain at high magnetic fields. *Magn Reson Med* **14**：68-78, 1990
2) Friston KJ, Ashburner J, Frith CD, et al：Spatial registration and normalization of images. *Hum Brain Mapp* **2**：165-189, 1995
3) Friston KJ, Holmes AP, Worsley KJ, et al：Statistical parametric maps in functional imaging：A general linear approach. *Hum Brain Mapp* **2**：189-210, 1995
4) 竹本篤史，中村克樹：視覚のイメージング―後頭葉．神経研究の進歩 **48**：196-203, 2004
5) Mishkin M, Ungerleider LG：Object vision and spatial vision；two cortical pathways. *Trends Neurosci* **6**：414-417, 1983
6) Malach R, Reppas JB, Benson RR, et al：Object-related activity revealed by functional magnetic resonance imaging in human occipital cortex. *Proc Natl Acad Sci* **92**：8135-8139, 1995
7) Gauthier I, Skudlarski P, Gore JC, et al：Expertise for cars and birds recruits brain areas involved in face recognition. *Nat Neurosci* **3**：191-197, 2000
8) Nishida Y, Hayashi O, Iwami T, et al：Stereopsis-processing regions in the human parieto-occipital cortex. *Neuroreport* **12**：2259-2263, 2001
9) Taira M, Nose I, Inoue K, et al：Cortical areas related to attention to 3D surface structures based on shading：an fMRI study. *Neuroimage* **14**：959-966, 2001
10) Saito DN, Okada T, Morita Y, et al：Tactile-visual cross-modal shape matching：a functional MRI study. *Cog Brain Res* **17**：14-25, 2003
11) Moore CI, Stern CE, Corkin S, et al：Segregation of somatosensory activation in the human rolandic cortex using fMRI. *J Neurophysiol* **84**：558-569, 2000
12) Iwamura Y, Tanaka M, Sakamoto M, et al：Rostrocaudal gradients in the neuronal receptive field complexity in the finger region of the alert monkey's postcentral gyrus. *Exp Brain Res* **92**：360-368, 1993
13) Gao JH, Parsons LM, Bower JM, et al：Cerebellum implicated in sensory acquisition and discrimination rather than motor control. *Science* **272**：545-547, 1996
14) 武田克彦，神長達郎，清水輝夫：診療 fMRIによる材質識別の脳内機構の検討．臨放 **46**：313-317, 2001
15) Liu Y, Pu Y, Gao JH, et al：The human red nucleus and lateral cerebellum in supporting roles for sensory information processing. *Human Brain Mapp* **10**：147-159, 2000
16) Martin A, Haxby JV, Lalonde FM, et al：Discrete cortical regions associated with knowledge of color and knowledge of action. *Science* **270**：102-105, 1995
17) Parsons LM, Fox PT：Sensory and cognitive functions. *Int Rev Neurobiol* **41**：255-271, 1997
18) 村上仁之，渡邉　修，来間弘展，他：触覚による識別時の脳内機構と学習の影響について―機能的MRIによる分析．総合リハ **36**：263-268, 2008
19) Rao SM, Binder JR, Bandettini PA, et al：Functional magnetic resonance imaging of complex human movements. *Neurology* **43**：2311-2318, 1993
20) 松田雅弘，渡邉　修，来間弘展，他：手指対立運動における感覚運動野の賦活に関する左右差の検討―機能的MRIによる分析．理学療法科学 **21**：387-391, 2006
21) 村上仁之，渡邉　修，来間弘展，他：随意運動における速度負荷の脳内賦活領域の検討．理学療法学 **33**：340, 2006
22) 渡邉　修，来間弘展，妹尾淳史，他：習熟動作と非習熟動作の脳内賦活の検討．日本保健科学 **9**：17, 2006
23) Kim SG, Ashe J, Hendrich K, et al：Functional magnetic resonance imaging of motor cortex：hemispheric asymmetry and handedness. *Science* **261**：615-617, 1993
24) Kawashima R, Inoue K, Sato K, et al：Functional asymmetry of cortical in left-handed subjects. *Neuroreport* **8**：1729-1732, 1997
25) Imamizu H, Miyauchi S, Tamada T, et al：Human cerebellar activity reflecting an acquired internal model of a new tool. *Nature* **403**：192-195, 2000
26) Parsons LM, Bower JM, Gao JH, et al：Lateral cerebellar hemispheres actively support sensory acquisition and discrimination rather than motor control. *Learn Mem* **4**：49-62, 1997
27) Jäncke L, Shah NJ, Peters M：Cortical activations in primary and secondary motor areas for complex bimanual movements in professional pianists. *Cogn Brain Res* **10**：177-183, 2000
28) Krings T, Topper R, Foltys, et al：Cortical activation patterns during complex motor tasks in piano players and control subjects. A functional magnetic resonance imaging study. *Neurosci Lett* **27**：189-193, 2000
29) Koeneke S, Lutz K, Esslen M, et al：How finger tapping practice enhances efficiency of motor control. *Neuroreport* **17**：1565-1569, 2006

30) Sterr A, Müller MM, Elbert T, et al : Changed perceptions in Braille readers. *Nature* **391** : 134-135, 1998
31) Sasaki K, Gemba H : Plasticity of cortical function related to voluntary movement motor learning and compensation following brain dysfunction. *Acta Neuro Supp* **41** : 18-28, 1987

3 PET

藤本敏彦* 田代 学** 伊藤正敏***

◆ Key Questions ◆
1. PETとは
2. 乳酸は脳のエネルギー源
3. PETを活用した運動学習（制御）研究の紹介

I．PETとは

1．原 理

　陽電子断層撮影法（PET：positron emission tomography）は，生体内組織の代謝を非侵襲的に観察できる装置である（**図1a**）．三次元画像構築が可能であるため，がん検診などで一般病院でも広く普及しつつある．臨床的には，脳や心臓の血流の観察，あるいは腫瘍の画像化に用いられてきた．また，脳活動の検出が可能であることから脳機能地図に関する研究に貢献している．

　PETでは放射性同位元素で標識した薬剤をトレーサーとして用いる．例えば，脳局所のエネルギー代謝を観察するためには，グルコースをフッ素18（^{18}F）で標識した^{18}F-フルオロデオキシグルコース（^{18}F-FDG）を用いる．^{18}F-FDGは，グルコースとほぼ同様にグルコーストランスポーターにより細胞内へ取り込まれる．^{18}F-FDGが多く取り込まれた部位から，より多くのγ線が放射されるため，γ線検出計数がエネルギー代謝量に相関することになる．^{18}F-FDGは細胞に取り込まれると，解糖系に入りヘキソキナーゼでリン酸化される．しかしその後の代謝は，ほとんど進行せず細胞内に停留する．この時，^{18}Fから陽電子（ポジトロン）が放出され，この陽電子が体内に存在する電子と結合することで消滅する．この陽電子の消滅時に，角度約180°の対方向へ2本のγ線が放射される（**図1c**）．この一対のγ線を，リング状に配置されたPETの検出器で同時計測する（**図1b**）．検出器で同時にγ線が計測された場合，その中間に放射性同位元素が存在することになる．PETの検出器から得られた情報を基に，大型計算機において画像を構築する．画像構築には，γ線の散乱補正，減弱補正，自然崩壊補正などが必要である．本稿では，PETの画像獲得の方法の概論にとどめるが，画像構築を含め方法論の詳細は参考文献を参照されたい[1]．

2．PET用放射性薬剤

　脳機能の測定に使用される代表的なPET用放射性物質は，^{18}Fの他に主に^{15}Oや^{11}Cがある（**表1**）．運動と脳の研究を推進するにあたり有効と思われる薬剤を**表1**に示した．^{15}Oの分子や^{15}O標識の水を用いることによって，脳血流

---

*　Toshihiko FUJIMOTO/東北大学高等教育開発推進センター
**　Manabu TASHIRO/東北大学サイクロトロン・ラジオアイソトープセンター，核医学研究部
***　Masatoshi ITOH/仙台画像検診クリニック

a. PETの外観
b. PETのγ線検出法
c. 陽電子の崩壊

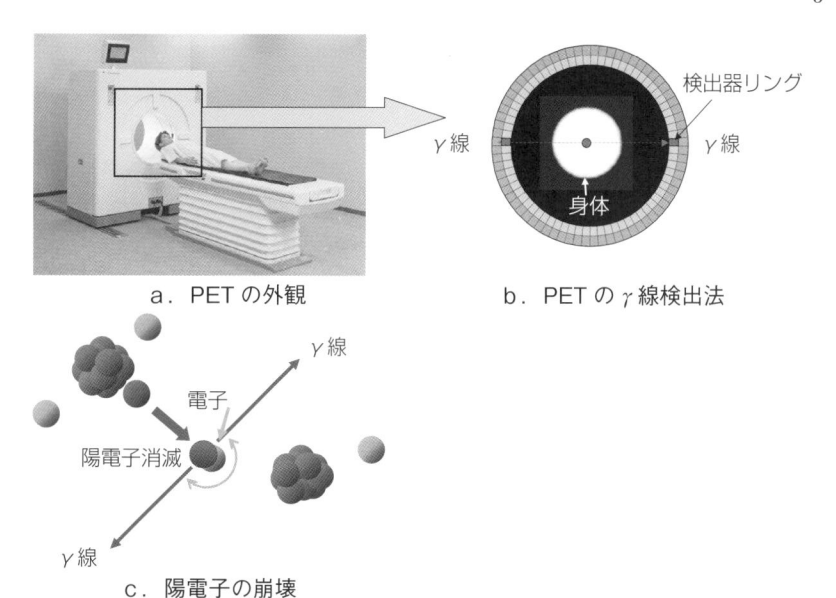

図1 PETについて（東北大学サイクロ・RIセンター　四月朔日聖一先生により提供）

表1　PET用放射性薬剤の例

薬剤名称	化学式	対処臓器	測定項目
酸素（^{15}O）酸素ガス	$^{15}O_2$	脳，心筋	酸素代謝
酸素（^{15}O）一酸化炭素ガス	$C^{15}O$	脳，心プール	血液量
酸素（^{15}O）炭酸ガス	$C^{15}O_2$	脳	血流
酸素（^{15}O）水	$H_2^{15}O$	脳，心筋	血流
フッ素（^{18}F）フルオロデオキシグルコース	^{18}F-FDG	脳，心筋，骨格筋	糖代謝
フッ素（^{18}F）フルオロドーパ	^{18}F-FDOPA	脳	ドーパミン系節前機能
炭素（^{11}C）ラクロプライド	^{11}C-raclopride	脳	ドーパミンD_2受容体
炭素（^{11}C）N-メチルスピペロン	^{11}C-NMSP	脳	ドーパミンD_2受容体　セロトニン5HT2受容体
炭素（^{11}C）MPDX	^{11}C-MPDX	脳	アデノシンA_1受容体
炭素（^{11}C）TMSX	^{11}C-TMSX	脳	アデノシンA_{2A}受容体

や脳酸素代謝，脳血液量を測定することが可能である．^{15}Oの自然崩壊による半減期は約2.1分であるため，比較的短時間の生理現象を捉えることに有効である．また，^{11}Cはラクロプライド，N-メチルスピペロンなどの標識に用いられ，脳内ドーパミン作動性神経の活動，セロトニン作動性神経の活動を観察することができる．身体運動による神経伝達物質の動態は不明な点が多くあり，運動研究にも有用な薬剤である．^{11}Cの半減期は約20分である．^{18}Fは，グルコースのほかにフルオロドーパなどを標識することができる．^{18}F-フルオロドーパも脳内ドーパミン作動性神経の活動を観察することができる．^{18}Fの半減期は110分である．一般的に^{18}F-FDGは静脈注射で投与され，そのほとんどが約20〜30分で体内に吸収される．したがって，PETの画像として示される結果は，投与後20〜30分間の生理作用の平均画像である．

その他の PET 用放射性薬剤は，定義によるが約 40 種類以上ある．

3．データ解析

得られた脳画像の解析には statistical parametric mapping (SPM；http://www.fil.ion.ucl.ac.uk/spm/) というソフトウェアが利用されることが多い．SPM は空間的な情報の統計処理を行うソフトウェアで，PET をはじめ，単一光子放出断層法 (SPECT：single photon emission computed tomography)，核磁気共鳴画像 (MRI：magnetic resonance imaging)，機能的核磁気共鳴画像 (fMRI：functional magnetic resonance imaging)，脳波 (EEG：electro encephalography) などの脳画像解析に用いられている．SPM 自体は無料のソフトウェアだが，プラットホームに MATLAB という有料のソフトが必要となる．SPM によって脳画像は方形 ($2 \times 2 \times 2$ mm) の voxel に切り直され，比較する脳画像の同じ voxel を対象として t 検定を用い統計処理が行われる．また検定の有意水準も，仮説に基づいて結果が予測できる場合と，まったく新しい現象の発見の場合では異なり，多重比較補正を必要とする場合もある．また，SPM ではさまざまな指標と脳画像の相関分析を行うこともできる．現在は SPM5 が公開されているが，本稿では主に SPM99 および SPM2 を用いた結果を示す．

4．定量方法

^{18}F-FDG を用いた組織のグルコース取り込みについて 2 つの定量方法を紹介する．

下記の式 1 に示される standardized uptake ratios (SUR) は相対的定量法で，調べたい関心領域 (ROI：region of interest) の単位体積あたりの相対放射能を表す．具体的には，平均 γ 線カウント数 a_{ROI} (cps/ml) を被験者の体重 m (g)，^{18}F-FDG 投与量 d (μCi) で補正する．a_{ROI} と d は，PET 装置独自の校正計数 f (PETcps/μCi) を使用して単位を合わせる[2]（cps＝counts per second）．

$$SUR = (a_{ROI} \cdot m)/[d \cdot f] \quad \cdots\cdots\cdots （式1）$$

式 2 では，筋のグルコース消費量の絶対値 rGU (mmol/kg/min) が計算される．これは，動脈血漿中のグルコース濃度［Glc］p (mmol/l) と FDG の筋への移行速度 (Ki) の積である．これを FDG とグルコース間の競合比率（組織への入りやすさ；LC）で補正する[8]．

$$rGU = ([Glc] p/LC) \cdot Ki \quad \cdots\cdots\cdots （式2）$$

LC は脳では 0.8[3]，骨格筋では 1.2[4]，心筋では 1.0[5] と報告されている．

II．乳酸は脳のエネルギー源

長い間，グルコースが脳の唯一のエネルギー源と考えられてきた．しかし 1988 年に Schurr ら[6] によって生体外実験ではあるが，乳酸がグルコースよりも優先的に神経細胞で使われることが報告され，また追実験でもそれが確認されている[7,8]．乳酸はエネルギー代謝の一つである解糖系の代謝産物である．脳では膠細胞において解糖系で産生された乳酸を神経細胞が利用していると考えられている[9,10]．時期を同じくして，Dringen ら[11] によって脳に乳酸輸送担体があることが報告されている．乳酸輸送担体の存在は後発研究でも確かめられている[12]．その後，Smith ら[13] によって安静状態で生体の乳酸濃度を上昇させると，脳のグルコース取り込みが減少することがヒトで示され，脳が外因性の乳酸を取り込む可能性が報告された．また，Tanaka ら[14] は Bioradiography 法を用いて外因性の乳酸が脳に取り込まれることを直接観察している．

運動時において脳が乳酸を利用する可能性

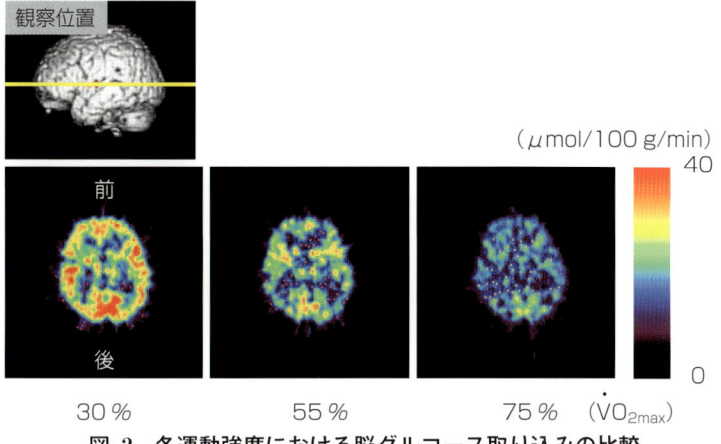

図2 各運動強度における脳グルコース取り込みの比較

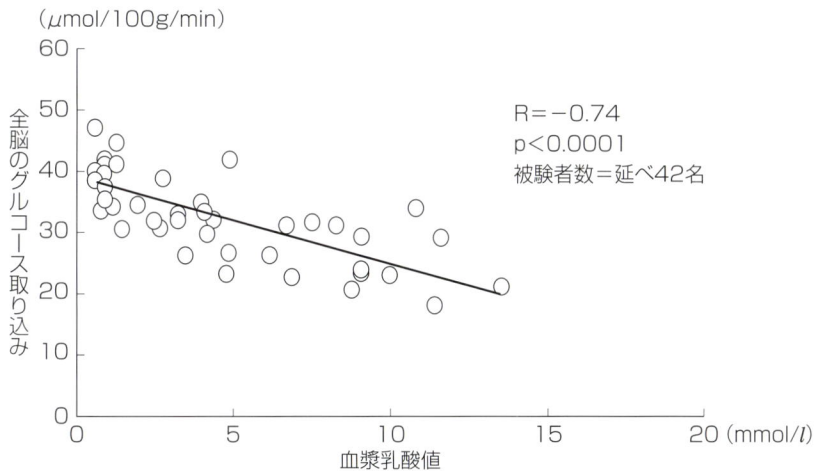

図3 血漿乳酸濃度と全脳グルコース取り込みの相関（文献17）より改変引用）

は，Ideら[15]とDalsgaardら[16]によって報告されている．彼らは最大酸素摂取量（$\dot{V}O_{2max}$：maximum oxygen consumption）の60％強度の運動時に乳酸濃度の動静脈較差が有意に上昇することから，運動により産生される乳酸が脳で使用される可能性を示している．近年，Kemppainenら[17]はPETを用いて運動強度と脳のグルコース取り込みを報告し，乳酸と脳エネルギー代謝の関係に検討を加えている．彼らが用いた運動の強度は30％，55％および75％ $\dot{V}O_{2max}$であった．全脳のグルコース取り込みは，運動強度の上昇に伴い直線的に減少し，30％ $\dot{V}O_{2max}$強度の運動に比べ75％ $\dot{V}O_{2max}$の運動強度では，32％ものグルコースの取り込みが減少することが明らかとなった．**図2**には各運動強度における脳のグルコースの取り込みをPET画像で示した．運動強度の上昇に伴いグルコースの取り込みが低下した分は，他のエネルギー源に依存することになる．この研究では，全脳のグルコース取り込みは血漿乳酸濃度が高い被験者ほど減少していた（**図3**）．これらの結果は運動強度の上昇に伴い，エネルギー源として乳酸

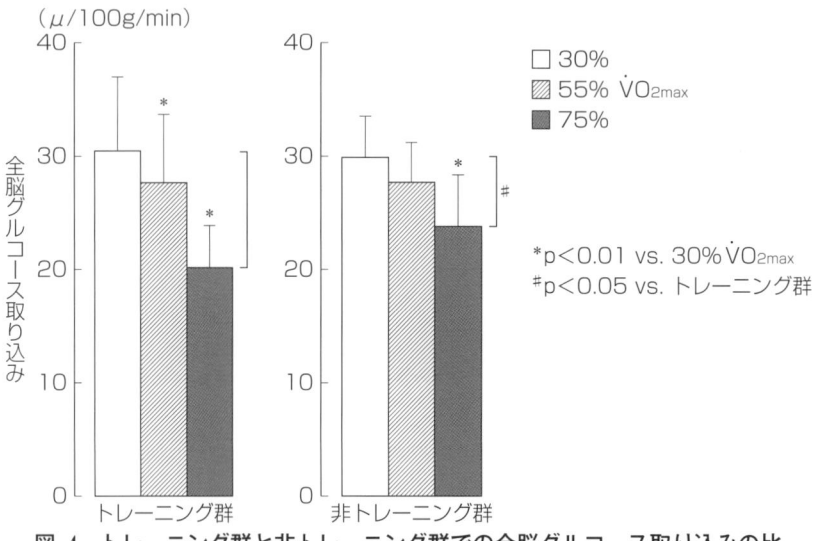

図4 トレーニング群と非トレーニング群での全脳グルコース取り込みの比較（文献17）より改変引用）

が使われる可能性を強く示唆している．他の可能性のあるエネルギー源は，脳神経内のグリコーゲンであるが，その量はきわめて少なく，グルコース取り込みの減少を説明できるものではない．

さらにKemppainenら[17]はトレーニング群と非トレーニング群を対象に同様の検討を加えている．両群とも運動強度の上昇に伴い全脳のグルコース取り込みは減少した．しかしトレーニング群において，その低下の割合は非トレーニング群に比べ有意に大きいものであった（**図4**）．この結果は，トレーニング群では運動強度の上昇に伴いグルコース以外のエネルギー源，おそらく乳酸へのエネルギー依存度が高くなることを示している．脳のグルコース消費は，基礎代謝の約20％を占めるといわれる．また一方で主動筋となる骨格筋のグルコース取り込みは5～6倍に上昇する．したがって，運動時に脳や心臓などの他の臓器が積極的に乳酸を利用することにより，全身的なグルコースの節約が行われていると思われる．またトレーニング群において，非トレーニング群に比べ，よりグルコースの取り込みが減少した領域は，前帯状回

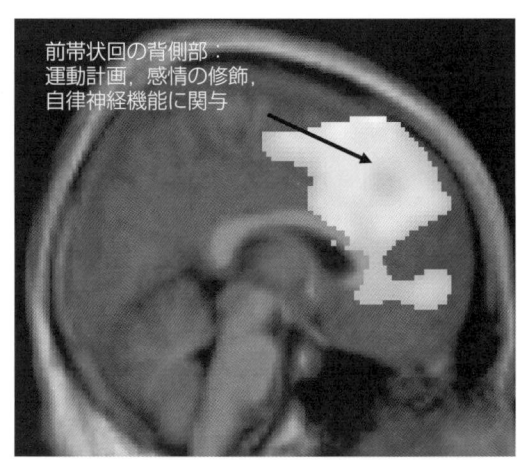

図5 トレーニングによってグルコースの取り込みが抑制された脳領域（文献17）より改変引用）

の背側部であった（**図5**）．この領域は，認知や運動計画，情動制御，自律神経系機能に関係しており，神経細胞の代謝機能にトレーニング効果が認められたことは非常に興味深い．

乳酸は乳酸脱水素酵素によってピルビン酸へ変更された後，TCAサイクルで有酸素的に代謝される．乳酸の使用によるエネルギー代謝は，グルコースをピルビン酸に代謝するより

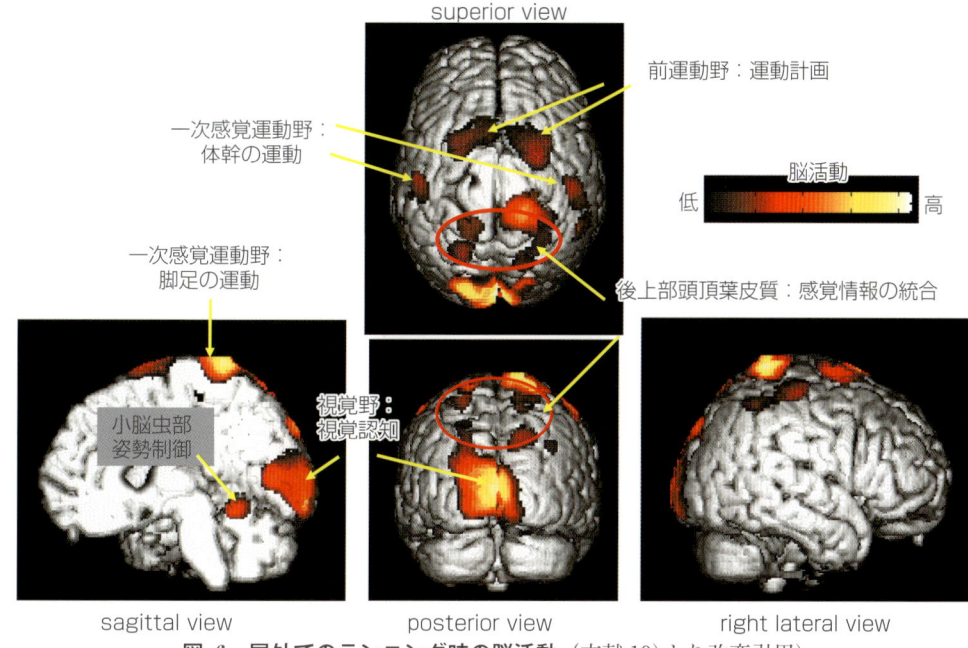

図 6 屋外でのランニング時の脳活動（文献 19）より改変引用）

1ATP少なくてよい．したがって，より神経活動が高まっている時には乳酸をエネルギー源として用いたほうが，グルコースを使うよりもエネルギー効率がよいと考えられる[18]．このようなことが，神経細胞が積極的に乳酸を利用する要因であろう．

III．PETで観察した全身運動時の脳活動

Tashiroら[19]は，屋外でのランニング時の脳活動を，PETを用いて報告している．コントロール群とランニング群を比較したSPM解析の結果を図6に示した．ランニング時にグルコース取り込みが上昇した脳領域は，後上部頭頂葉皮質，一次視覚野，視覚連合野，運動前野外側部，一次感覚運動野外側部・内側部，小脳虫部であった．

移動を伴うランニングは，コースの選択や段差，曲がり角など危険からの回避を必要とする．そのため高度に統合された運動計画が必要とさ

れ，運動前野の活動が不可欠と考えられる．一次感覚運動野は運動の実行に関わる最も重要な領域である．一次感覚運動野右上内側領域は，脚足をつかさどる領域である．ランナーは体を支持し推進力を得るため，脚を振り上げ，着地，地面を蹴る動作を瞬時に行わなければならない．また右一次感覚運動野外側部においても高い活性が認められた．これまで背臥位での自転車エルゴメータ運動時に，一次感覚運動野外側部および内側部の局所血流が増加することがFinkら[20]により報告されている．一次感覚運動野外側部は体幹の骨格筋をつかさどっており，全身運動では呼吸運動の増加による呼吸筋の収縮を反映していると思われる．

一次視覚野は視覚情報を感覚し，視覚連合野において知覚・認知を行っている．実際のランニング時に最も働いているのは，視覚野を含む感覚系の皮質である．ランニング時に，網膜に映し出された外界の映像は継続的に変化する．さらにランニング時には，脳は体の移動や頭部の揺れによる網膜映像の揺れを積極的に調整し

ている．先行研究では，頭頂葉が網膜映像の調整を行っていることが報告されているが，同様の調節を頭頂葉と後頭葉が共同して行っている可能性も考えられる[21]．

ランニングでは前方の障害物を避けなければならない．高さや深さを目測するための高度な神経情報処理は，頭頂葉と後頭葉の共同作業，つまり後上部頭頂葉皮質で行われている可能性が示唆されている[22]．全身運動時には，体性感覚，前庭からの平衡感覚などの処理も必要であり，視覚情報と合わせて後上部頭頂葉皮質で統合処理されていると考えられる．Tashiroら[19]の結果は，屋外でのランニング時には運動をつかさどる領域とともに感覚系の領域が多くエネルギーを消費していることを示している．

小脳虫部のグルコース取り込みの上昇は明らかであった．小脳虫部の働きは，ランニング運動には重要なものと考えられる．^{18}F-FDG-PETを用いたMishinaら[23]の報告によるとオリーブ橋小脳萎縮患者では健常者に比べ，歩行時に小脳虫部のグルコース取り込みが低下し，明らかに足取りが乱れることが報告されている．Sharpら[24]は，autoradiographyを使った実験で，ラットの水泳において小脳虫部のグルコース取り込みが増加することを報告している．またラットのフリーランニング時では，小脳全体のグルコースの取り込みが上昇したことが報告されている[25]．小脳虫部は姿勢維持をつかさどり，ヒトにおける直立ランニングや先行研究における動物の水泳など，特に姿勢制御が重要となる運動遂行時にグルコースの取り込みが高くなることは合理的な結果と考えられる．

IV．PETを用いた運動実験上の留意点

PETを用いて運動実験を行う場合，いくつかの技術的な留意点がある．被験者は実験日の2日前から激しい運動やスポーツを避け，実験には空腹状態で参加する．理由は，運動刺激による骨格筋のグルコース取り込みは運動後十数時間続くこともあり，実験で用いる運動以外の運動の影響を避けるためである．また，食事制限はインスリン刺激による骨格筋のグルコース取り込みの影響を避けるためである．^{18}F-FDGの半減期と代謝動態を考慮すると，投与からスキャン終了まで約2時間以内に終了することが望ましい．一定強度の運動による骨格筋のエネルギー代謝が定常状態に達するまでには，5分程度の時間を要する．したがって，運動時のグルコース取り込みを観察する場合に，運動開始直後に^{18}F-FDGを投与すると，運動中の定常状態ではない運動初期のグルコース取り込みの影響を含むことになる．つまり，運動時のグルコース取り込みを観察する場合は，運動開始5分以後での^{18}F-FDGの投与が望ましいと考えられる．運動時間は観察したい現象によってさまざまに変化すると思われる．ところが静脈血中^{18}F-FDGの放射活性は，投与後数分でピークに達し，その後30分程度かけて指数関数的に減少する．したがって，^{18}F-FDG投与後の運動時間が短すぎると，運動後の骨格筋グルコース取り込みの影響を強く受ける．運動時の骨格筋のグルコース取り込みを観察したい場合は，投与後30分以上の運動の継続が望ましいと考えられる．スポーツ科学での^{18}F-FDGの投与量は少ないほどよいが，われわれは37 MBq（1mCi）を目安としている．これによる被曝は，年間自然放射能に相当する．したがって，繰り返し検査は慎重にすべきである．

文献

1) 藤本敏彦，伊藤正敏，田代　学，他：スポーツ，リハビリへの応用．伊藤正敏（編集主幹）：臨床医のためのクリニカルPET．先端医療技術研究所，2001，pp199-208
2) Kubota K, Matsuzawa T, Ito M, et al：Lung tumor imaging by positron emission tomography using C-^{11}L-methionine. *J Nucl Med* **26**：37-42, 1985

3) Reivich M, Alavi A, Wolf A, et al : Glucose metabolic rate kinetic model parameter determination in humans : the lumped constants and rate constants for [^{18}F] fluorodeoxyglucose and [^{11}C] deoxyglucose. *J Cereb Blood Flow Metab* **5** : 179-192, 1985
4) Peltoniemi P, Lönnroth P, Laine H, et al : Lumped constant for [(^{18})F] fluorodeoxyglucose in skeletal muscles of obese and nonobese humans. *Am J Physiol Endocrinol Metab* **279** : E1122-1130, 2000
5) Ng CK, Soufer R, Mcnulty PH : Effect of hyperinsulinemia on myocardial fluorine-18-FDG uptake. *J Nucl Med* **39** : 379-383, 1998
6) Schurr A, West CA, Rigor BM : Lactate-supported synaptic function in the rat hippocampal slice preparation. *Science* **240** : 1326-1328, 1988
7) Schurr A, Miller JJ, Payne RS, et al : An increase in lactate output by brain tissue serves to meet the energy needs of glutamate-activated neurons. *J Neurosci* **19** : 34-39, 1999
8) Larrabee MG : Lactate metabolism and its effects on glucose metabolism in an excised neural tissue. *J Neurochem* **64** : 1734-1741, 1995
9) Pellerin L, Magistretti PJ : Glutamate uptake into astrocytes stimulates aerobic glycolysis : a mechanism coupling neuronal activity to glucose utilization. *Proc Natl Acad Sci U S A* **91** : 10625-10629, 1994
10) Pellerin L, Magistretti PJ : How to balance the brain energy budget while spending glucose differently. *J Physiol* **546** : 325, 2003
11) Dringen R, Peters H, Wiesinger H, et al : Lactate transport in cultured glial cells. *Dev Neurosci* **17** : 63-69, 1995
12) Koehler-Stec EM, Simpson IA, Vannucci SJ, et al : Monocarboxylate transporter expression in mouse brain. *Am J Physiol* **275** : E516-E524, 1998
13) Smith D, Pernet A, Hallett WA, et al : Lactate : a preferred fuel for human brain metabolism in vivo. *J Cereb Blood Flow Metab* **23** : 658-664, 2003
14) Tanaka M, Nakamura F, Mizokawa S, et al : Role of lactate in the brain energy metabolism : revealed by Bioradiography. *Neurosci Res* **48** : 13-20, 2004
15) Ide K, Horn A, Secher NH : Cerebral metabolic response to submaximal exercise. *J Appl Physiol* **87** : 1604-1608, 1999
16) Dalsgaard MK, Ide K, Cai Y, et al : The intent to exercise influences the cerebral O_2/carbohydrate uptake ratio in humans. *J Physiol* **540** : 681-689, 2002
17) Kemppainen J, Aalto S, Fujimoto T, et al : High intensity exercise decreases global brain glucose uptake in humans. *J Physiol* **568** : 323-332, 2005
18) Magistretti PJ, Pellerin L : Metabolic coupling during activation. A cellular view. *Adv Exp Med* **413** : 161-166, 1997
19) Tashiro M, Itoh M, Fujimoto T, et al : ^{18}F-FDG PET mapping of regional brain activity in runners. *J Sports Med Phys Fitness* **41** : 11-17, 2001
20) Fink GR, Adams L, Watson JD, et al : Hyperpnoea during and immediately after exercise in man : evidence of motor cortical involvement. *J Physiol* **489** : 663-675, 1995
21) Duhamel JR, Colby CL, Goldberg ME : The updating of the representation of visual space in parietal cortex by intended eye movements. *Science* **255** : 90-92, 1992
22) Kertzman C, Schwarz U, Zeffiro TA, et al : The role of posterior parietal cortex in visually guided reaching movements in humans. *Exp Brain Res* **114** : 170-183, 1997
23) Mishina M, Senda M, Ohyama M, et al : Regional cerebral glucose metabolism associated with ataxic gait-an FDG-PET activation study in patients with olivopontocerebellar atrophy. *Rinsho Shinkeigaku* **35** : 1199-1204, 1995
24) Sharp FR : Relative cerebral glucose uptake of neuronal perikarya and neuropil determined with 2-deoxyglucose in resting and swimming rat. *Brain Res* **110** : 127-139, 1976
25) Kawashima R, Roland PE, O'Sullivan BT : Functional anatomy of reaching and visuomotor learning : a positron emission tomography study. *Cerebral Cortex* **2** : 111-122, 1995

4 MEG

大西秀明*

◆ Key Questions ◆
1. MEGとは
2. MEGの利点と欠点
3. 運動遂行時の脳磁界反応

I. MEGとは

　生体内では神経，骨格筋，心筋で絶えず電流が発生している．電気が流れるとその周囲には必ず磁界が発生する．磁場の大きさは単位面積を貫く磁束の数（磁束密度）で表され，テスラ（T）を用いる．1Tは1m²あたり1ウェーバーである．脳神経活動により発生する磁界は0.1から1ピコテスラ（pT）程度の磁界であり，地磁気の10億分の1程度という微弱なものである．心磁界が100pT，骨格筋が10pT程度といわれている[1]．1pTは10^{-12}テスラであり，1フェムトテスラ（fT）は10^{-15}テスラである．このように生体で発生する磁界は非常に小さいため，高感度の磁束検出コイルと高性能の磁束計が必要である．1970年にCohenら[2]は超伝導量子干渉素子（SQUID：superconducting quantum interference devise）を開発し，1972年にはじめてSQUID磁束計を用いて，てんかん患者の脳磁界を計測している[3]．その後の工学技術の発展に伴い，高性能のSQUIDと磁束検出コイルが開発され，各種刺激時における誘発脳磁界の計測が行われるようになった．図1にわれわれが使用している脳磁界計測装置

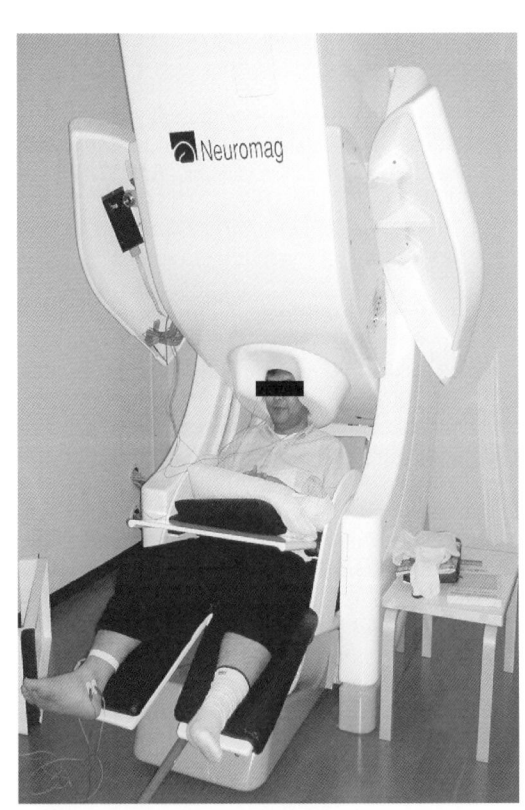

図1　306 ch 脳磁界計測装置（Neuromag, フィンランド）

Neuromagを示す．Neuromagの磁束計測コイルは図2aのような形をしており，1個のプレートに検出コイルが3個含まれている．この

* Hideaki ONISHI／新潟医療福祉大学医療技術学部

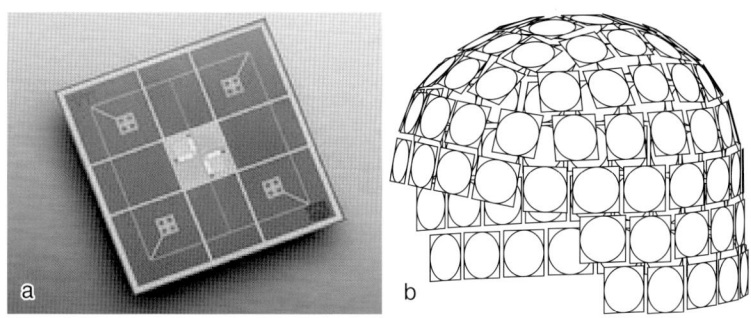

図2 磁束検出コイル
a．neuromagの磁束検出コイル．1個のプレートに3個のコイルが含まれている
b．全頭に配置された306個のコイル配置図

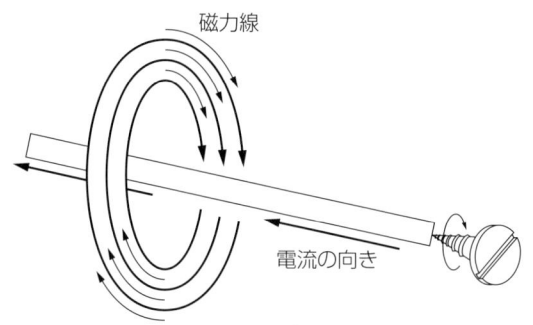

図3 右ネジの法則
導線を電流が流れると磁界が発生する．その際の電流の向きと磁界の向きを示す

プレートが102個（306コイル）全頭にわたって配置されている（図2b）．

頭皮上につけた電極から脳の電気活動を記録する方法が脳波（EEG：electroencephalography）であり，電気活動に伴う磁界を記録したものが脳磁図（MEG：magnetoencephalography）である．電流が流れると右ネジの法則に従って磁場が生じる（図3）．脳波もMEGもどちらも大脳皮質の大きな神経細胞の尖頂樹状突起の興奮性シナプス後電位（EPSP：excitatory post synaptic potential）を反映したものであり，脳波は主として細胞外の電流を反映しているのに対し，脳磁図は細胞内を流れる電流を反映したものである（図4）．脳波と同様に，単一神経の活動は非常に微弱なため記録することができず，数万個以上の神経細胞群の活動の総和を観察している．また，電流の向きが頭表に対して接線方向の場合（図5a），頭表に対して磁場の吹き出しと沈み込みが明瞭となり磁束の勾配を検出することができるが（図5b），電流の向きが頭表に対して垂直方向の場合（図5c），磁束の勾配をうまく検出できない．

右正中神経を電気刺激した際に頭皮上の磁束コイルから検出された磁場変化を図6aに示す．波形は300回の加算平均したものである．左体性感覚野付近に著明な波形が認められ，刺激後22.6ミリ秒で波形の第一ピークが観察される．この時の等磁界線図を図6bに示す．それぞれのコイルから検出された磁界分布状態から脳内の電流発生源（等価電流双極子）を推定することができる（図7）．

II．MEGの利点と欠点

近年の医工学技術の著しい発展に伴い，MEG，陽電子放射断層撮影装置（PET：positron emission tomography），機能的核磁気共鳴断層撮影装置（fMRI：functional magnetic resonance image），近赤外分光イメージング装置（NIRS：near-infrared spectroscopy）などを利用して脳活動を非侵襲的に計測することが可能となってきた．各計測装置にはそれぞれ特徴が

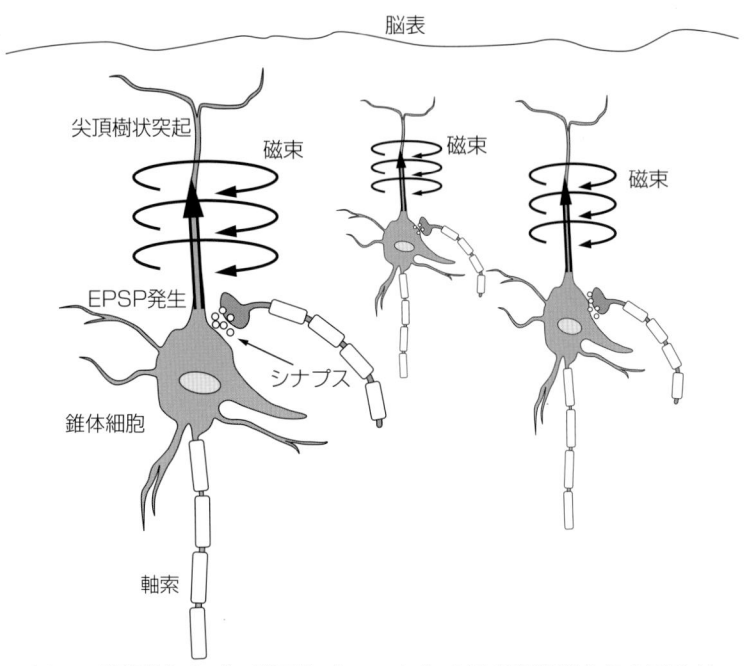

図 4　興奮性シナプス後電位（EPSP）により尖頂樹状突起を電流が流れる模式図
MEGは尖頂樹状突起内を流れる電流によって発生している磁束を計測していると考えられる

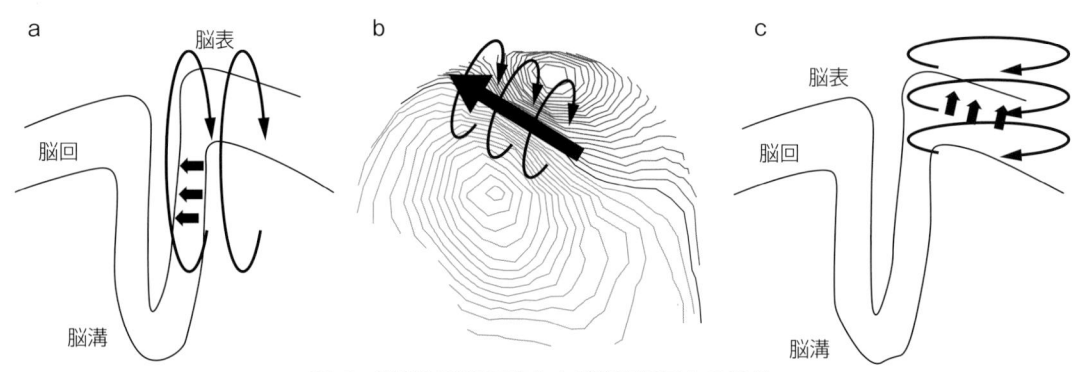

図 5　電流と磁界反応および等磁線図との関係
a．電流が脳表に対して接戦方向（脳溝に対して垂直）の場合，磁束コイルで磁界を検出できる
b．aで検出した等磁線図を示す
c．電流の向きが頭表に対して垂直な場合は，磁束コイルで磁界を検出できない

あり（表1），MEGは脳細胞の活動を直接計測しているため時間分解能が著しく高く，ミリ秒単位での脳活動を解析することができる．電位変化を検出する脳波では，電気活動が頭皮上の電極に達するまでに髄液，頭蓋骨，頭皮といった導電率の異なる組織を通過することで，その強さや方向が歪められるため，電流発生源を推定することは容易ではない．一方，磁気は導電率の影響を受けないので，MEGはより精度の高い信号源の推定が可能であり，空間分解能が数ミリ単位と非常に良好である．

MEGの欠点もいくつかある．磁場は電流発

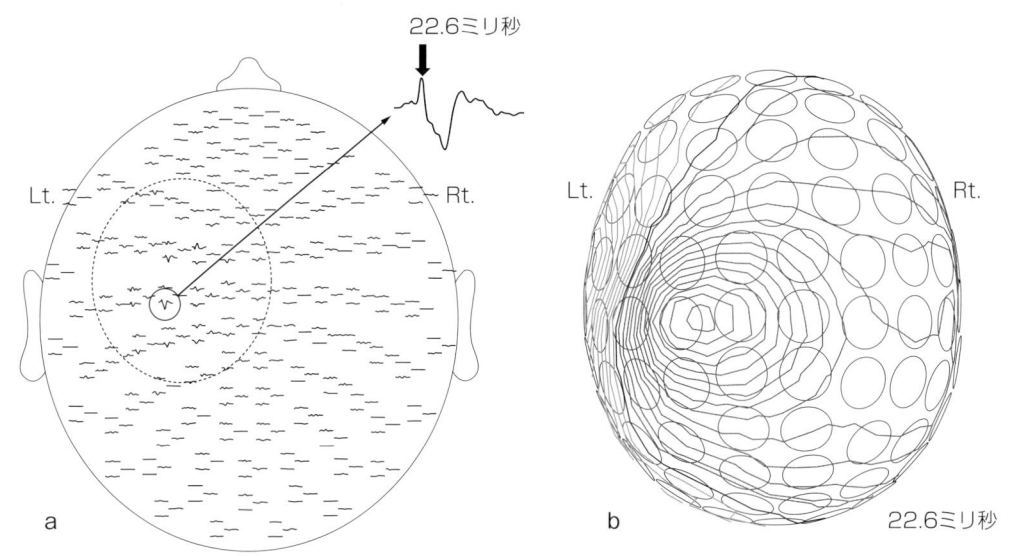

図6 右正中神経刺激時の体性感覚誘発脳磁界
a．全頭波形．左感覚運動領野付近のチャネルで磁場の変化が認められる（点線で囲んでいる箇所）．刺激してから22.6ミリ秒後に第一波形が観察されている
b．第一波形が観察される22.6ミリ秒時の等磁界線図

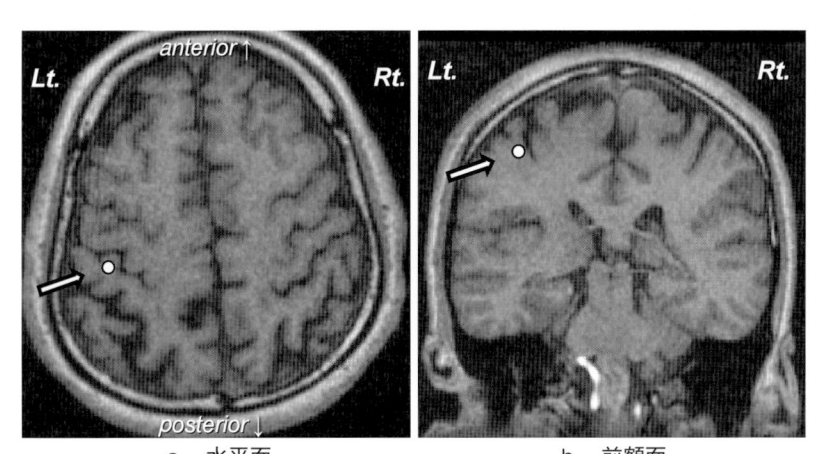

a．水平面　　　　　b．前額面
図7 右正中神経刺激後22.6ミリ秒時点での電流発生源

表1 脳機能計測装置の特徴

	時間分解能	空間分解能	脳深層の活動	計測環境制限
fMRI	△	○	○	△
PET	×	○	○	−
NIRS	○	△	×	◎
MEG	◎	◎	×	×
EEG	◎	○	×	○

◎：非常に良好，○：良好，△：やや劣る，×：劣る

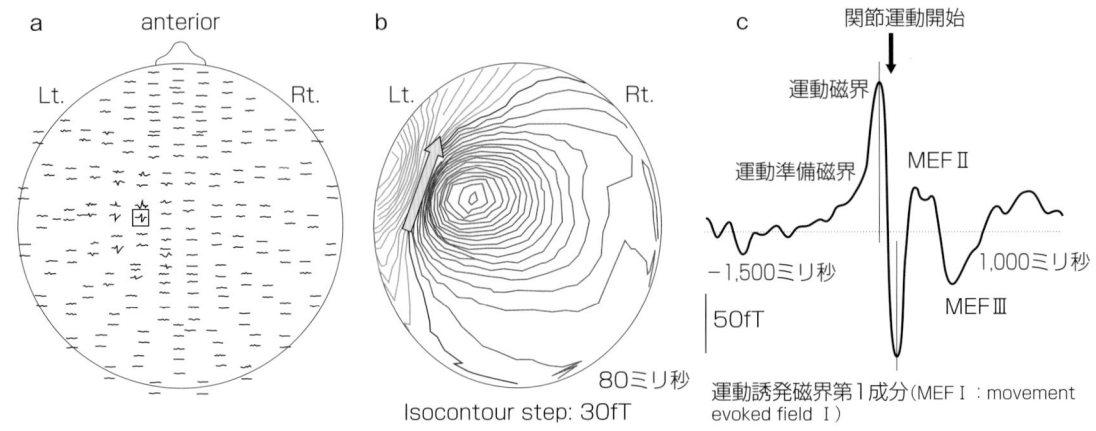

図8 右示指伸展運動時に導出された運動関連脳磁界
a．右示指伸展運動時における204チャネルのMEG全頭波形
b．筋活動開始後約80ミリ秒時点での等磁界線図．矢印は電流の向きを示している
c．典型的なMRCF波形
　運動開始の約1.5秒前から運動準備磁界が記録され，運動開始直前に運動磁界，運動開始直後に運動誘発磁界が記録される

生源からの距離の2乗に反比例して減衰するため，脳深部の活動を計測することが困難である．また，微弱な磁場変化を検出するため，高性能な磁場シールドルームが必要なことと，シールドルーム内に金属類を持ち込むことができないことや，シールドルーム内では粗大運動ができないといった計測環境の制限が非常に大きい．そのため，粗大運動時における脳活動を計測することはできない．

Ⅲ．運動遂行時の脳磁界反応

　MEGの計測には環境の制限が大きいため，体性感覚誘発磁界や視覚・聴覚誘発磁界に比べて運動時の脳磁界反応についての研究は少ない．1989年にCheyneら[4]がはじめて4チャネルの脳磁界計測装置を用いて示指屈曲運動時の運動関連脳磁界の計測に成功している．その後，Cheyneらのグループが積極的に運動関連脳磁界の研究を行い，指の運動だけでなく，口や足の運動時における脳磁界の計測に成功している[5,6]．また，運動開始の1秒程度前から徐々に磁界変化が認められ（運動準備磁界），運動開始直前または直後に大きな波形（運動磁界），運動後に3つの大きな波形（運動誘発磁界）がみられることを報告している[5〜9]．

　簡単な自発運動を行うことにより**図8a**に示すような脳磁界反応が観察される．筋活動開始後80ミリ秒には**図8b**に示すような磁場の吹き出しと沈み込みからなる等磁界線図が観察される．**図8c**に示した波形は，**図8a**に示している204波形のうち，左感覚運動領野直上の四角で囲んだ波形を拡大したものである．このような波形を「運動関連脳磁界（MRCF：movement-related cerebral magnetic field）」という．MRCFを詳細に観察すると，運動開始より1秒以上前から脳活動が始まっているのがわかる．この時の波形を「運動準備磁界（RF：readiness field）」という．運動を行おうと意識する前にすでに脳活動が起こっている．この時の電流発生源はまだ明確でない．運動開始時点において「運動磁界（MF：motor field）」という波形のピークが認められ，一次運動野の活動を反映していると考えられている．また，運動開始後に「運動誘発磁界（MEF：movement evoked fields）」の第Ⅰ成分，第Ⅱ成分，第Ⅲ成分とい

a．抵抗なし

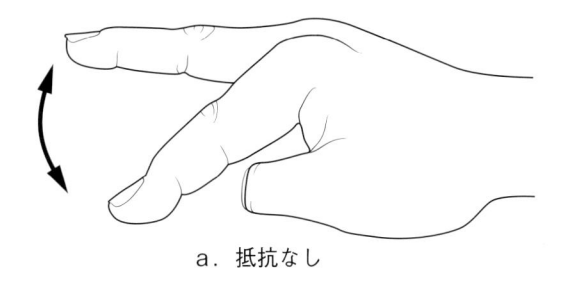

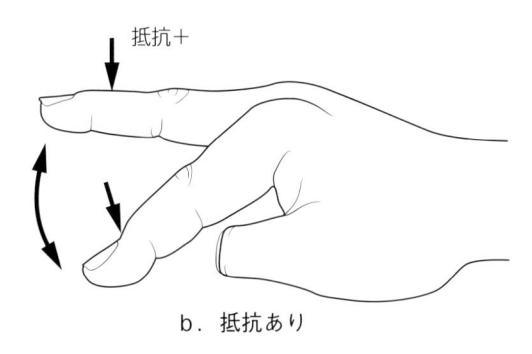

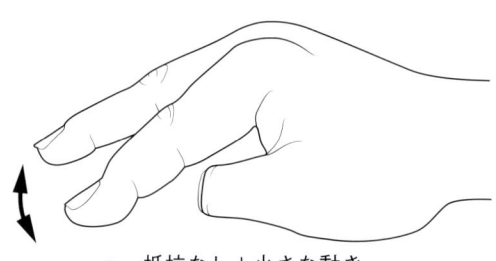

抵抗＋

b．抵抗あり

c．抵抗なし＋小さな動き
図 9　3 種類の運動課題
a．示指先端を 6 cm 程度上げる
b．示指先端を 6 cm 程度上げる
c．示指先端を 2 cm 程度上げる

われる 3 つの大きな成分が観察される．

　運動後に観察される MEF は運動感覚を反映してといわれているが，筋紡錘，腱紡錘，関節・靱帯の受容器，皮膚受容器など，どの受容器の活動を反映しているのかは不明であった．そこで，われわれは MEF の第 I 成分（MEF I）に着目して，MEF I を発生させている感覚受容器は何であるか，また，電流の発生源はどこであるのかを研究している．

　そこで示指伸展運動を課題として，運動後に観察される MEF I の解析を行った．課題は，a．通常の示指伸展運動，b．ゴムチューブで抵抗を加えた示指伸展運動（運動の範囲は課題 a と同様），c．関節運動の範囲が小さい示指伸展運動の 3 課題とした（図 9）．その際の示指伸筋の筋活動も合わせて記録した．まず，MEF I の振幅値および電流強度に着目すると，課題 a と課題 b では差が認められず，課題 c では明らかに小さかった．このことから MEF I は筋収縮力の強弱を感知しているものではないことが明らかとなった．すなわち，MEF I は筋収縮力を感知する腱紡錘の活動を反映しているものではないと考えられる．

　次に，筋活動開始および運動開始（示指先端が動き始めた）時間と MEF I のピークまでの時間を解析した．図 10 は課題 a における運動開始のトリガー信号と筋電図信号および MRCF 波形を示している．筋活動開始，運動開始および MEF I ピークの時間のみに着目して課題 a と課題 b を比較すると（図 11），筋活動開始から MEF I のピークまでの時間は 90 ミリ秒程度であり，両者で有意な差は認められなかったが，課題 b では運動開始から MEF I ピークまでの時間は有意に短縮していた．被験者によっては関節運動開始よりも少し前に MEF I ピークが観察される場合もあった（図 11b）．課題 b では示指伸展運動に抵抗があるため，筋活動開始から関節運動が開始するまでの時間が遅延していたのである．この結果は，MEF I は関節運動を感知しているのではなく，筋活動の開始を感知していることを示唆している．これらのことから，MEF I は主動作筋の筋紡錘の活動を感知している反応であると結論づけることができる[10]．

　最後に，電流発生源について検討した．図 12a に正中神経を電気刺激して 20 ミリ秒後の電流発生源を示している．ここは一次感覚野の 3b 野に相当することが明らかになっている．MEF I の電流発生源を解析すると図 12b に示

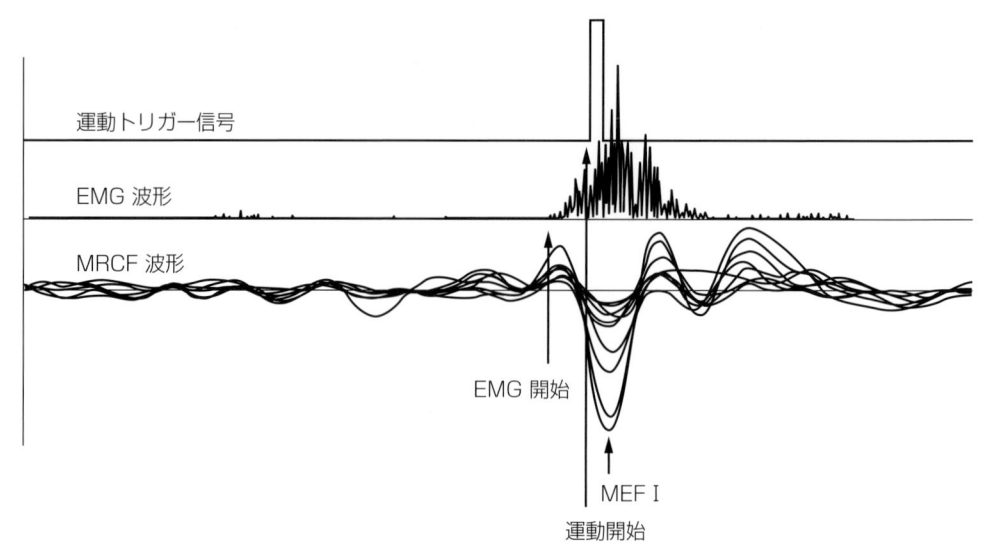

図 10　示指伸展運動時における MRCF 波形と運動開始トリガー信号および示指伸筋 EMG 信号

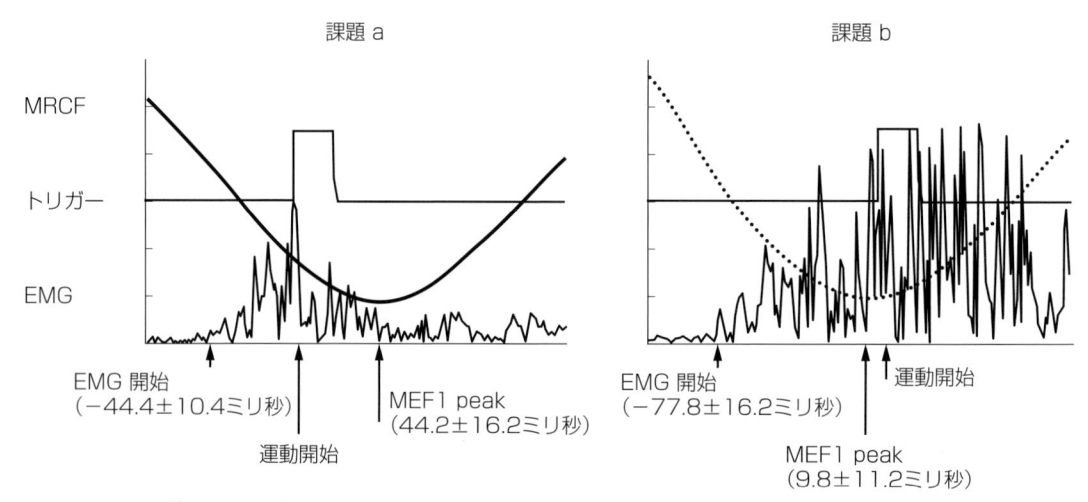

図 11　2種類の課題動作時における MRCF 波形と運動開始トリガー信号および示指伸筋 EMG 信号
運動開始 (movement onset) を0秒としている．EMG 開始から MEF I までの時間は，どちらも 80 ミリ秒程度であり有意な差は認められなかった．しかし，運動開始から MEF I までの時間をみると，課題 b で平均 9.8 ミリ秒であり，課題 a (44.2 ミリ秒) よりも有意に短縮していた．課題 b では運動開始よりもやや速く MEF I のピークがみられている例である

すように一次運動野 (4野) や一次感覚野の 3b 野と同じ高さに電流発生源が位置していた．3b 野は皮膚感覚などの表在感覚を感知する一次感覚野であり，筋紡錘などの深部感覚は一次感覚野の 3a 野に入力することが知られている．

MEF I は先述の結果から筋紡錘の活動を反映したものであると考えられるが，電流発生源は 3a 野ではなさそうである．また，筋活動開始から MEF I のピークまでの時間は約 90 ミリ秒であり，非常に遅い反応であることからも筋紡

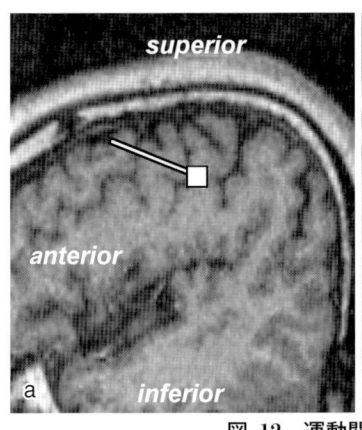

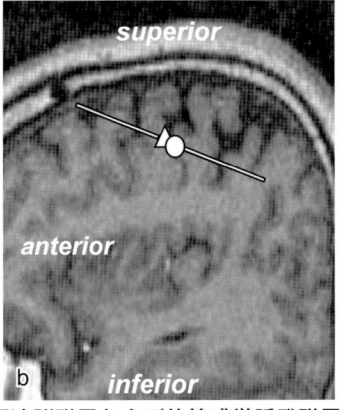

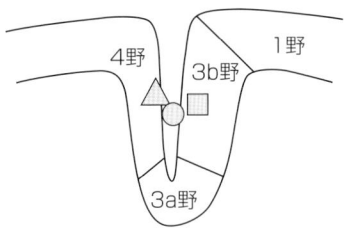

図12 運動関連脳磁界および体性感覚誘発磁界の電流発生源
a．体性感覚誘発磁界（20ミリ秒）の電流発生源（□）．一次感覚野3b野に位置している
b．運動磁界（運動開始直前）の電流発生源（△）とMEF Iの電流発生源（○）
c．一次感覚運動領野の模式図と体性感覚誘発磁界第1成分の電流発生源（□），運動開始直前の運動磁界の電流発生源（△），運動直後のMEF Iの電流発生源（○）

錘からの反応を直接に捉えているものではないと考えられる．すなわち，筋紡錘で感知した活動が直接3a野に到達したものではなく，いったんどこかを経由してから3b野に入力してきたもの（または出力するもの）を記録しているのか，またはいったんどこかを経由してから4野（運動野）に入力してきたものを記録しているのか，どちらかではないかと考えられる．MEGは空間分解能が数ミリ単位と著しく高いものの，4野と3b野は中心溝を境にして隣接しており，電流発生源推定法だけでは電流発生源を判断することはできない（**図12c**）．そのため，MEF Iの電流発生源の推定には運動課題などの研究デザインを工夫してさらに検討を加える必要がある．

近年発達したfMRIなどを利用することにより，運動時の脳活動を計測することができ，運動前野や補足運動野，脳深部の活動などヒトを対象とした運動制御に関する多くの知見が得られている．しかし，fMRIでは数ミリ秒単位で変化する脳活動部位の時間的変化を計測することはできず，運動時の脳活動の時間的変化はEEGやMEGによる研究成果を期待しなければならない．さらに，Kimuraら[11]はMEGを利用して，視床から一次感覚野に電流発生源が移動してくる様子を記録し，MEGを利用して脳深部の活動を検出することが可能であったと報告している．自発運動時における一連の脳磁界反応の部位や意義を明らかにすることにより，MEGはヒトを対象とした運動学習や運動制御機構について研究していくための有用な道具になるものと考えられる．

文献

1) 高倉公朋，大久保昭行（編）：MEG—脳磁図の基礎と臨床．朝倉書店，1997
2) Cohen D, Edelsack EA, Zimmerman JE：Magnetocardiograms taken inside a shielded room with a superconducting point-contact magnetometer. *Appl Phys Lett* **16**：278-280, 1970
3) Cohen D：Magnetoencephalography：detection of the brain's electrical activity with a superconducting magnetometer. *Science* **175**：664-666, 1972
4) Cheyne D, Weinberg H：Neuromagnetic fields accompanying unilateral finger movements：pre-movement and movement-evoked fields. *Exp Brain Res* **78**：604-612, 1989
5) Cheyne D, Kristeva R, Deecke L：Homuncular organization of human motor cortex as indicated by neuromagnetic recordings. *Neurosci Lett* **122**：17-20, 1991

6) Kristeva-Feige R, Walter H, Lütkenhöner B, et al：A neuromagnetic study of the functional organization of the sensorimotor cortex. *Eur J Neurosci* **6**：632-639, 1994
7) Kristeva-Feige R, Rossi S, Pizzella V, et al：Neuromagnetic fields of the evoked by voluntary movement and electrical stimulation of the index finger. *Brain Res* **682**：22-28, 1995
8) Kristeva-Feige R, Rossi S, Feige B, et al：The bereitschaftspotential paradigm in investigating voluntary movement organization in humans using magnetoencephalography (MEG). *Brain Res Brain Res Protoc* **1**：13-22, 1997
9) Cheyne D, Endo H, Takeda T, et al：Sensory feedback contributes to early movement-evoked fields during voluntary finger movements in humans. *Brain Res* **771**：196-202, 1997
10) Onishi H, Soma T, Kameyama S, et al：Cortical neuromagnetic activation accompanying two types of voluntary finger extension. *Brain Res* **1123**：112-118, 2006
11) Kimura T, Ozaki I, Hashimoto I, et al：Impulse propagation along thalamocortical fibers can be detected magnetically outside the human brain. *J Neurosci* **19**：12535-12538, 2008

5 TMS

菅原憲一*

◆ Key Questions ◆
1. TMSとは
2. TMSの安全性について
3. TMSでわかること
4. TMSを活用した運動制御研究の紹介

I. TMSとは

1. TMS開発の歴史背景

　ヒトを対象とした大脳に関わる研究の多くは侵襲的な方法を用いて行われてきた．しかし，1920年代の後半にはじめて脳波が記録され，非侵襲的な脳機能研究が加速度的に展開されてきた．今日に至っては，電気生理学的検査法または血流動態原理に基づく脳機能イメージ法の2つに大別され，それぞれ大いに発展が遂げられている．ここでは，電気生理学的に運動野の機能および運動制御動態を検索する方法として用いられる経頭蓋磁気刺激（TMS：transcranial magnetic stimulation）（図1）の基本とその研究方法論について述べる．

　大脳皮質運動野の電気生理学的な研究方法は，1980年にMertonら[1]が高電圧低インピーダンス電気刺激装置を発表し，経頭蓋電気刺激（TES：transcranial electrical stimulation）による皮質機能の研究が行われていた．しかし，この方法を用いて行われる電気刺激は，皮膚への疼痛や刺すような不快感が顕著であるという欠点があった．その後，1985年にBarkerら[2]が磁気刺激装置を開発したことによって，疼痛を伴わない非侵襲的な研究が確立されていった．現在，この方法論はその簡便性と非侵襲性から主に運動機能系の電気生理学的な基礎的研究（医学，スポーツなど）と臨床における運動障害の診断・評価，さらには疾患の治療へと応用されている．

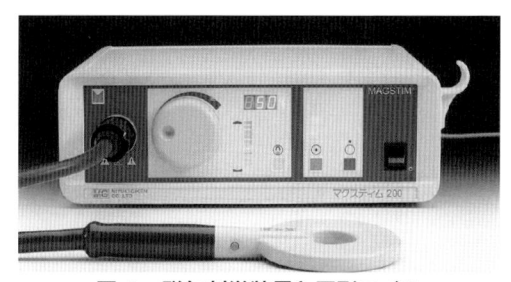

図1　磁気刺激装置と円形コイル

2. TMSを用いた運動誘発電位

1）TMSの刺激原理と刺激方法

　TMS（図1）の刺激原理は，コイル内に急激な電流を流し，その周囲に変動磁場を発生させる．それにより体内に渦電流を起こし，神経や筋肉を刺激するものである．TMSによって刺激される部位は，その刺激方法により異なるが，図2に示すコイルの置き方によって行うのが標準的な方法である[3]．

*Kenichi SUGAWARA/神奈川県立保健福祉大学

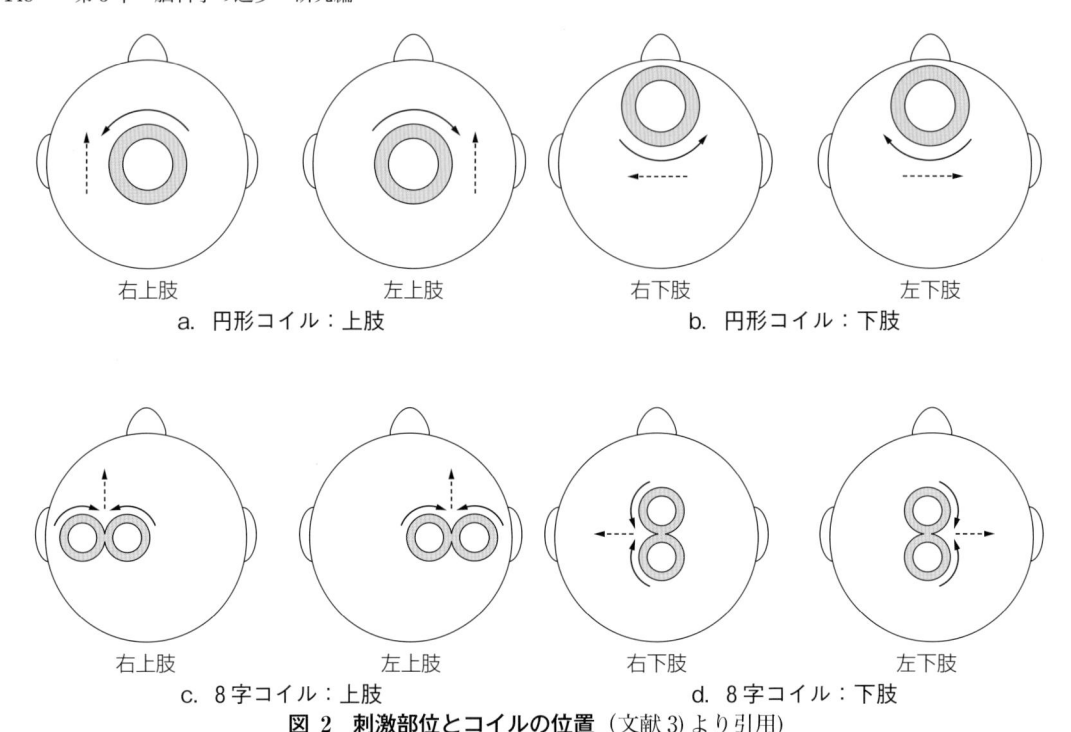

図2 刺激部位とコイルの位置（文献3)より引用)
実線の矢印はコイル内に流れる電流の方向，破線の矢印は脳表面に流れる電流の方向を示す．
コイル内の電流と脳内に流れる渦電流は逆向となる

2）運動誘発電位とは

　TMSを用いた電気生理学的検査法における指標は，皮質内の誘導電流により脳を経皮的に興奮させることで生じる筋の反応をみるものである．そのため，一側の一次運動野（M1）を刺激することによって対側骨格筋の収縮が認められる．これは一次運動野の皮質介在ニューロンおよび皮質脊髄路細胞（錐体路細胞）がTMSによって興奮する．この興奮によって生じる発射が皮質脊髄路を下降して脊髄α運動ニューロンを興奮させ，運動神経線維を伝って筋を収縮させる．この筋の反応を筋電図によって捉えたものが運動誘発電位（MEP：motor evoked potential）である（図3）．

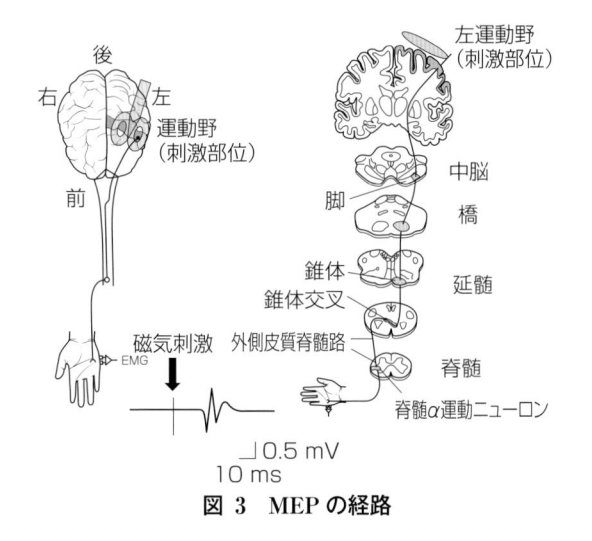

図3　MEPの経路

3）TMSによるMEPの特徴と発生機序

　MEPの発生機序は，TMSによって一次運動野の錐体路細胞の興奮を生じるものである．しかし，TMSによる刺激エネルギーは主として錐体路細胞を直接興奮させるのではなく，皮質介在ニューロンなどを興奮させた結果，間接的に錐体路細胞（I-wave：indirect-wave）の興奮を生じるものとされている[4]．一方，TESは直接的に錐体路細胞（D-wave：direct-wave）を興奮させた結果生じるMEPであるとされてい

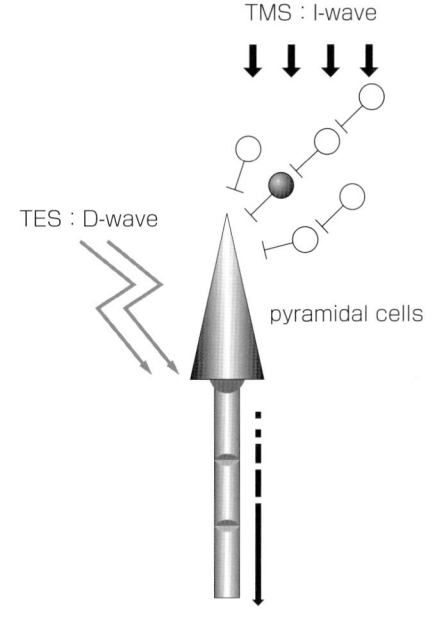

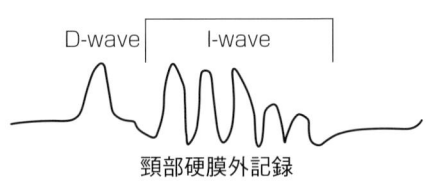

図4 I-wave と D-wave
磁気刺激1回で皮質運動ニューロンは500 Hz（2ms）以上の高頻度で数回発火する性質をもつ．反復する volley は I-wave という．TMS では I-wave を主としていることから皮質運動野全般の興奮性をみるための有効な指標となりうる

る．これは，発生するエネルギーの物理的な特性に由来するものである（図4）．TMS の場合，渦電流は頭蓋骨に平行に引き起こされるため，平行に走行している浅い部分の大脳介在ニューロンを刺激しやすい．しかし，皮質と垂直に走る錐体路細胞の軸索は興奮しにくいのである．刺激により興奮閾値に達した錐体路細胞は下行性指令（descending volleys）を形成し，錐体路線維を下降し α 運動ニューロンを興奮させ筋を収縮させる．この過程を MEP として導出できるのである．通常の TMS では，I-wave を主とした MEP を導出して行われる．I-wave を主としていることは，対象となる運動課題に影響を及ぼす皮質運動野介在ニューロン群の広汎な興奮性の変化を反映した指標となりうる．しかし，これには慎重な刺激強度の設定やその他の実験設定が要求される．すなわち，TMS でも刺激強度の増強による D-wave の混入やコイル方向の違いによる異なる I-wave 成分の混入，さらには被検者の意識の高低など，考慮すべき多くの影響因子がある．

II．TMS の安全性について

TMS は，その刺激方法によって皮質脊髄路の興奮性をみる電気生理学的な指標とする方法論と，一定周波数の TMS を連続して行うことで難治性疾患（パーキンソン病，うつ病などの精神科疾患）などに対する治療手技として使用される場合がある．前者は単発刺激（single-pulse TMS），2連発刺激（paired-pulse TMS）であり，後者は反復経頭蓋磁気刺激法（rTMS：repetitive TMS）という．前者と後者は安全性の基準が大きく異なる．そのため，本稿では理学療法士に関わる脳機能の検討を中心に論じることから，単発刺激と2連発刺激を中心とした安全性について論じる．

1．単発刺激，2連発刺激に関する安全性

現在，通常用いられる0.2 Hz 以下の単一刺激では健常者に痙攣が生じることはない[5]．また，TMS がヒトで行われるようになって20年以上経過している中で，TMS の単発刺激による機能的副作用の報告は認められない．以上のことから単発刺激や2連発刺激による方法論は安全と考えられる．わが国では，日本臨床神経生理学会のガイドラインで「単発，2連発磁気刺激法の安全性について現在のところ問題ないが，この場合も刺激間間隔（inter-train intervals）は2秒以上とする[6]．また，安静時閾値以下の強度で1 Hz 以下の頻度の刺激に関して

は，1週間に1,500回を上限として施行する[7]」とされている．研究で使用される場合は，てんかん患者，ペースメーカー装着患者などは禁忌となる．そのため既往歴をしっかりと把握する必要がある．さらに，刺激する際に刺激強度が大きくなるにつれてコイルからのクリック音が大きくなり難聴の原因となる．そのため，耳栓を使用することが推奨されている．

以上の注意点を理解，遵守したうえで単発刺激，2連発刺激が施行されるのであれば，その安全性は確保できる．なお，2006年の臨床神経生理学会での磁気刺激法に関する委員会報告の提言では「単発刺激でも中枢神経を刺激する場合，予想に反する事態に備え，少なくとも一人の医師が研究グループに入っていることが望ましい．ただし，単発・2連発刺激の場合，該当施設の倫理委員会の承認があれば絶対に医師がいることが条件ではない[8]」となっている．

III．TMS でわかること

理学療法は，その多くの場面でなんらかの運動が介在して行われる治療体系である．随意的または他動的な運動によって，機能的に低下した運動機能を改善させるものである．したがって，運動（手段）によって運動（目的）を修正または獲得させるものであり，与える運動の質と，結果として表出される運動との相互関係（入力・出力）を客観的に捉えることが必要となる．さらに，入力によって神経系に形成される変容のメカニズムを理解することも，理学療法の効果を客観的に検討するためには重要である．さらに，運動学習は一般的に運動の獲得およびその改善が起こる過程である．つまり，運動学習経過に関わる入力・出力関係の変容過程を捉えることも重要な課題である．

脳の可塑性は，学習や記憶の根本的なメカニズムである[9]．運動学習に深く関わる中枢神経系の可塑性は，神経ネットワーク間の柔軟な結合を意味し，その特性を反映した現象である．実験動物においては，運動学習後に機能的な変化を生じることは示されている[10～12]．ヒトにおいても，運動野の可塑的変化を捉える有益な指標として，このTMSを用いたMEPが広く用いられている．

IV．TMSを活用した運動制御研究の紹介

1．反復運動練習による皮質運動野の可塑性の検討

われわれが日々行っている運動療法の中で，運動の反復練習を行うことがある．この反復練習は皮質運動野にどのような影響を与えるものなのであろうか．TMSにより母指を支配している運動野付近を刺激すると，母指に伸展・外転方向の運動が誘発されるポイントがある．再現性を確認した後，被験者にTMSによって生じた母指の動きと反対方向（母指の内転・屈曲方向）の随意運動を，1秒間に1回の速さで30分間練習（トレーニング）させる．その後，トレーニング前と同じ部位にTMSを与えて誘発される親指の運動方向を調べると，トレーニングを行った方向に運動が変化する（図5）[13]．このように誘発される運動の変化には，いくつかの特徴がある．一つは，短期間のトレーニングで変化が生じる．そして，反復運動後は時間経過に伴って，徐々にトレーニング以前に誘発された運動方向に戻っていく．さらにこのトレーニング効果は，TMSによっては起こるがTESでは観察されない．なぜならばTMSによって生じるMEPの特性は，前述したようにI-waveが中心である．そのため，このMEP変化は錐体路細胞の直接的な興奮性変化ではなく，運動野の錐体路細胞とシナプス結合をもつ介在細胞群の興奮性変化から構成されており，広汎な運動野神経回路に可塑的変化が生じたことを示唆している[14,15]．以上の知見から，運動

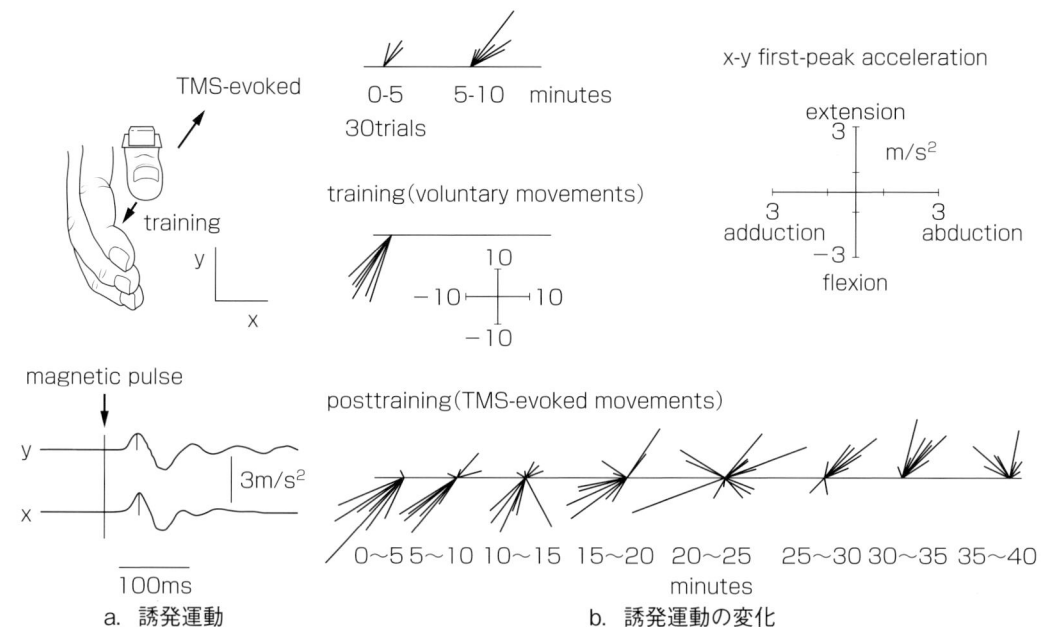

図5 学習による皮質運動野の即時的な変容（文献13)より引用）
TMSによる刺激で現れた運動と逆の運動を30分間練習した後に同一部位を刺激すると練習を行った方向に運動が変化する．また，練習後30分程度経過すると元の運動に戻る．図中の直線は母指の動きの方向を示している

野が運動の経験を鋭敏に反映する部位であるとともに，運動学習に関わる重要な部位であるといえる．

2．感覚入力に依存した運動野の変化

臨床上，電気刺激を用いた治療は筋力増強や痙性抑制など多くの目的で使用されている．ところが，この末梢の電気刺激がどのように運動野に影響を及ぼすかということについての詳細はわかっていない．しかし，感覚入力の多様性について磁気刺激を用いた知見は多く，われわれ理学療法士のEBM（evidence-based medicine）として取り入れる必要性がある．

Riddingら[16]は，手関節部で尺骨神経の持続的・反復神経刺激（frequency；10 Hz, duration；1 ms, 500 msON, 500 msOFF, 刺激強度；尺骨神経支配筋が視覚的に収縮を生じる強度）を2時間行った．MEPは短母指外転筋（APB：ab-ductor pollicis brevis），小指外転筋（ADM：abductor digiti minimi），第一背側骨間筋（FDI：first dorsal interosseous）の3筋から記録した．TMSは図6aに示すように頭頂から外側方向に1cm間隔で7カ所の部位を刺激し，3つの筋のMEPを同時に記録した．その結果，図6aに示すように尺骨神経支配筋のFDIとADMでは，刺激後それぞれMEPは増大した．しかし，正中神経支配筋のAPBは逆に低下を示した．さらに，図6bに示すように7つの領域で変化をみると，FDIでは特に外側の領域にシフトして大きくなっている．一方，APBでは外側に移行するに従ってMEPは小さくなっている．この変化は刺激後に近接した機能領域によって代償されるという動物実験の結果と類似している[12]．このように，TMSによるMEPを指標としてさまざまな感覚入力によって生じる運動野への影響を検索する手段として，その有

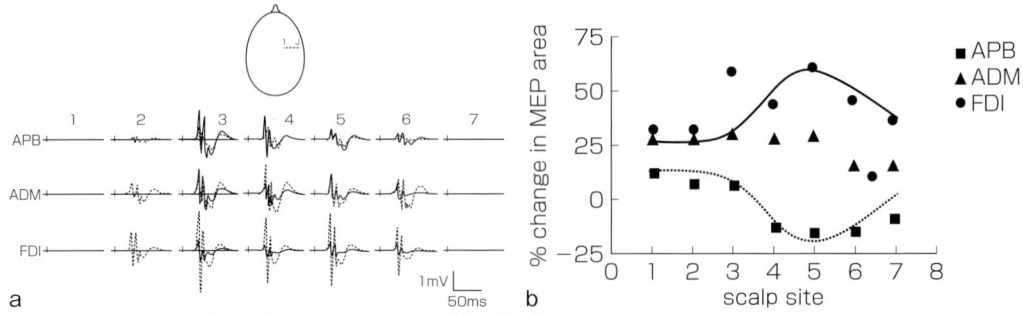

図6　末梢神経電気刺激後の運動野の興奮性変化（文献16）より一部改変引用）

a．2時間の尺骨神経刺激（手関節部）による実際のMEP変化が示されている．実線は刺激前，破線は刺激後のMEPを示す．1〜7の数字は刺激をした部位を表している．尺骨神経支配筋のFDIとADMでは，刺激後それぞれMEPは増大した．しかし，正中神経支配筋のAPBは逆に低下を示している

b．2時間の刺激後，7つの領域とそのMEPの変化は，FDIでは特に外側の領域にシフトして大きくなっている．一方，APBでは外側に移行するに従ってMEPは小さくなっている．実線は青がFDI，破線はAPBの各刺激部位による相補的な効果の違いを表している

用性が示唆される．

3．TMSを活用した運動制御研究の紹介（遠隔筋促通に関わる皮質運動野の興奮性動態の検討）

ある運動を行うことによって生じるさまざまな神経生理学的な運動制御動態の検証[17〜20]がTMSによるMEPを指標に検討されている．

われわれは，重いものを持ち上げたり，ボールを打つといった突発的に大きな力を発揮する時，歯をくいしばる，大きな声を出すなどの付随する動作を行う．このような動作は，Jendrassik効果（J法），または遠隔筋促通と呼ばれる．この方法論は，麻痺筋や筋力低下を示す筋の促通（賦活）を目的としたリハビリテーション場面でも経験的に行われている．

J法のメカニズムの解析は，H反射を指標とした電気生理学的手法による解析が中心に進められてきた[21〜23]．その結果，ある筋の随意運動の開始に伴って遠隔した筋の脊髄運動ニューロンの興奮性が亢進することが明らかになった．しかし，これまでの見解の多くは，下位運動ニューロンに関する検討が中心であった．最近になって，TMSを用いたMEPを指標として，J法の効果を上位運動中枢（運動野）の興奮性の変化として検討した報告がなされるようになった[24〜26]．TMSを用いて行われたJ法による大脳皮質機能に関する解析（**図7**）[27]では，他筋（FDI）への促通効果は随意筋収縮〔噛み締め動作（VTC：voluntary teeth clenching）〕によって興奮が生じる時間的な要因，すなわち咬筋の収縮開始からのタイミングが重要であり，咬筋収縮から約200 msまでの時間経過内で大脳皮質運動野の興奮性が最も高まる．また，VTC時に促通される筋の状態，特に関節肢位によって，その促通効果に程度の差が生じる[26]．さらに，TMSコイル内の電流の向き（A-up：コイル内反時計回りの電流，B-up：コイル内時計回りの電流）を変えて，同部位を刺激して得られるMEPでのJ法の効果を検討した．その結果，時間的および促通量の相違した結果がみられる（**図7b, c**）．これはA-up，B-upで得られるMEPが閾値および潜時の異なる波形であることから，異なる神経回路が反応したことを示す[28,29]．つまり，同一の皮質内でも異なる神経回路間では興奮性の相違を示す結果となった．この特性を詳細に検討することにより，J法に関わるメカニズムは，ある筋の収縮を契機

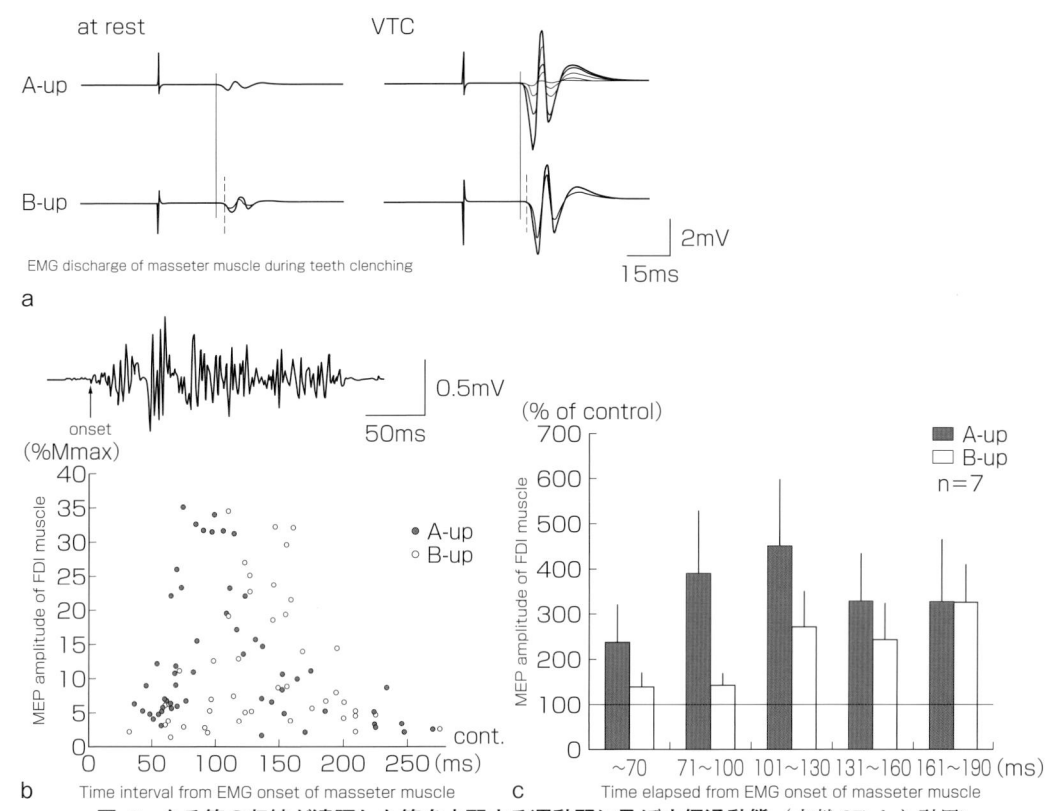

図7 ある筋の収縮が遠隔した筋を支配する運動野に及ぼす促通動態（文献27）より引用）

a．噛み締め動作（VTC）を行った時の第一背側骨間筋から導出されたMEPの代表例．A-upとB-upは刺激電流の方向を正反対にした時の波形を示す

b．A-upとB-upの促通効果の違いをさまざまなタイミングで刺激した際の効果をタイムコース上に示した．また，グラフ上段の筋電図は咬筋の収縮を示している．咬筋の収縮開始（onset）を0msとした時の各刺激タイミングを表している．縦軸は最大M波に対するMEPの割合（% Mmax）を示す．横軸は咬筋収縮からTMSを与えるまでの時間を示す（ms）．

c．A-upとB-upのそれぞれの安静時MEPに対する比をタイムコース上で0～70ms，以後30msごとにまとめて示した

に全般的に皮質内の細胞が単純に興奮した結果で生じる促通現象ではなく，複数の神経回路が促通と抑制を行った総和によりなされる，きわめて複雑な様相を呈していることが理解される．

以上のように，TMSを使用することで理学療法に関わる運動制御，感覚入力，運動学習などの運動野，すなわち上位運動中枢の興奮性変化やそのメカニズムを捉えることに有用性が高いことが示されている．

文 献

1) Merton PA, Morton HB：Stimulation of the cerebral cortex in the intact human subject. *Nature* **285**：227, 1980
2) Barker AT, Jalinous R, Freeston IL：Non-invasive magnetic stimulation of human motor cortex. *Lancet* **1**：1106-1107, 1985
3) 木村 淳，眞野行生，宇川義一，他：磁気刺激法に関する委員会報告―磁気刺激のスタンダードな方法．脳波と筋電図 **22**：218-219, 1994
4) Day BL, Dressler D, Maertens de Noordhout A, et al：Electric and magnetic stimulation of human motor cortex：surface EMG and single motor unit responses. *J Physiol* **412**：

449-473, 1989
5) Rossini PM, Barker AT, Berardelli A, et al：Non-invasive electrical and magnetic stimulation of the brain, spinal cord and roots：basic principles and procedures for routine clinical application. Report of an IFCN committee. *Electroencephalogr Clin Neurophysiol* **91**：79-92, 1994
6) 木村　淳, 眞野行生, 宇川義一, 他：磁気刺激法に関する委員会報告：「経頭蓋的高頻度磁気刺激法の安全性と臨床応用」に関する提言．脳波と筋電図 **27**：306, 1999
7) 眞野行生, 宇川義一, 梶　龍兒, 他：磁気刺激法に関する委員会報告．臨神生 **31**：69, 2003
8) 辻　貞俊, 宇川義一, 梶　龍兒, 他：磁気刺激に関する委員会報告．臨神生 **34**：71, 2006
9) Merzenich MM, Sameshima K：Cortical plasticity and memory. *Curr Opin Neurobiol* **3**：187-196, 1993
10) Jenkins IH, Brooks DJ, Nixon PD, et al：Motor sequence learning：a study with positron emission tomography. *J Neurosci* **14**：3775-3790, 1994
11) Karni A, Meyer G, Jezzard P, et al：Functional MRI evidence for adult motor cortex plasticity during motor skill learning. *Nature* **377**：155-158, 1995
12) Nudo RJ, Milliken GW, Jenkins WM, et al：Use-dependent alterations of movement representations in primary motor cortex of adult squirrel monkeys. *J Neurosci* **16**：785-807, 1996
13) Classen J, Liepert J, Wise SP, et al：Rapid plasticity of human cortical movement representation induced by practice. *J Neurophysiol* **79**：1117-1123, 1998
14) Cohen LG, Mano Y：Neuroplasticity and transcranial magnetic stimulation. Pascual-Leone, et al (ed)：Handbook of transcranial magnetic stimulation. A Hodder Arnold Pub, London, 2002, pp346-357
15) Mano Y, Chuma T, Watanabe I：Cortical reorganization in training. *J Electromyogr Kinesiol* **13**：57-62, 2003
16) Ridding MC, Brouwer B, Miles TS, et al：Changes in muscle responses to stimulation of the motor cortex induced by peripheral nerve stimulation in human subjects. *Exp Brain Res* **131**：135-143, 2000
17) Sugawara K, Kasai T：Facilitation of motor evoked potentials and H-reflexes of flexor carpi radialis muscle induced by voluntary teeth clenching. *Hum Mov Sci* **21**：203-212, 2002
18) Takahashi M, Sugawara K, Hayashi S, et al：Excitability changes in human hand motor area dependent on afferent inputs induced by different motor tasks. *Exp Brain Res* **158**：527-532, 2004
19) Sugawara K, Furubayashi T, Takahashi M, et al：Remote effects of voluntary teeth clenching on excitability changes of the human hand motor area. *Neurosci Lett* **377**：25-30, 2005
20) Takahashi M, Ni Z, Yamashita T, et al：Differential modulations of intracortical neural circuits between two intrinsic hand muscles. *Clin Neurophysiol* **116**：2757-2764, 2005
21) Gassel MM, Diamantopoulos E：The jendrassik maneuver. I. The pattern of reinforcement of monosynaptic reflexes in normal subjects and patients with spasticity or rigidity. *Neurology* **14**：555-560, 1964
22) Kawamura T, Watanabe S：Timing as a prominent factor of the Jendrassik manoeuvre on the H reflex. *J Neurol Neurosurg Psychiatry* **38**：508-516, 1975
23) Delwaide PJ, Toulouse P：Jendrassik maneuver vs controlled contractions conditioning the excitability of soleus monosynaptic reflexes. *Arch Phys Med Rehabil* **61**：505-510, 1980
24) Andersen B, Rösler KM, Lauritzen M：Nonspecific facilitation of responses to transcranial magnetic stimulation. *Muscle Nerve* **6**：857-863, 1999
25) Boroojerdi B, Battaglia F, Muellbacher W, et al：Voluntary teeth clenching facilitates human motor system excitability. *Clin Neurophysiol* **111**：988-993, 2000
26) 菅原憲一, 鶴見隆正, 笠井達哉：遠隔筋随意収縮と肢位変化が運動誘発電位に及ぼす影響．理学療法学 **27**：48-56, 2000
27) 菅原憲一, 古林俊晃, 宇川義一, 他：運動誘発電位（MEP）を指標にした遠隔筋促通動態の解析．臨神生 **30**：441-450, 2002
28) Sakai K, Ugawa Y, Terao Y, et al：Preferential activation of different I waves by transcranial magnetic stimulation with a figure-of-eight-shaped coil. *Exp Brain Res* **113**：24-32, 1997
29) Hanajima R, Ugawa Y, Terao Y, et al：Paired-pulse magnetic stimulation of human motor cortex：differences among I waves. *J Physiol* **509**：607-618, 1998

第4章

脳科学の進歩
：臨床編

　脳科学の進歩に伴う理学療法のあり方，およびその方向性について考える．また，各種疾患の病態を解説するための脳科学をレビューし，新しい病態の捉え方および最近の介入成果についても触れる．

1. 臨床導入としての認知理論
2. 臨床導入としての運動学習理論
3. 臨床導入としての運動イメージ
4. 片麻痺の脳科学と臨床
5. 失調症の脳科学と臨床
6. 失行症の脳科学と臨床
7. 半側空間無視の脳科学と臨床
8. パーキンソン病の脳科学と臨床
9. 痛みの脳科学と臨床

1 臨床導入としての認知理論

香川真二*

◆ Key Questions ◆
1. 認知過程とは
2. 認知過程の活性化に基づく神経機能回復および行為の学習
3. 認知的な臨床介入の意義とその目的は

I. 認知過程とは

1. 認知とは何か

　認知とは「認識と知識」の問題である．そして，認知過程とは「人間が世界について認識し，その獲得した知識を使用する」過程である．世界を認識する基本的な仕組みには，知覚，注意，記憶，判断，言語があり，そこから得られた知識を用いてヒトは運動（知的活動）を行う．運動とは，脳の情報処理過程の最終部分であり，運動の実行に至るまでの脳内過程を認知過程と呼ぶ．ここでいう運動とは，身体的活動のみならず，会話，思考，問題解決などの高度な知的活動を包括的に表す．「認知とは何か」ということを考えだすと，小難しい言葉の説明にうんざりすると思うが，「認知」とは要するに「わかる」ということである．

2. 知覚，注意，記憶，判断，言語を再考

　認知過程における「人間が世界を認識する」仕組み，知覚，注意，記憶，判断，言語について考えてみる．
　知覚の基本は，「違いがわかる」という能力である[1]．違いがわかるためには，外界からの刺激を視覚，聴覚，嗅覚，味覚，体性感覚，平衡感覚などの感覚情報として感じとり，「熱い」「重い」「固い」などという自覚的な体験として意味づけする必要がある．ただし，知覚を実現しているのは感覚情報だけではなく，例えば，「重い」という知覚を感じとるためには皮膚からの強い圧覚，筋紡錘や関節からの深部感覚情報とともに，それに拮抗して筋力を収縮させているという運動出力の情報も必要となってくる．これらの情報は，運動によって環境に能動的に働きかけ，運動と環境の相互作用によって生じた感覚情報を知覚している．つまり，知覚は区別する対象がすでに決まっている時に，その対象から得られる情報をわれわれの感じられる情報に変化する役割をもつ．
　それに対して注意は，対象のどの情報を取ってくるかを選択する働きである．注意とは知ることが成立する実践的な能力であり，新たなものを見出す時には知覚ではなく，注意が向くかどうかに依存している[2]．環境に注意を向け，知覚により情報を読みとる．もし，読みとられた情報が間違っていたとすれば，それは注意を向ける対象が間違っていたのか，対象の意味づけが間違っていたのかを区別して考えなおす必

*Shinji KAGAWA／兵庫医療大学リハビリテーション学部

目の前のコップをみた時，それがコップだとわかる．さらに，そのコップをどのように操作し，どのようなことができるのかを思い浮かべることができる．このように読みとられた複数の情報の断片を統合する能力が判断である．この統合には，あらゆる情報を結合することが求められるため，幅広い脳構造からの入力を必要とする．また，過去に経験した記憶とも深い関わりがある．過去に経験したコップ（記憶表象）と目の前にあるコップ（知覚表象）を照らし合わせることにより，それがコップと呼ぶにふさわしいのかを判断している．そして，自分たちの心に確かにそれはコップだと浮かんだ表象を記号化したものが言語である．言語を手に入れたことで，ヒトはすべての心理現象を記号に変換（言語化）して，他人と交流するという高次な能力を手に入れた[1]．問題解決や思考を遂行するうえでも言語は必要不可欠であるし，知覚や記憶のプロセスにも重要な関わりをもっている．

3．運動，環境，認知の関係

脳が高度に発達した高等動物の運動には，自動的，反射的なものよりも随意的要素が多くなる．随意運動を行うには，まず運動意思の発動がなされる．それを促す誘引は数多いが，それが環境からの情報であれ，身体内部情報であれ，記憶された情報であれ，いずれにしても脳によって認知されることが必要である[3]．したがって，脳の認知機構が運動発現機構の発端をなしており，運動の制御，運動の学習においても認知と運動は分離不可能な関係にあるといえる．

認知の働きをする脳の領域を連合野といい，大脳皮質の運動野と感覚野以外の部分がそれにあたる．これらの領域は，大脳皮質の表面の約2/3を占める広さをもち，さまざまな情報の統合を行っている．

目の前にあるコップを取るという運動を例に連合野の働きを考えてみる（**図1**）．コップに手を伸ばすためには，まずコップがそこにあるという視覚情報が必要である．その情報は，後頭野から後頭連合野に送られる．ここでは，パズルを組み合わせていくように情報を結合する働きがある．その情報は，頭頂連合野と側頭連合野を経由して前頭連合野に伝えられる．頭頂連合野では，視覚情報を基に位置関係や方向の認識を行っている．また，この連合野は体性感覚野からも情報を受けとっていて，自分の身体と物体との位置関係を認識している．側頭連合野では，後頭連合野から送られた図形を意味として捉える働きがある．ここではじめてコップだと判断される．前頭連合野は，連合野の中でも最高中枢といわれ，人間らしさがここに集中している．その働きとしては，思考，学習，推論，注意，意欲，感情などと深い関わりをもっている．今回は，コップを取ろうという意欲の働きをしている．頭頂連合野と側頭連合野からの情報，前頭連合野の意欲の働きは，運動連合野に伝えられ，運動のプログラムをつくり，運動野に運動の指示を出している．運動野からは筋収縮に対する指令が脊髄の運動神経に伝えられ，実際に手が動きコップを取ることができるわけである．もちろん，これらのプロセスは瞬時に行われる．

II．認知過程の活性化に基づく神経機能回復および行為の学習

1．認知処理と並列分散処理

運動は，脳と身体と環境との間の動的な相互作用から生じる現象である．ヒトは多用な目的に応じて，自らの意思で，手足を意のままに動かすことができ，絶えず変化する環境の中でリアルタイムの適応を行うため，瞬時に環境から情報を読みとり，判断し，運動を実行しなければならない．その時に，環境から得られる情報

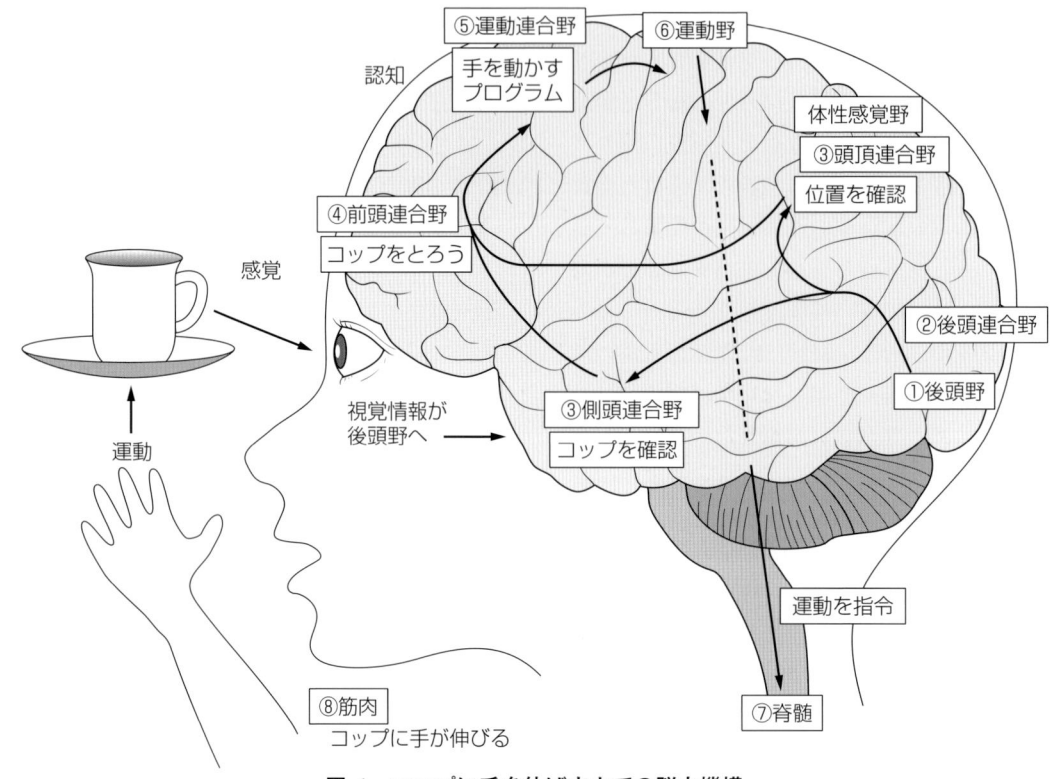

図 1 コップに手を伸ばすまでの脳内機構

を順番に一つずつ処理していたのでは間に合わない．そのため，脳神経系は同一情報を異なる方法により複数経路で同期的に処理する並列分散処理機構を構築している．並列分散処理機構では，多数の神経細胞にあたるユニットを処理単位としており，無数のユニットが集まっている．そして，それぞれが相互に結合を繰り返すことにより結合が強まり，重みづけされることによってネットワーク全体が知能をもって処理することが可能になる．

Petersen ら[4]がPETを用いて行った視覚および聴覚提示された文字の情報処理に関する研究は，段階的な実験デザインをもつ研究法の先駆け的存在である．最初の段階は，固視点を眺めている状態と文字を受動的に眺めている状態の比較で，視覚処理を受動的な文字処理の過程から排除する．2つ目の階層は，文字を音読している状態から文字を眺めている状態の引き算

で，発語に関するプロセスをみる．最後に意味的処理過程をみるために語生成課題（提示された名詞に対応する動詞をいう）から音読の状態を引く方法を用いた．その結果，受動的な文字の処理には視覚野，発話には両側の運動野と補足運動野，意味処理には左前頭連合野および側頭連合野の広範な領域に活動がみられた．意味的処理過程において脳の広範な領域で活動がみられたことは，認知モデルが提唱してきた並列的なネットワークとしての処理システムの可能性が示されたといえる．

2．認知過程の活性化は神経機能を回復させるのか

古くから一度損傷を受けた神経系は，再生しないと考えられていた．しかし，脳のそれぞれの神経同士は直列につながっているわけではなく複雑なネットワークを形成しているので，1

カ所が破壊されてもそれを補うことができる仕組みがある．損傷部位の周りあるいはもっと離れた部分の神経が上手にネットワークを形成し，その部分が従来つかさどっていた機能を新しくもつようになれば，機能回復が得られるはずである[5]．失われた機能の回復過程には，適切なリハビリテーションが有効なことは，数多くの臨床経験から自明のことである．Nudoら[6]は，一次運動野の部分的虚血を起こしたリスザルに指が1本しか入らない程度の小さなパレットからエサを取る課題を行わせ，麻痺肢運動機能の回復とともに脳虚血病変の周囲に手の領域の拡大が起こったことを確認した．また，Biernaskieら[7]は，脳虚血発作を生じさせたラットに，15日目から麻痺肢を使ってエサ入れからエサ取りまでの練習を行わせ，麻痺肢運動機能の回復とともに皮質病変の反対側運動野の樹状突起の増加を観察した．このように新しい課題を学習したり新しい環境に適応したりする時，その成果は脳に残される．この時，脳にはなんらかの変化が起きている．学習や適応には，連合野領域が最も重要な役割を果たしていることが知られている．運動を繰り返すことにより同じ神経回路が活動する．同じ神経回路が興奮すると，その回路をつくっている神経細胞と神経細胞のつながりは徐々に強固になっていく．そこで，学習に伴って新しいネットワークが構築されるという仮説が成り立つ．

動物実験ではあるが，運動によって脳の機能再生が起こることがわかったことで，リハビリテーションに対する考え方が変化しつつある．しかし，サルやラットなどのさまざまな動物はヒトの機能を理解するためのよいモデルになっているが，ヒトにしか現れない機能を知ることはできない．実際にNudoら[6]の実験では，サルを飢餓状態にしてエサを取れるまで繰り返し行わせ，脳を活性化させている．仮にヒトにまったく同じ状況で課題を行ったとしたら，ヒトとサルで同じ結果になるであろうか．ヒトと動物の違いは高度な認知能力にある．動物実験では，認知過程の活性化による運動機能の回復は確認できない．そのためには，ヒトを対象とした臨床研究が不可欠である．動物実験によって得られた知見を基にリハビリテーションを構築し，さらにヒトの脳がもつ高度な認知機能を付加したリハビリテーションを構築することによって，さらなる脳の可塑性が期待されると考えられる．脳は賦活することに意味をもつのではなく，システムとして組織化されることに意味をもつ[8]．従来は経験的な知識に頼る部分が多かったリハビリテーションが，何をすればどのように脳が活性し，脳機能が回復するか，また麻痺が回復させられるのか，という観点から検証ができる[5]．

3．認知過程と行為の学習は，どのように関係しているのか

神経系に対する身体運動の訓練効果は，筋力や呼吸・循環系と異なった推移をとる．筋力や持久力は，訓練をすれば，目にみえて効果が現れるが，神経系に関連する運動学習効果は，訓練を続けてもなかなか効果が現れないことが多い．しかし，ある日突然これまでできなかったことが急にできるようになることがあるといったように，神経系の訓練効果はステップ状に現れるのが特徴である．

ステップ状に現れる神経系の学習効果において，そのターニングポイントには何が起こっているのか．当たり前であるが，学習とは成功と失敗の繰り返しによって生まれる．その時に，ただ闇雲に運動を行っているのではない．失敗の傾向を分析し，次にこうすればうまくいくだろうという仮説をもって試行している．その仮説にしたがって運動をし，その結果どのようなものができあがるかをみる．その結果が，脳の中に最初からあった仮説と一致すればよいが，一致しない場合は仮説のほうを修正しなければならない．頭の中で構想している段階ではどん

なにすばらしい仮説であるように思われても，実際に動かしてみるとうまくいかないということはしばしば起こる．その繰り返しの中で，自分の状態がどのようなレベルであるのか，おおよその範囲についての自覚（メタ認知）がなければ運動の学習は進まない．認知とは，外部環境に対する認識であったが，メタ認知とは現在進行中の自分の思考や行動そのものを対象化して認識することにより，自分自身の認知行動を把握することができる能力である．この能力は，自分自身の行動の評価や妥当性の判断を行う監視的立場であり，前頭連合野がこの働きを担っている．したがって，学習者は身体と環境との相互関係から得た仮説を基に行動し，行動の結果を自らが評価者として，次なる仮説を構築していくことになる．

ステップ状に現れる急激な学習は，自分で行った運動が「どのようにすればよいか」ということがわかった瞬間である．しかも，その時には「こうしてはいけない」ということまでがわかっていることになる．そのため，神経系の訓練効果は，一度神経経路に回路ができあがると，なかなか消えない．例えば，自転車に乗れるようになると，何年間も乗っていなくても，いつでもスムーズに乗ることできる．このように神経系の発達や訓練効果の現れ方は，筋力や体力とは異なったパターンを示すのである．

III．認知的な臨床介入の意義とその目的は

1．運動準備のために新しい身体図式を構築（脊髄損傷）

一瞬にして運動と感覚を失うと人間はどうなるのか．脳から伸びた脊髄神経は，脳と身体の情報交換を行っており，脳からの命令（運動）は脊髄を通って身体に伝えられ，身体からの情報（感覚）は脊髄を通って脳へと伝達される．脊髄損傷とは，脊髄神経を損傷したために脳と身体との情報交換が行えない状態のことであるだけでなく，一瞬にしてこれまでの身体図式も失うということである．

ヒトの中には，「自分はこうである」といった内面図式があり，固有感覚情報を基に自らの身体についての身体図式を構築している．そして，脳は身体図式に基づいて運動行動や運動プログラムを選択・作成する[9]．この身体図式は，一度獲得されたまま不変で確固たるものとして脳内に存在するのではなく，身体図式はなんらかの形でアップデートされ続けていく性質をもつ．

身体図式を失ってしまった脊髄損傷者の場合，動作を獲得する前には，一定の秩序が保たれた自分自身の身体図式を再び築かなくてはならない．では，実際に身体図式をどのように評価するかを考えてみる．身体図式とは，固有感覚情報に基づいた身体の内面図式であるため，身体図式が正確に構築されているかどうかを確認するためには，視覚を遮断した状態で四肢の単関節を他動的に動かし，その状況がどうなっているのかを言葉で説明させてみるとはっきりわかる．脊髄損傷者の多くは，固有感覚障害を呈するため，四肢の状態を知覚することが困難なことは自明である．しかし，筆者[10]が行った脊髄損傷者へのインタビューでは，受傷後彼らの身体に対する認識が変化していることから，なんらかの形で身体図式がアップデートされていることがわかる（表1）．

身体図式を構築するためには，自分の身体に対する感覚情報が必要である．そこで，患者が自分の身体に対する感覚情報を得るために感覚障害のある部分であれ，動かされた時に身体のどこかに伝わる情報を感じようとすることが必要である．そして，運動前の状態と運動後の状態を比較した結果に現れる差異によって自らの身体の変化を予測して，その後視覚情報により照合する．セラピストは患者に気づいてほしい内容に注意を向けるために問いを与える．そし

1 臨床導入としての認知理論　161

表 1　脊髄損傷者へのインタビュー

「感覚のない状態ってどんな感じ？」
　はじめて車いすに座った時は，座ってる感覚なかったかな．車いすにこう，くくりつけられてるような感じ．それで，目でみて，くくられているかを確認してました．今は，この感覚のない身体でも，微妙に感じがわかるんですよ．だから，この感じが座ってるっていう感じって

「足の感覚がないのに，目でみなくても足がどうなっているかわかるの？」
　あのー，まず最初に事故して……その時には，足がどうなっているかなんて全然わからなかったけど，ある程度落ち着いて……今は，例えば足が車いすから落ちたとかそういうのはわかります．
　足が落ちてるかどうかって，じーっとしてたらわからないけど，自分で動いたらわかりますね

「あなたたちはどうやって察知してるの？」
　何日か経ってまた同じそういう状態だったら，あっ，これが足が落ちてる状態なんだと思い出すような感じです．だから足が落ちてるという感覚はなくても，ちょっとした違いとか，これは前に足が落ちてた感じと一緒だというように思い出す感じですね．だから体で覚えるとかじゃなくて頭で覚えないと無理ですね

て，患者自らが「足を動かされた時には，こういう感じがするのか」といった関係性を構築するための援助を行う．身体図式の構築に要する時間は長いけれども，「なるほど，そうだ」という実感を得たものについては，きわめてよく理解していることが多い．

2. 新しい運動の獲得のために自分の運動を認知する（変形性股関節症）

　運動器疾患においても認知過程の活性化における臨床的意義は十分にある．認知過程の考えを臨床に導入するということは，運動が起こる前の仮説を認知の仕組みから考察することである．ここでは，異常歩行の修正を例にあげて考えてみる．
　熱心なセラピストは，つい「体が右に傾いている」とか「膝が曲がっていない」といった一つひとつの欠点について言及しがちである．しかし，このような身体各部の欠点を独立させて考えた指導では，身体の各部を意識的に制御しようとして，かえって混乱を招くことになる．Wulfら[11]は，運動学習過程において，身体の動きそのものに注意を向ける指導を与えた群（内的焦点群）と身体の動きによって生じた環境の変化に注意を向けるように指示された群（外的焦点群）では，外的焦点群のほうが運動学習の効果が優れていたことを報告している．さらに，運動を随意的に制御可能な状態に変容させるためには，知覚されないものが知覚されるものへ変化することが必要である[12]．
　歩行といった動的で，空間的な運動を考えた場合，歩行を感覚されるものとして捉えるために，筆者[13]は図2のような足底をかたどった紙を10分割して，足底の細分化を行った．足底の細分化の目的は学習過程に必要な情報を構築しやすくするためである．まずは，患者に立位で重心移動を行いながら重心位置と足底圧覚の関係を構築させ，注意を向けさせる対象を明確にさせておく．そして，歩行中に「10，8，6，4，1（図2を見せながら）を感じられるように歩いてください」と指示する[14]．すると，患者は「親指のところに体重がのらない」「4番を通っていない」など，歩行状態を認識して説明することができる．そして，目標と自分の状態の差異を感じ，目標に近づけるためにどうしたらよいかと思考しながら歩きはじめる．
　運動学習過程とは，期待される運動感覚と実際の感覚情報が比較照合され，そして脳の内部にある予測を修正していく過程を指す[15]．運動学習に関連する脳領域は，前頭前野背外側部，

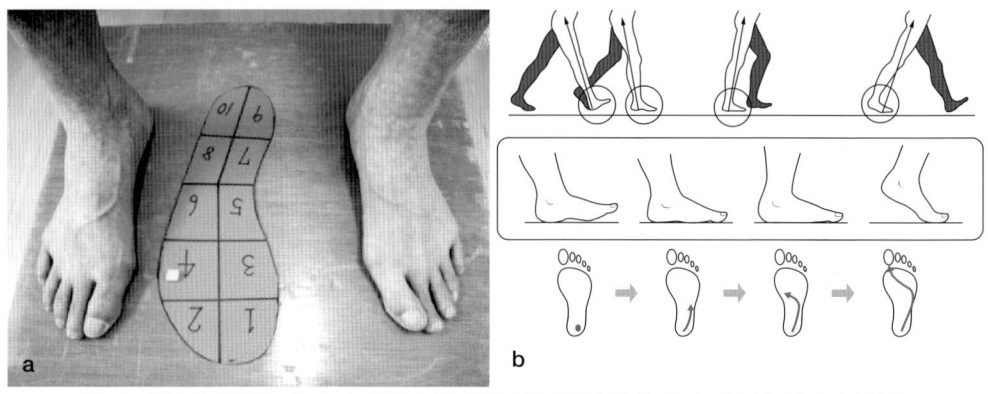

図2 足底の細分化（a）と歩行中の足底圧覚の移動様式（b）（文献13)より引用）

運動前野，補足運動野，小脳，頭頂葉，海馬などである[16]．その中で，運動前野は視覚と体性感覚情報を豊富に受けることから，感覚情報に基づいた運動学習の中枢として認識され，学習過程の初期に特に働く[15]．そのため，運動学習初期には注意を向ける感覚情報と認知に必要な判断基準を明確にしたうえで課題を行わせることが重要である．うまく課題が与えられれば，患者は自発的に考えて，ルールを築くことができる．このように，リハビリテーションによって育てなければならない認知とは，セラピストが与える課題の中に患者自らが体験を通じて，さらに自分の経験と照らし合わせながら，本当にそれでよいのかを吟味して，自ら納得する過程でなければならない．

3．環境に適応していくために自己を認知する（脳血管障害後遺症）

発症後のさまざまな治療にもかかわらず，脳に損傷が残ってしまうと，その部分は残念ながら再生しない．しかし，最近では脳機能画像技術を用いた神経生理学的手法から，神経細胞の機能的・形態的変化，残存神経回路の機能的再構成による脳の可塑性が脳損傷後の機能回復に影響することが明らかとなりつつある[6,7]．しかし，現代の脳科学といえども，このレベルの過程についての知識はまだほとんどなく，仮説に基づいた研究が繰り返されているところである．

現段階では，認知過程の活性化が脳損傷患者の大脳皮質機能を直接的に改善するかどうかについての解答は明確にされていない．認知過程の臨床的な利用のされ方は，残存機能を利用した運動を行う際に失敗を少なくしたり，環境に適応したりする能力を高めたり，情報をいっそう効果的に処理したりするのに役立っている．実際，軽度の運動麻痺にもかかわらず，思うように動作能力が向上しない脳損傷患者の多くに，自己認識の障害が根底にあると考えられている[17,18]．そのような患者では，例えばコップに手を伸ばそうとしたが，うまくコップに手を伸ばせなかった場合，その失敗がコップと手の距離感・方向性を誤認したのか，手と肩の位置関係の認識不足だったのか，などといった分析が不十分なことが多い．そのため，生活の中で同じ失敗を繰り返してしまうことになる．

自己認識の獲得には，運動を行う前に自分で予測したイメージと実際の運動結果を比較することによって，気づきを与えることが必要である．運動におけるイメージとは運動実行のための脳内シミュレーション過程である[19]．イメージは知覚に近い現象に思えるが，知覚-運動変換を省略したものであるから実は運動要因が含まれている．身体運動という形では外に現れて

いないが，いつでも運動につなげられる仕組みになっている．運動過程における予測と運動結果の情報については，患者にしか感知しえない心的過程であるため，セラピストは患者に問いかけることによって情報を共有しようとする．その情報を基に，セラピストは患者の運動の仕組みを理解し，患者の運動が結果として異常であった場合には，運動の計画が不十分なのか，運動情報の記憶が不十分なのか，運動結果との比較が不十分なのかを推論していく．そして患者にとっても，自分の感じたものを言葉にすることで，自分の状態を分析的に捉え，自己認識にとって重要な役割を担う．特に学習の初期段階では，「このような運動を行うと，こういう運動感覚が期待できる」という内的表象が獲得されていないため，適切な運動ができるわけはないし，偶発的にできても，それが適切なのか本人にはわからないのである．そのため，運動を行う前には運動をどのように行うのかという計画を言葉で表現し，運動を行った後にはそれがどういう結果であったのかを内省することで，自己認識が獲得されていく．

文 献

1) 山鳥　重:「わかる」とはどういうことか―認識の脳科学．筑摩書房，2002, pp18-50
2) 河本英夫:哲学，脳を揺さぶる オートポイエーシスの練習問題．日経BP社，2007, p190
3) 川人光男，三嶋博之，酒田英夫，他:運動（岩波講座　認知科学）．岩波書店，1994, pp32-35
4) Petersen SE, Fox PT, Posner MI, et al: Positron emission tomographic studies of the cortical anatomy of single-word processing. *Nature* **331**:585-589, 1988
5) 久保田競，宮井一郎:脳から見たリハビリ治療―脳卒中の麻痺を治す新しいリハビリの考え方．講談社，2005, pp61-80
6) Nudo RJ, Plautz EJ, Frost SB: Role of adaptive plasticity in recovery of function after damage to motor cortex. *Muscle Nerve* **24**:1000-1019, 2001
7) Biernaskie J, Chernenko G, Corbett D: Efficacy of rehabilitative experience declines with time after focal ischemic brain injury. *J Neurosci* **24**:1245-1254, 2004
8) 森岡　周:リハビリテーションのための認知神経科学入門．協同医書出版社，2006, p9
9) 内藤栄一:身体図式（ボディスキーマ）と運動イメージ．体育の科学　**52**:921-928, 2002
10) 香川真二:不自由さから生まれる創造性．現代思想　**34**:199-205, 2006
11) Wulf G, Lauterbach B, Toole T: The learning advantages of an external focus of attention in golf. *Res Q Exerc Sport* **70**:120-126, 1999
12) 高橋昭彦:下肢の整形外科的運動障害に対する運動療法の問題点と展望．認知運動療法研究　**2**:56-80, 2002
13) 香川真二，千田　康，木村愛子，他:変形性股関節症患者の生活機能トレーニングの考え方とその実際．理学療法　**24**:557-564, 2007
14) Perfetti C, 宮本省三, 沖田一彦（著），小池美納（訳）:認知運動療法―運動機能再教育の新しいパラダイム．協同医書出版社，1998, p244
15) 森岡　周，松尾　篤，冷水　誠:ニューロリハビリテーションとしての理学療法．理学療法　**24**:1532-1540, 2007
16) Jenkins IH, Brooks DJ, Nixon PD, et al: Motor sequence learning: a study with positron emission tomography. *J Neurosci* **14**:3775-3790, 1994
17) Heilman KM, Barrett AM, Adair JC: Possible mechanisms of anosognosia: a defect in self-awareness. *Philos Trans R Soc Lond B Biol Sci* **353**:1903-1909, 1998
18) Spinazzola L, Pia L, Folegatti A, et al: Modular structure of awareness for sensorimotor disorders: evidence from anosognosia for hemiplegia and anosognosia for hemianaesthesia. *Neuropsychologia* **46**:915-926, 2008
19) 森岡　周:リハビリテーションのための脳・神経科学入門．協同医書出版社，2005, p99

2 臨床導入としての運動学習理論

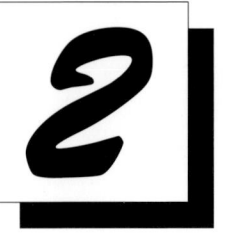

久保雅義[*]

◆ Key Questions ◆
1. アフォーダンスとは
2. ダイナミックシステム理論とは
3. 運動のパフォーマンスとは

Ⅰ. 運動パフォーマンスとは

　運動パフォーマンスを理学療法という文脈で考えると「課題を達成するために必要な運動が起こっているか」ということに集約される．本稿では，まず「運動が（そもそも）起こるか」について考え，次に「（起きた）運動の適切さ」について考えていく．

　物理学での質点や剛体の運動を考える場合，その質点や剛体を動かすものは，重力や摩擦力などの「力」になる．身体運動を物理学で考えるならば，それぞれの身体セグメントの長さ，重さ，慣性モーメントなど，物理的特性と筋肉の収縮，関節により発生するトルク，そして床反力，重力などが運動を考えるうえで必要にして十分であり，運動自体には成功や失敗もなければ，適切，不適切という区別も存在しない．運動が起こる空間も，居室の床や壁ではなく，XY平面でありYZ平面である．「なぜ，運動が起こったか？」の問いに対しては，ニュートンのいうとおり「力が加わったから」の一言につきる．

　確かに，運動パフォーマンスの「運動」の部分をニュートンの法則で片づけられるならば，運動についての問題はすでに解決済みであるといってよい．重いものを持ち上げたり，椅子から立ち上がるような運動を例にとると，ニュートンの法則から導きだされる力が必要な時に発生できれば運動は起こり，できなければ運動は起こらない．真の意味で「運動」はニュートンの法則を超えるものではなく，この意味では力と運動は完全に一対一であり，2本足ロボットの立ち上がりと，高齢者の立ち上がりを分けて考える理由はまったく存在しない．

　しかし，理学療法士が向き合う「人間の運動」はこう一筋縄ではいかず，運動が起こる「はず」の環境や，運動の主体である行為者をも視界に入れて考える必要がある．例えば，起こる「はず」の運動が起こらない場合を考えてみる．理学療法の場面では，運動が「起こらない」のには運動を「しない」「できない」「させない」に加えて，「したくない」ということもありうる．さらに，「状況によりできたり，できなかったり」ということもまれではない．ニュートン的には，これらの状況すべてが筋収縮の問題に還元されるが，これらの問題に立ち向かう理学療法士に対して，「それは必要な筋収縮が起こっていないからである」というアドバイスはあまり

---

[*] Masayoshi KUBO／新潟医療福祉大学医療技術学部理学療法学科

有効とはいえない．

では，なんらかの運動が起こったとして，次にその「適切さ」について考えてみる．「運動の適切さ」には「課題達成に結びつく運動になっていること」が必要条件であるが，この段階では「どのように運動するのか」は決定できない．例えば，競技スポーツなどでは「相手に勝てること」が適切さの必要条件といえる．そのためには，相手とはいろいろな意味で異なる運動をする必要がある．これに対して，日常的な運動を観察してみると，ある一つの課題に対して，ある程度決まった運動パターンが現れることで課題が達成されていることに気がつく．理学療法的には「正常パターン」という形で表現されることの多い運動パターンである．しかし，課題と運動パターンの一対一対応が運動の適切さの「必要条件」ではないことに注意しなければならない．

あらためて考えてみると，特定の課題に対して一つの特定の運動パターンを用いることは，さほど自明なことではない．「随意運動」であるならば「随意に」毎回違う方法で運動を遂行することは可能であるし，たとえ同一個体内では同じであっても，個体間では違うパターンでもかまわない．実際に，コップに手を伸ばすような簡単な運動でも，赤ちゃんであれば目の前にコップがあっても手を伸ばさないだろうし，たとえ伸ばすようになってもそのパターンは一定ではない．また，コップに手が伸びる年齢になっても，今度はコップの中に手を入れてしまうかもしれない．成人であったとしても，例えば上肢に障害があれば，体幹の前傾が大きくなるなど，いわゆる「正常パターン」とは違うやり方になる．「正常パターン」がどの個体によっても，またどの環境においても，普遍的に「課題達成のための運動パターン」であるということにはならない．

理学療法士は，課題達成のための適切な運動が起きていなければ，それを観察するのみならず，解釈し干渉していく必要がある．しかし，運動が起こるまでの舞台裏に対する理解なしでは，まったく誤った干渉をしてしまうこともありうる．次のような例を考えてみたい．冬になると，朝起きてきたお父さんが居間のコタツに座り込んで，「お〜い，新聞とってきて」とすぐお母さんに頼んでしまうという観察があったとする．これに対して「お父さんの移動能力に問題がある」と解釈することはありえない．しかし，これはわれわれがその舞台裏をすっかりわかっているから笑い話として成立していることを忘れてはならない．舞台裏のわかりづらい運動に直面した時，まるでこの父親に下肢の筋力エクササイズを処方してしまうようなことは，運動の専門家としては，どうしても避けたいところである．

ここからは，どのようにして運動が結果的に「起こるのか」の舞台裏について考える時に，その理解を助ける2つのキーワード「アフォーダンス」と「ダイナミックシステム理論」について少し展開してみる．

II．生態心理学的アプローチ

アメリカの心理学者Gibson[1]は「生態心理学」という新しい分野を開いたことで知られている（**図1**）．生態心理学とは，その名前からもわかるように，生態学的なアプローチを，それまでの心理学的手法に持ち込んだものである．生態学では個体そのものに焦点をあてるのではなく，個体をとりまく環境ごとを一つのシステムと捉え，「その環境の中での個体やその群の数の増減，暮らし方の変化」を取り扱う．したがって，生態心理学というのは「環境の中での個体の挙動」について焦点をあてた心理学ということができる．

Gibsonが心理学に生態学的アプローチを持ち込む一つの契機になったのは，戦争時代にパイロットたちをトレーニングするプログラムに

・生理学

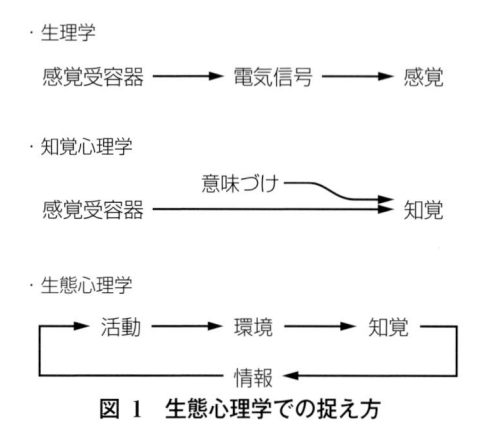

感覚受容器 ⟶ 電気信号 ⟶ 感覚

・知覚心理学

感覚受容器 ─意味づけ→ 知覚

・生態心理学

→ 活動 ⟶ 環境 ⟶ 知覚
情報 ←

図1 生態心理学での捉え方

心理学者として参加したことにあったように思われる[2]．飛行機の操縦は，三次元空間内の操作であり，移動しながら対象物との距離感をつかむことが非常に重要である．当初は，パイロットたちの生理的要因である視力や奥行き知覚の良し悪しに注目し，例えば暗くした部屋の中で一つの光の点の動きを目で追わせるというような実験や計測が行われていたらしい．しかし，彼は，実際の飛行中のパイロットたちが対象物を生理学的な意味で「目でみて操縦している」というよりも，自分に向かってくる地面の変化のスピードや，手前のものと遠くのものの見え方の変化の違い，あるいはものの重なり具合の変化などから得られる「情報」に導かれて操縦していることに気づかされる．

彼は，この経験から知覚と運動の不可分性にたどりつくことになった．つまり，行為者自らが「動く」ことが本質的に重要で，その結果としてむしろものが「みえている」のである．この「みえる」には，光受容細胞の発火から開始される一連の生理学的プロセスとしての「みえる」という意味から離れて，対象から情報を拾い上げるという意味が与えられている．この拾い上げられた情報から，さらに次の動きが導きだされ，そしてそれが新たな「みえ」を生むという一連の流れは，知覚-活動の連結（perception-action coupling）と呼ばれ，動物が「動く

物」として環境の中に存在していることの意味と考えられる．

Ⅲ．アフォーダンス

「行為者が環境の中で動く」ということを観察の対象としての一つのシステムとして考えると，「どう動く」のかを導くのがアフォーダンス（affordance）となる．アフォーダンスとは，生態心理学のキーワードの一つで，「直接知覚される"環境のもつ特性と個体の特性の関係性"であり，個体の活動がこれによって導かれるもの」がその定義の一つである[3]．

個体の特性としては，例として行為者の身体のバイオメカニクス特性があげられることが多い．例えば，行為者が段差という特定の「環境」に近づいていった時に，そのまま手をつかずに上がるか，あるいはいったん手をついてから上がるかの境界値は，行為者の脚長と段差の高さの比で表され，健常な若者であれば行為者の違いにかかわらず，ほぼ一定であることが報告されている[4]．

日本の古い家屋で，玄関の上がりかまちが300 mmもあるような場合，ここに高齢者が近づけば，進行を妨げる障害物としてのアフォーダンスが知覚され，したがって「またぎ越さずに，いったん座る」という行為が生じることになる．小学生であれば，進行を妨げる障害物としてではなく，むしろ「おもしろがって登るもの」，あるいは「下に隠れるもの」としてのアフォーダンスが知覚されるかもしれない．

アフォーダンスの意味を際立たせるために，アフォーダンスでは「ない」ものをあげてみる．まず，アフォーダンスとは「環境にある物体の特性」そのものではない．なぜならば，その時の行為者の存在と無関係に決めることができるからである．したがって「椅子のアフォーダンスは……」という表現は成立しない．そして「動くために知覚し，知覚するためには動かなくて

はならない」という生態心理学の考え方からすると，（フォームに違いはあるにせよ）行為に結びつかないアフォーダンスは定義されない．そして，個体が自ら環境に働きかけることにより知覚されるのがアフォーダンスであるとすると，他人からアフォーダンスを与えられるということもない．

アフォーダンスを知覚（あるいは発見）するのに必要な活動（探索行動）は生後4カ月ごろからすでに始まっていると報告されている[5]．さらに「はいはい」をしはじめ，自分で移動が可能な段階になると，探索から発見，そして探索のサイクルが繰り返され，その結果として観察される運動のレパートリーの増加は，まさに爆発的である[6]．しかし，これは発達に伴う運動機能の変化や身体セグメントの長さの変化によってのみ支えられているものではない．

アフォーダンスは，発見されるものという考え方によれば，探索なくして発見はなく，したがって行為も現れない．例えば，歩きはじめの子どもが，ちょっとした溝をまたぎ越せることができるようになるのは，脚の長さや筋力が十分であるということのみならず，またぎ越すような場面に出会う経験の量によっていることが報告されている[7]．乳幼児では，大人ではどう考えても口に入れるべきではない道具を，どんどん口に入れてしまうことがよく観察される．あるいは口に入れるべきスプーンでテーブルをたたいたりするなどの行為は，まさに探索と発見（あるいは運動と知覚）の連鎖の現れであり，スプーンの「正しい使い方」である．

Ⅳ．アフォーダンスと理学療法

アフォーダンスと行為という概念では，環境・探索・知覚という切れ目のない連鎖がその鍵であったが，これを理学療法場面へ適用してみるために，次のような状態を考えてみる．例えば，「リハビリ室ではできるけれども，病棟ではできない」「ちょっとした立ち上がりでも，理学療法士がついていればできるが，家族にいわれてもさっぱりしない」であるとか，「家庭で"できる"エクササイズが，実際に家庭では"していない"」などである．

物理的環境という観点では「リハビリ室にて理学療法士が隣にいて車いすから練習用台に乗り移る」のと，「病棟や家での立ち上がり」にはずいぶんと違いがあることが指摘されている．例えば，座面の高さであるとか，手すりの位置，そして床面の状態などの物理的な意味での環境がまずあげられるだろう．しかし，これら物理的な環境を整え，理学療法士の評価では「できる」はずの運動が，ときとして起こらないこともある．

観察対象である，環境・運動システムを少し広げてみると，事情は少しみえやすくなる．つまり，乗り移りをしようとしている患者にとっては，隣にいる理学療法士も環境の一部であり，それが「乗り移れる」というアフォーダンスの基になっている．この意味から，ゴール達成を目的とする運動を発現させるために，まず「（理学療法士とともに）運動療法的アプローチ」を行い，その後，補足的に「（理学療法士とは無関係に）環境へのアプローチ」を行うという2段階方式が成り立たないことは想像に難くない．

Ⅴ．ダイナミックシステム理論—バックグラウンド

最も端的に表せば，「複雑なシステムの挙動を取り扱うための理論」がダイナミックシステム理論（DST：dynamical system theory）である．ここで注意したいのは，複雑なのは「挙動」のほうであって，「システム」自体が複雑である必要はない．「複雑な挙動」というのは，「予測が難しい」という意味であり，その意味でわれわれの身の回りに例をみつけ出すことは難しくなく，例えば伝染病の伝搬や，金融市場の動き，

それに天気予報などがその例である．このように複雑な挙動を示すシステムに対して，それぞれの専門分野で独自に研究が進められてきたが，研究が深まるにつれ，専門分野による違いよりもむしろ，その観察の対象になっているシステムの構造とその振る舞いの共通点に注目が集まった．

　まず，観察の対象となるシステムが多くの自由度をもつことがあげられる．そしてそのシステムが，その下位にあるサブシステムから構成されており，サブシステム間の相互関係は多くの場合双方向で，システムを同じタイプの挙動に導く相補的なものと，逆のタイプの挙動に導く拮抗的なものがある．システムが外界に対して閉じておらず開放系であり，エネルギーや情報の流入や流出があることなども共通点としてあげられる．

　このようなシステムの挙動は時間の経過に伴い変化する．変化の様子は，少数のシステムのパラメター（制御パラメター）の値を変えるだけで，量的および質的に多様に変化する．例えば，システムの一つのパラメターの値を2倍にしたからといって，必ずしも2倍の出力が得られるとは限らない（非線形性）．さらに，システムには安定した状態がいくつか存在し（アトラクタ），パラメターの変化に伴い，一つのアトラクタから別のアトラクタへと移行が起こることが観察される（転移）．転移が起こっている過渡期のシステムは，しばしば不安定を示し（critical fluctuation），また状態A→状態Bへの転移と状態B→状態Aの転移は，しばしば違う経路を通る履歴現象（ヒステリシス）が観察される．そして，これらの複雑な挙動の最も特筆すべき点は，挙動の変化のパターンが一つの司令塔的なメカニズム，あるいは一つのパラメターにより一義的に作り上げられたものではなく，システム内でのサブシステムのせめぎ合いの結果，「自己組織化的」に創り上げられた（創発）という点である．

VI. ダイナミックシステム理論と脳機能

　巨視的な意味で脳機能を考えると，その挙動はまさにダイナミックなシステムのそれであるとみなすことができるという考え方がある．その一つがHaken[8]のシナジェティックである．Hakenは物理学者であり，シナジェティックは脳機能に限らず広い範囲をカバーする考え方であるが，今回は運動のパターンの創出に関係する部分についてのみ触れる．

　人間の運動の変化が，ダイナミックシステムとしての挙動を示す例として，トレッドミルでの歩行を考えてみる．ゆっくりとした歩行速度から少しずつ速度を上げていくと，どこかの点で自然に走行に切り替わる．この時，速度の上げ方が早すぎるとあっという間に走行に切り替わるので気づきにくいが，徐々に速度を上げていくと，歩いてもよいが走ってしまったほうがよいのでは？　と迷いが生じる過渡的な速度域に入る．

　この現象をDST的に記述するならば，「歩行」や「走行」が2つの安定した状態（アトラクタ）であり，これらの状態の間を移り変わることを転移として捉えることができる．そして，転移中に発生する不安定性が臨界ゆらぎ（critical fluctuation）に相当すると考えられる．さらに，今度は徐々にトレッドミルの速度を落としていくと，再び転移が起こって歩行に戻るが，歩行から走行と，走行から歩行への転移では，そのスピードは異なることが報告されており[9]，履歴現象の現れと考えることができる．

　もちろん，脳を司令塔と考え，そこにあらかじめ「歩行プログラム」と「走行プログラム」が貯蔵されており，トレッドミルのスピード変化を察知した脳が，すかさずプログラムを切り替えたと理解することもできる．この考え方では脳が「主」で2本の脚が「従」であり，脚は脳の指令に従うマシンとみなせる．しかし，こ

こにおもしろい例がある．ムカデのようにたくさんの脚をもつ生き物の脚をいくつか切断すると，今まで逆方向に動いていた脚ペアが切断後は同方向に協同して動くなど，運動の再組織化が即座に起こり，このムカデは混乱することなく前進することができる．切断後の脚の動かし方があらかじめどこかに保存されていたとは少し考えづらい[10]．

上述した歩容の変化の現象を，脳を一つのサブシステムとするより大きなシステムから考えることができる．例えば，脳に代表される神経系のダイナミクスと2本の脚という機械系のダイナミクスが，トレッドミルの速度の変化という環境システムの変化に関わることで，歩行と走行という個別のパターンが創発されたと理解するものである．ムカデの例では，神経系のダイナミクスと前進するという課題に対し，機械系のダイナミクスの変化が関わることで，新しい脚ペアの運動パターンが創発したと理解される．いずれの例においても，神経系・機械系・環境，そして課題のいずれであっても「単独」ではパターン創発の全体像を捉えることはできないことを強調したい．

DSTをさらに少し長いスケールでの時間の変化に伴う運動の変化，すなわち「学習」の理解のために適用する試みもなされている．例えば，両手で同時に平面に円を描く運動を考えてみる．左右の腕の関節運動が同じで平面上では鏡像のように円を描く方向と，関節運動では逆方向だが，平面上では同じ方向に円を描く方向が最も行いやすい．両腕を使った多くの協調運動では，上記のような2つのパターン（位相角度の差で0°および180°の運動）が飛び抜けて安定していて，ばらつきが少ないことが知られており[11]，両腕描画システムのアトラクタであると考えることができる．

実験的に0°と180°以外の位相角度差，例えば90°の運動を被験者に練習させるとどうなるか？　もちろん練習の最初の段階では90°の位相差角を維持した運動は困難で，知らず知らずに0°あるいは180°のアトラクタに引きつけられるが，練習を重ねるにつれ位相角差90°の運動でもばらつきが減少して安定して行うことができるようになる．これは，従前には存在しなかった位相差角90°のところに学習によるアトラクタが出現したとみなすことができる[12]．

さらに時間スケールを伸ばし，小児の運動発達に対してもDST的なアプローチが試みられている．前述の円を描く運動でも，位相角差0°と180°にあるアトラクタは4歳児にはあまり観察されず，年齢が上がるにしたがって，円を描く運動の安定性の向上とともに，協調運動の発達を示すアトラクタが徐々に形成されていることが報告されている[13]．また，このようなアトラクタの形成には「注意」や「意志」などが関わっていることが示唆されていて，この領域に対するDSTの適用も試みられている[14]．

VII. ダイナミックシステム理論との理学療法

アフォーダンスやDSTでは，脳を頂点とするピラミッド型のモデルから離れ，脳をより大きなシステムの一部であるサブシステムとして捉えていることがわかる．これは，必ずしもピラミッドモデルと排他的なものではなく，説明しようとする「運動」に違いがあるために一見そのようにみえるにすぎない．

理学療法では，そのどちらの見方も重要であるが，特にDSTで捉えられるサブシステム間の「自己組織化」とそれによる運動の「創発」は示唆的である．しかしこの考え方には理学療法にとって良いニュースと悪い（？）ニュースの2つが含まれている．

良いニュースは，同じゴールを達成するための運動の創発には，さまざまなサブシステムの組み合わせがありうるということである．これは，一つのサブシステムに不都合が生じても，

他のサブシステムの変化により，目的とするゴールが達成できる可能性を意味しており，理学療法にとっては心強い味方である．さらに，システムの振る舞いの非線形性から，サブシステムの一つのほんの小さな変化で，システム全体の振る舞いを大きく変えられる可能性も示唆される．

また，サブシステム同士の交互方向の作用に注目をすると，身体や環境サブシステムから神経サブシステム方向へのアプローチの可能性も示唆される．例えば，中枢神経系に損傷を受けたネズミの回復は，遊び道具の多い環境（rich environment）でより良好で，これは行動レベルの回復のみならず，神経レベルの回復も含まれている[15]．

悪いニュースは，われわれが観察できるのは結果的に創発された運動パターンであって，観察のみからでは，それを支えるサブシステムの様子を伺い知ることは，ときとして非常に難しいということである．物理学や数学であれば，数式によりサブシステムのダイナミクスを記述し，コンピュータシミュレーションなどでシステムの振る舞いを再現することにより，どれが正しいサブシステムのダイナミクスであるのかを導き出すことがある程度可能であり，ある領域では実際に用いられているテクニックである．

人間の運動の創発に関わるサブシステム同士のダイナミクスを捉えることが難しければ，それらに対する適切なアプローチを見い出すことは難しい．しかし，優れた臨床家はそれに成功していることも事実である．成功のための一つの鍵は，「システムの観察される振る舞いは確かに複雑であるが，しかしシステムのダイナミクスは一定の決まりから外れることはない」という事実である．理学療法は，観察し記述する能力から洞察する能力へとさらにステップアップする必要がある．

Ⅷ．おわりに

さて，理学療法に携わる者として，アフォーダンスやDSTにどのように臨めばよいのだろうか？　残念なことに，これらの概念は必ずしもリハビリテーションや理学療法を目的として発達してきたものではないので，そこに使われている言語は，われわれになじみのないものが多いことは否めない．しかし，これらの新しい言語を「知り」，その新しい言語でどのようなコミュニケーションを展開していくかは，まさに理学療法士の創造力にかかっていると考える．

文献

1) Gibson JJ：The ecological approach to visual perception. Lawrence Erlbaum Associates, New Jersey, 1986
2) 佐々木正人：岩波科学ライブラリー 12 アフォーダンス―新しい認知の理論．岩波書店，1994
3) Chemero A：An Outline of a Theory of Affordances. *Ecological Psychology* **15**：181-195, 2003
4) Warren WH：Perceiving affordances：visual guidance of stair climbing. *J Exp Psychol Hum Percept Perform* **10**：683-703, 1984
5) Goldfield EC：Emergent Forms：Origins and Early Development of Human Action and Perception. Oxford University Press, Oxford, 1995
6) Adolph KE, Bertenthal BI, Boker SM, et al：Monographs of the Society for Research in Child Development. Vol 62, No 3, Learning in the Development of Infant Locomotion, 1997
7) Zwart R, Ledebt A, Bianca F. Fong, et al：The affordance of gap crossing in toddlers. *Infant Behav Dev* **28**：145-154, 2005
8) Hermann Haken（著），奈良重俊，他（訳）：脳機能の原理を探る―非平衡協同現象としての脳神経活動・行動・認識．シュプリンガー・フェアラーク東京，2000
9) Hreljac A, Imamura R, Escamilla RF, et al：Effects of changing protocol, grade, and direction on the preferred gait transition speed during human locomotion. *Gait Posture* **25**：419-424, 2007
10) Gallistel CR：The organization of action：A new synthesis. Lawrence Erlbaum Associates, New Jersey, 1982
11) Kelso JA：Phase transitions and critical

behavior in human bimanual coordination. *Am J Physiol* **15**：R1000-R1004, 1984
12) Zanone PG, Kelso JA：Coordination dynamics of learning and transfer：collective and component levels. *J Exp Psychol Hum Percept Perform* **23**：1454-1480, 1997
13) Robertson SD：Development of bimanual skill：the search for stable patterns of coordination. *J Mot Behav* **33**：114-126, 2001
14) Lawrence MW：Dynamical Cognitive Science. The MIT Press, Cambridge, 2001
15) Döbrössy MD, Dunnett SB：Environmental enrichment affects striatal graft morphology and functional recovery. *Eur J Neurosci* **19**：159-168

3 臨床導入としての運動イメージ

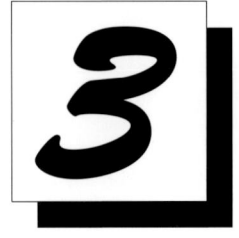

高取克彦*

◆ Key Questions ◆
1. 運動イメージとは
2. 運動イメージにおける脳内機構とは
3. 運動イメージおよびメンタルプラクティスの臨床導入

I. 運動イメージとは

　行為の前には，必ず準備が先行する．そして，それは自らの運動イメージに基づいている[1]．イメージという言葉から連想される用語に「視覚イメージ」「運動イメージ」「触覚イメージ」などがある．イメージは外部からの信号がない時にも記憶に基づいて想起できるので，外界から独立した「脳内感覚」といえる．

　運動イメージ（motor imagery）とは「明確な運動行動の表現が一切の運動表出を伴わずにワーキングメモリ内で内的に再活性された動的な状態」と定義されており[2〜4]，中枢からの運動コントロールの原則により制御されている．つまりヒトの行為は，過去の経験，予測される運動感覚などに基づく運動イメージが先行していることになる．

　用語としては，このほか，心的イメージ（mental imagery），動作イメージ（movement imagery）とも呼ばれている．運動イメージは他者が運動しているところをイメージする三人称的な視覚イメージと自らが運動を行っているところをイメージする一人称的な筋・運動感覚イメージの2つに分類されている（図1）[5,6]．これらの運動イメージ想起の性質には個人差があり，それらはイメージの鮮明性・統御可能性として評価される．運動イメージを用いた治療介入においては，これらを考慮することにより，イメージの質的な変化も捉えることが可能と考えられている．イメージの鮮明性とは，課題についてのイメージ想起が現実体験と同じように鮮やかではっきりとしているかどうかであり，統御可能性とは課題についてのイメージをいかに操作・変換できるかということである．これらに関して，鮮明でかつ統御可能なイメージを想起することが効果的な運動イメージ介入を行うための有効な手段であることが知られている[7]．

　しかし，これら健常者における運動イメージ理論は，特定の脳領域における構造的な損傷によって破綻させられる．運動イメージは，内部モデルもしくはプログラムによって表される幅広い運動システムを統合する一部分であり，時間とともに発展し，絶えず変化し続けるものである[8]．このことから，慢性疾患患者における運動イメージは発症前のものとは鮮明性や操作性においてまったく異なっている可能性がある．したがって，脳卒中患者においては運動イ

---

* Katsuhiko TAKATORI／畿央大学健康科学部理学療法学科

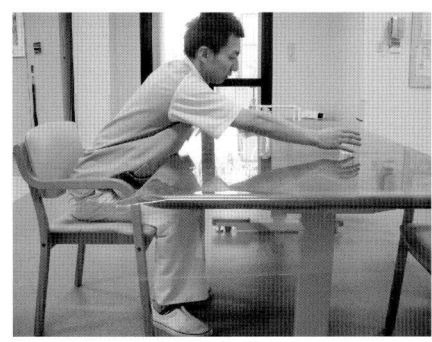

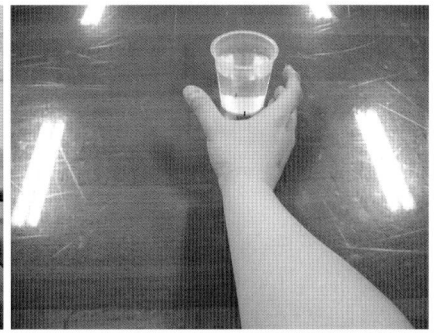

a. 三人称的視覚イメージ　　b. 一人称的筋運動感覚イメージ
図 1　リーチ・把握課題における三人称的視点と一人称的視点

メージを正確に時間的に結合させて実施できるかどうかが重要となり，損傷部位や広がりによってはこのいずれか，もしくは両方が障害されている可能性がある．頭頂葉は，運動感覚モデル（kinesthetic model）の貯蔵と生成に関連していることから，この部位における損傷が運動イメージの正確性を低下させることは容易に想像できる[9,10]．Johnson ら[11]による頭頂葉および運動前野の損傷患者を研究対象から除外した研究では，亜急性期および維持期脳卒中患者における把握課題で，運動イメージは正確に想起できることを示唆している．興味深いことに彼らは，維持期脳卒中患者では麻痺肢において，より正確な運動イメージが想起できる可能性を示唆しており，これを「片麻痺の有利性（hemiplegic advantage）」という表現で説明している．運動イメージの正確性の評価として用いられている実際の運動実行と心的な運動実行との時間一致性[2,3]は，特定の領域が損傷されることにより破綻すると考えられている．この時間的非一致性（temporal uncoupling）は頭頂葉もしくは前頭葉の損傷後に生じる可能性があるが，小脳の損傷では保持されることが報告されている[12]．

損傷部位の異なる症例での研究結果を総合的にみると，概して脳卒中患者の運動イメージ能力は保持されているという見方が多い．しかし，正確性と時間的結合性のいずれかは障害されている場合も多いようである．Malouin ら[13]は脳卒中不全麻痺患者において，非麻痺側では時間的な非一致性がもたらされるが，麻痺側では保持されていると推測している．このような運動イメージを正確に実行できないか，正確性は保持されているが，時間的一致性が損なわれている状態を Sharma ら[14]は「混乱した運動イメージ（chaotic motor imagery）」と表現している．この混乱は，部位による特異性（limb-specific）があるとされ，近位部より遠位部の運動でより障害されるといわれている[15]．これは皮質組織化の差異によるものと考えられている．

II．運動イメージにおける脳内機構とは

Jeannerod ら[5]は，運動準備と運動イメージは異なる脳内過程ではなく，運動に関する脳内処理においては程度の相違にすぎないと述べている．また，運動イメージは運動実行と類似した自律神経反応を呈することが，イメージ想起中の心拍数や呼吸数の増加によって示されている[16]．普段の日常場面などにおける運動の準備は，その直後に運動が実行されるために，準備状態が意識化されないのに対して，運動イメージは運動実行と時間的に解離しているために，その経験が意識化されやすい特徴をもつ．

表 1 健常者における上肢運動実行および運動イメージに関する脳マッピング研究（文献 24)より一部改変引用)

方法と研究者	課題	運動に関連した活動部位										
		pF	pM	SMA	Cg	SM	M1	S1	Ps	Pi	Ce	BG
【SPECT】												
Ingvar and Philipson	把握運動	I	✓				E		E	✓		
Roland, et al	母指と他指との対立	E	E	✓		E	E	E				
Gelmers	母指と他指との対立	I		✓		E			✓			
Decety, et al	書字			✓		E					✓	
【PET】												
Stephan, et al	ジョイスティック運動		✓	✓	✓	E					E	
Jueptner, et al	ジョイスティック運動										✓	
Seitz, et al	書字		E	E	I		E	E	✓	✓	E	
Deiber, et al	合図による指運動	I	E	✓	✓					✓	E	
	自由な指運動	I	✓	✓	✓		E			✓	E	
【fMRI】												
Rao, et al	指運動		✓	✓			E	E				
Sanes	四角形の縁取り		✓	✓	✓		E	E	✓			
Tyszka, et al	母指と他指との対立		✓	✓								
Leonardo, et al	母指と他指との対立		✓			✓			✓			
Sabbah, et al	指運動			E		✓						
Roth, et al	母指と他指との対立		✓	✓			✓	E				
Porro, et al	母指と他指との対立		E				✓	E				
Luft, et al	母指と他指との対立		✓				✓	E			✓	E
Lotze, et al	把握運動		✓	✓	✓		✓	E			✓	
【EEG】												
Naito and Matsumura	指運動			✓								
Beisteiner, et al	ジョイスティック運動					✓						
Cunnington, et al	タッピング運動			✓								
Green, et al	指運動		I	I			E					
【MEG】												
Lang, et al	指運動						✓					
Schnitzler, et al	指運動						✓					

【略語】pF：前頭前野，pM：運動前野，SMA：補足運動野，Cg：帯状皮質，SM：感覚運動野，M1：一次運動野，S1：一次体性感覚野，Ps：上頭頂野，Pi：下頭頂野，Ce：小脳，BG：大脳基底核，SPECT：単一光子放出型コンピューター断層撮影法，PET：陽電子放射断層撮影法，fMRI：機能的磁気共鳴画像法，EEG：脳波，MEG：脳磁図，I：運動イメージのみで活動
✓：運動実行および運動イメージの両方で活動，E：運動実行のみで活動

運動イメージとその脳内処理機構との関連性について，イメージ想起中に脳活動を測定した研究は，比較的古くから実施されており，その先駆者である Roland ら[17]は，母指と他指との系列的な対立運動を用いた陽電子放射断層撮影法（PET：positron emission tomography）による研究で，対立運動を脳内でイメージしただけで補足運動野の活動が認められることを報告した．その後，多くの研究において運動イメージが運動実行と類似した経路を活性化することが報告されるようになった[18]．運動イメージ想起と活動する脳領域との関係を調査した多くの研究結果（**表1**）からも明らかであるが，諸家の報告にはいくつかの重要な相違点があり，特に運動イメージが一次運動野を活性化させるかどうかについては議論の余地がある．また，運動関連領野（nonprimary motor area）への影響についても各研究間での相違点が論じられているこ

表 2 機能的イメージング研究：voxel-based 解析を用いた安静時と比較した運動イメージ課題中の脳活動パターン（文献14）より一部改変引用）

研究者	M1		SMA		Pre-SMA		Ba6		GPo		Ba 44/45/46		Ba 9/10/11		Ps		Ant. Cing		Pi		CB	
	C	I	C	I	C	I	C	I	C	I	C	I	C	I	C	I	C	I	C	I	C	I
Binkofski (2000)	−	−	−	+	−	+	+	+	−	−	−	−	−	−	−	−	−	+	−	+	−	−
Gerardin (2000)	−	−	−	+	−	+	+	+	−	+	+	+	+	−	+	+	−	+	−	+	−	−
Boecker (2001)	−	−	−	−	−	−	+	+	+	+	−	−	−	−	−	−	−	+	−	+	−	+
Naito E (2002)	−	−	+	+	−	−	+	+	−	−	−	−	−	−	−	−	−	+	−	+	−	+
Lacourse (2005)	+	+	−	−	−	+	+	+	−	−	+	−	−	−	+	−	−	+	−	+	−	+

【略語】M1：一次運動野，SMA：補足運動野，Ba：ブロードマン領野，Ps：上頭頂野，Pi：下頭頂野，Gpo：中心後回，CB：小脳，Ant. Cing：前部帯状皮質，C：対側，I：同側

とから，近年ではより定量的な脳賦活領域の解析手法が求められるようになってきている．このほかコントロール条件との厳密な比較を行っている研究のみを採用したレビュー[14]では，運動イメージにより主に運動とは反対側の補足運動野，下頭頂野，同側の小脳など，実際の運動の計画，準備および実行に関与する脳領域が賦活されていることがわかる（表2）．ここでは運動イメージ中の一次運動野（両側の手領域）の賦活を示しているものは1研究のみであった．

内藤[19]は，運動イメージが少なくとも運動要素の計画と期待される運動感覚のシミュレートによる2つのシステムからなることを示している．運動要素の計画システムでは，実行に必要な運動要素（どの筋を選択し，どの方向に運動を行うのかなど）の生成が関与し，これにはおそらく頭頂葉が関与している．この領域では運動実行に必要な運動パラメータのシミュレーションをしているが，運動の結果，期待される運動感覚のシミュレーションはしていないものと考えられている．これに対して，反対側背側運動前野，帯状回運動皮質，補足運動野および同側小脳は，運動イメージ中の運動感覚のシミュレーションに関与していると考えられ，これらの領域は運動準備段階の運動プログラムにきわめて重要な役割を果たすことが知られている．運動感覚が運動実行を伴わずに運動関連領野でシミュレート可能であるという事実は，運動準備時に，期待される運動感覚に基づいて運動プログラムが作成される場合，これらの運動感覚領野のネットワークが関与する可能性を示唆している．

III. 運動イメージ能力と鮮明性・統合可能性の評価

運動イメージを運動学習の補助的手段として導入するには，対象者の運動イメージ能力を測定し，その適応と効果に対する考察を行うのが理想的である．前述したとおり，脳損傷患者においては注意，記憶，空間認知などの特定の脳領域に病変があるためにイメージ課題への持続が困難なケースも珍しくない．

健常者を対象として運動イメージ能力を測るテストはいくつか報告されており，代表的にはHallら[20]が作成したmental imagery questionnaire（MIQ）がある．これは，被験者に課題を身体的および心的に行わせ，その後，被験者のパフォーマンスを運動と視覚スケールにそれぞれ点数化するものである．一方，運動イメージの見方や鮮明性・統御可能性を測るものには，西田ら[7]の運動イメージの統合可能性テスト（CMI：controllability of motor imagery）がある．統合可能性とは「描かれた運動イメージを，指示に従って付加変換，再構成する能力」と定義されている．このテストは閉眼下で指示された基本姿勢をイメージとして描くことから始まり，その後に与えられる言語教示の内容に沿っ

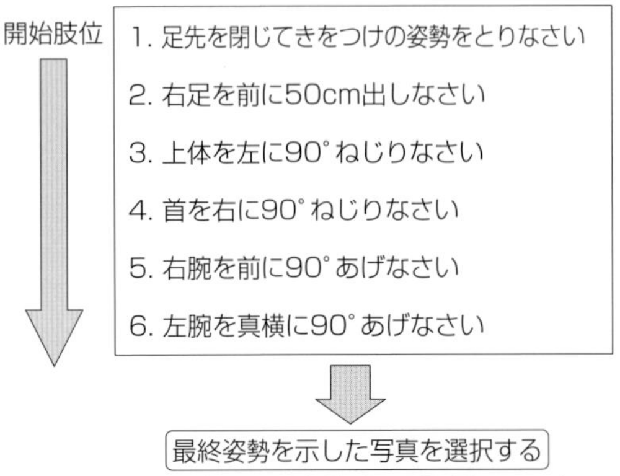

開始肢位
1. 足先を閉じてきをつけの姿勢をとりなさい
2. 右足を前に50cm出しなさい
3. 上体を左に90°ねじりなさい
4. 首を右に90°ねじりなさい
5. 右腕を前に90°あげなさい
6. 左腕を真横に90°あげなさい

最終姿勢を示した写真を選択する

図2　運動イメージ統合可能性テスト（CMI）の一部

て順次イメージを付加，変換，再構成し，最終イメージまでに5段階変化させることが求められる．最終的には構成されたイメージとしての姿勢を4枚の写真の中から選択するという再認法により評価されるものである（図2）．この評価法では，記憶の保持，変換の正確性が求められ，最終的に選択する写真は自らの鏡像として捉えることから，Shepardら[21]が提唱するメンタルローテーション（心的回転）とも関連すると考えられている．CMIテストには視覚的要素は含まれていないが，ある程度の信頼性（内部一貫性，安定性）が確認されており，MIQよりも有用性がある評価方法として認識されている．

　上記とは異なる視点から運動イメージを評価したものに，時間的指標を用いたものがある．運動イメージと運動実行との間には時間的類似性が述べられており，心的に実行される時間は実際の動作遂行時間と非常に近い[2]．実際の運動課題における正確性と遂行時間との関係は一般にFittsの法則として知られている[3]．例えば，ポインティング課題において，目標が小さくて遠いほど，目標にたどり着くまでの時間は長くなる．さらに，必要とされる動作が速いほど，そして目標が小さいほど，エラー率は高くなる．これはスピードと正確さは二律背反するためである．この両者の関係性は運動イメージにも保持されていることが示されており[2]，手においては利き手・非利き手間の非対称性の存在も報告されている[19]．これら心的に運動課題を遂行するのに要する時間を測定する手法は「心的時間測定（mental chronometry）」と呼ばれており，Decetyら[22]は片麻痺患者の麻痺側上肢における課題遂行時間が，実際の遂行時間だけでなく，心的な遂行時間においても非麻痺側より延長していたことを報告した．また，筆者ら[23]も心的時間測定を用いた運動イメージの評価を試みており，健常者を対象にmirror therapyを用いた非利き手での書字課題練習の結果，心的書字課題の遂行時間が実際の課題遂行時間の改善に応じて短縮することを報告した．

Ⅳ．運動イメージおよびメンタルプラクティスの臨床導入

　メンタルプラクティス（mental practice）とは「パフォーマンスの改善が得られるまで反復される運動の内的再生による訓練方法」と定義され，用語としてはメンタルリハーサル（mental rehearsal）もしくは象徴的リハーサル（symbolic rehearsal）とも呼ばれる[24]．スポーツ分野でよく用いられる，いわゆる「イメージトレーニング」は，すでに獲得されている技能を競技場面で十分に発揮するための心的リハーサルであるのに対し，メンタルプラクティスは技能そのものの改善を目的とした手法として区別されている[25]．健常者を対象とした研究では，運動イメージを含むメンタルプラクティスがもたらす大脳皮質運動関連領域の賦活[26,27]や筋力の変化[28]，バランス能力の改善[29]などが報告されている．これらのことから，近年，リハビリテーション領域へのメンタルプラクティスの応用が注目されている．メンタルプラクティスは，身体練習と組み合わせた場合に最も効果的であることが健常者では明らかにされてお

り[25]，臨床場面では運動療法との組み合わせが有効と考えられる．具体的な方法論については研究者によりさまざまであり，どのような手法が最も効果的かは明らかでない．しかし，鮮明かつ操作的な運動イメージ形成には，さまざまな感覚的要素が影響することが考えられ，手がかりとなる感覚モダリティの有無と性質が重要と考えられる．これには視覚的および聴覚的な手がかり刺激や，振動や鏡像などを利用した運動錯覚などが用いられる．聴覚的な入力としては，目的動作を想起させるための口頭教示や，これを録音したオーディオテープなどが含まれ，視覚的には他者の運動観察，写真やビデオテープをみせることなどが含まれる．メンタルプラクティスにおいても一人称的筋運動感覚イメージ（kinesthetic image）か，三人称的視覚イメージかの条件が重要と考えられており，一人称的イメージの形成には運動錯覚経験が重要とされている．Rubyら[30]はPETを用いた研究で，一人称的イメージは三人称的イメージに比較して体性感覚野の活性化と，自己運動の企画に重要とされる左下頭頂部の強い活性化を引き起こしたと報告している．現在，広く臨床場面で導入されるようになったmirror therapyは一人称的視点で，運動錯覚をもたらす意味からも運動イメージを利用したメンタルプラクティスに含まれると考えられる．メンタルプラクティスに視覚的な手がかりを取り入れた先行研究にはStevensら[31]，Crosbieら[32]の研究がある．Stevensら[31]は脳卒中患者2例にmirror boxを用いて，鏡に映った非麻痺側上肢の鏡像による錯覚を利用した一人称的イメージを用い，4週間の介入後に実際の課題遂行時間とイメージされた運動課題遂行時間の短縮を報告している．筆者ら[33,34]も脳卒中患者に対するmirror therapyを実施しており，麻痺手機能に及ぼす即時的効果を表面筋電図により調査した研究では，介入後の運動前反応時間の有意な短縮を認めている．またCrosbieら[32]は，ビデオ映像を用いた手法で脳卒中片麻痺患者10例における上肢motricity index[*1]の改善を報告している．しかし，これらはすべて身体的練習とメンタルプラクティスの組み合わせにより行われており，メンタルプラクティス単独の効果は検討されていない．

日常の臨床においてセラピストが「手本をみせる」ことも運動イメージを想起させる視覚的手がかりに相当すると考えられ，Malouinら[35]による研究では立ち上がり動作における運動イメージ形成の手がかりとして，検者による手本動作が用いられている．これらのことは，脳卒中患者にかかわらず，普段われわれが症例の動作学習に用いている口頭教示，手本動作の提示，映像でのフィードバックなどが，運動イメージを想起させる刺激に相当することを意味しており，通常，動作訓練中に行われていることから，身体練習（physical practice）とメンタルプラクティスとの複合的介入といえる．この意味から，メンタルプラクティスとは決して未知の治療介入ではなく，普段から臨床導入されているものともいえる．しかし，そこに運動学習効果や脳の可塑的変化への影響などを考慮した治療体系として認められるようになったのは，最近のことである．

脳損傷患者へのメンタルプラクティスの効果に関する研究は当初，症例報告を中心とする探索的研究であったが，近年は批判的吟味に耐えうる無作為化比較試験も行われるようになった．無作為化比較試験および症例対照試験による研究結果のまとめ[36]を表3に示す．これらの研究の質の向上はPageら[37,38]による功績が大きく，脳卒中片麻痺症例の麻痺側上肢機能に対するメンタルプラクティスの方法論と効果は，ある程度確立されつつあるといえる．しかし，前

[*1] 徒手筋力検査の方法で上肢3カ所，下肢3カ所の評価をしたうえで，加重平均により上肢，下肢それぞれ100点満点に換算する評価（Demeurisse G, et al：Motor evaluation in vascular hemiplegia. Eur Neurol 19：382-389, 1980）

表 3 無作為化比較試験および症例対照試験による研究結果のまとめ（文献36）より一部改変引用）

研究者	方法/対象	介入，心的イメージ課題	評価手法，時期，追跡，帰結
Page	無作為化比較試験 N＝16（実験群 8, 対照群 8） ・男性のみ ・平均年齢：63.2歳（幅4歳） ・維持期症例（発症後6カ月以上）	・音声テープ（リラクセーション5分，MP10分，再集中5分）によるMP ・実験群：週3回，テープによるイメージ想起 ・対照群：脳卒中に関する一般情報の音声テープ（実験群と同頻度） ・MPとは別に両群ともに4週の作業療法を受けた ・課題：患側上肢でのADL動作（作業療法士が選択） ・MP課題は症例の能力と好みに合わせた	・身体機能：FMA ・介入前2回，4週の介入後1回 ・追跡なし ・MP群でFMAが有意に改善 ・効果量：1.39
Page, et al	無作為化比較試験 N＝13（実験群 8, 対照群 5） ・男女 ・平均年齢：64.6歳 ・亜急性期から維持期症例（発症後4週～1年）	・音声テープ（リラクセーション2～3分，MP7分，再集中2分）によるMP ・実験群：テープにより毎日イメージ想起（週3回は自宅，2回は診療所にて） ・対照群：脳卒中に関する一般情報の音声テープ（実験群と同頻度） ・MPとは別に両群ともに6週の作業療法を受けた ・課題：患側上肢でのADL動作．実験群の全症例に対して標準化 ・3つの形式で各2週ずつ（コップもしくは物へのリーチと把握，本のページをめくる，ペンを正しく使う）	・身体機能：FMA ・介入前2回，6週の介入後1回 ・機能障害の軽減（MP群のFMA改善） ・上肢機能改善（MI群のARAT改善）
Dijkerman, et al	ケースコントロール試験 N＝20（実験群 10, 対照群1；5, 対照群2；5） 平均年齢：64歳 維持期症例（発症後1～4年）	・観察と視覚化によるMP ・実験群：毎日，自宅でMPを実施 ・運動課題の心的反復を1日3回連続して実施 ・対照群1：写真をみて反復，視覚課題（実験群と同頻度） ・対照群2：イメージなし ・4週の介入期間中，理学・作業療法なし ・課題：ブロックやボタンを患側上肢で動かす．全症例に標準化	・身体機能：運動課題，ペグボード，筋力計，ADL, Barthel index, 修正FLP ・体性感覚機能：位置覚 ・主観的コントロール：RLOC, 構造化質問法 ・注意コントロール：TOEA；情緒障害：HADS ・4週の治療前後，追跡なし ・対照群1と2には差なし ・訓練課題のみMP群が大きな改善 ・その他，運動課題への群間および被験者間の変数には主効果なし ・注意および知覚への影響なし ・一般化作用なし

表 3 つづき

研究者	方法/対象	介入,心的イメージ課題	評価手法,時期,追跡,帰結
Liu, et al	無作為化比較試験 N＝46（実験群26,対照群20） ・男女 ・平均年齢：71.0歳（対照群）,72.7歳（実験群） ・急性期症例（幅7〜27日）	・自己規制原理と課題の心的反復によるMP ・実験群：毎日のイメージ訓練 　第1週：課題順序の解析（運動計画） 　第2週：MIを通しての問題点確認 　第3週：練習 ・対照群：毎日の作業療法機能回復プログラムを実験群と同期間・頻度で実施 ・両群ともに作業療法を受けたが,実験群ではMPが取り入れられた.介入期間は3週 ・課題：家事,調理,買い物など15種類,実験群のすべての症例で標準化 ・第1週は洗濯物を畳むなどの簡単な課題.第3週は買い物,物を運ぶ	・身体機能：FMAの3つの下位検査 ・課題パフォーマンス：7ポイントのLikert scale,注意コントロール,CTT ・訓練された課題および5つの新たな課題における技能改善（持ち越し効果） ・3週の治療前後 ・追跡：1カ月後：第3週に5課題と新しい5課題 ・FMAとCTTは有意差なし ・3週後と追跡時における訓練課題および新たな課題でMP群により良好な結果
Page, et al	無作為化対照試験 N＝11（実験群6,対照群5） ・男女 ・平均年齢62.3歳（幅53〜71歳） ・維持期症例（幅15〜48カ月,平均罹病期間23.8カ月）	・音声テープによるMP ・実験群：毎日イメージ（週2回は診療所にて実施）,テープの内容はリラクセーション5分,MP20分,再集中3〜5分 ・対照群：リラクセーション法（MP群と同頻度・量） ・MPとは別に両群ともに6週の作業療法を受けた ・課題：患側肢を用いたADL動作,実験群の全症例に標準化 ・3つの形式で各2週ずつ（コップもしくは物へのリーチと把握,本のページをめくる,ペンを正しく使う）	・身体機能：FMAの3つの下位検査 ・患側上肢の使用頻度と質：MAL ・4週の治療前2回と治療後1回 ・追跡なし ・上肢機能の改善（ARAT改善はMP群：＋10.7,対象群：＋4.6） ・症例および介護者が点数化した上肢使用頻度（1.55と1.66）と質（2.33と2.15）がMP群で増加

【略語】ADL：日常生活活動,ARAT：action research arm test,CTT：color trail test,FLP：functional limitations profile,FMA：fugl-meyer assessment,HADS：hospital anxiety and depression scale,MAL：motor activity log,MI：mental imagery,MP：mental practice,RLOC：recovery locus of control scale,TOEA：test of everyday attention

述したさまざまな手法の中で,どのような設定が最良なのかについては依然明らかではない.近年,量的な側面に関しては,身体的練習量と運動学習効果との関係がメンタルプラクティスにも当てはまると考えられてきており,CI療法と同様に,総介入時間・頻度といった量的充足が用量反応関係（dose-response relationship）[*2]を明らかにするためにも重要と考えられる.ただし,この反応は不適切な教示やモダリティ（modality）の使用では得られないことはいうまでもない.一方,メンタルプラクティスがもたらすパフォーマンスの改善は「課題特異的」であるとされ,訓練課題以外の類似動作（例えば,実際の生活場面における動作）

*2 薬力学で用いられる用語で,投与された薬物の量と引き起こされた反応の大きさとの対応関係を示す

へ一般化されにくいという点が指摘されている．Liuら[39]は唯一この問題に対して一つの可能性を示しており，彼らは急性期脳卒中患者を対象に3週間の自己規制原理（self-regulation principles）に基づくメンタルプラクティスを行い，介入終了後および1カ月の追跡時において訓練課題だけでなく新しい課題においてもパフォーマンスの改善がみられたと報告している．

運動イメージは，運動実行と類似した皮質の可塑的変化をもたらし，運動機能の残存程度に依存せずにすべての回復ステージにアプローチ可能な手法である．運動機能の回復を学習と捉えると，これには行為の予測（運動イメージや記憶）と結果（感覚フィードバック）との比較照合が重要であり，この予測や運動イメージは遠心性コピー（大脳皮質から下行する運動指令のコピー情報）とも考えられている．したがって運動イメージの臨床導入は，この遠心性コピーを何らかの手法により顕在化しなければ学習効果が得られにくい場合（慢性疼痛患者など），特に有効な手段と考えられる．しかし，運動イメージ単独でのパフォーマンス改善効果は身体練習よりも低いこと[25]から，単独で用いる場合は，運動が実行できない環境・状況下における代替的手法と位置づけるべきである．

文献

1) 森岡 周：リハビリテーションのための脳・神経科学入門．協同医書出版社，2005
2) Decety J, Jeannerod M, Prablanc C：The timing of mentally represented actions. *Behav Brain Res* **34**：35-42, 1989
3) Decety J, Jeannerod M：Mentally simulated movements in virtual reality：does Fitts's law hold in motor imagery? *Behav Brain Res* **72**：127-134, 1995
4) Decety J, Grèzes J：Neural mechanisms subserving the perception of human actions. *Trends in Cogn Sci* **3**：172-178, 1999
5) Jeannerod M：The representing brain：Neural correlates of motor intention and imagery. *Behav Brain Sci* **17**：187-245, 1994
6) Mahoney MJ, Avener M：Psychology of the elite athlete. An explorative study. *Cogn Ther Res* **1**：135-141, 1987
7) 西田 保，勝部篤美，猪俣公宏，他：運動イメージの統御可能性テスト作成の試み．体育研 **31**：13-22, 1986
8) Wolpert DM, Ghahramani Z：Computational principles of movement neuroscience. *Nat Neurosci* **3**：1212-1217, 2000
9) Tomasino B, Toraldo A, Rumiati RI：Dissociation between the mental rotation of visual images and motor images in unilateral brain-damaged patients. *Brain Cogn* **51**：368-371, 2003
10) Tomasino B, Rumiati RI, Umiltà CA：Selective deficit of motor imagery as tapped by a left-right decision of visually presented hands. *Brain Cogn* **53**：376-380, 2003
11) Johnson SH, Sprehn G, Saykin AJ：Intact motor imagery in chronic upper limb hemiplegics：evidence for activity-independent action representations. *J Cogn Nuerosci* **14**：841-852, 2002
12) González B, Rodríguez M, Ramirez C, et al：Disturbance of motor imagery after cerebellar stroke. *Behav Neurosci* **119**：622-626, 2005
13) Malouin F, Richards CL, Desrosiers J, et al：Bilateral slowing of mentally simulated actions after stroke. *Neuroreport* **15**：1349-1353, 2004
14) Sharma N, Pomeroy VM, Baron JC：Motor imagery：a backdoor to the motor system after stroke? *Stroke* **37**：1941-1952, 2006
15) Sirigu A, Duhamel JR, Cohen L, et al：The mental representation of hand movements after parietal cortex damage. *Science* **273**：1564-1568, 1996
16) Deschaumes-Molinaro C, Dittmar A, Vernet-Maury E：Autonomic nervous system response patterns correlate with mental imagery. *Physiol Behav* **51**：1021-1027, 1992
17) Roland PE, Larsen B, Lassen NA, et al：Supplementary motor area and other cortical areas in organization of voluntary movements in man. *J Neurophysiol* **43**：118-136, 1980
18) Grèzes J, Decety J：Functional anatomy of execution, mental simulation, observation, and verb generation of actions：a meta-analysis. *Hum Brain Mapp* **12**：1-19, 2001
19) 内藤英一，定藤規弘：身体図式（ボディスキーマ）と運動イメージ．体育の科学 **52**：921-928, 2002
20) Hall CR, Pongrac J, Buckholz E：The meas-

urement of imagery ability. *Human Movement Science* 4：107-118, 1985

21) Shepard RN, Metzler J：Mental rotation of three-dimensional objects. *Science* **171**：701-703, 1971

22) Decety J, Boisson D：Effect of brain and spinal cord injuries on motor imagery. *Eur Arch Psychiatry Clin Neurosci* **240**：39-43, 1990

23) 高取克彦, 梛野浩司, 徳久謙太郎, 他：Mirror Therapy が非利き手書字課題の運動イメージに与える影響. 理学療法学 **32**：341-343, 2005

24) Jackson PL, Lafleur MF, Malouin F, et al：Potential role of mental practice using motor imagery in neurologic rehabilitation. *Arch Phys Med Rehabil* **82**：1133-1141, 2001

25) 杉原 隆：運動指導の心理学―運動学習とモチベーションからの接近. 大修館書店, 2003, pp99-108

26) Porro CA, Francescato MP, Cettolo V, et al：Primary motor and sensory cortex activation during motor performance and motor imagery：a functional magnetic resonance imaging study. *J Neurosci* **16**：7688-7698, 1996

27) Luft AR, Skalej M, Stefanou A, et al：Comparing motion-and imagery-related activation in the human cerebellum：a functional MRI study. *Hum Brain Mapp* **6**：105-113, 1998

28) Yue G, Cole KJ：Strength increases from the motor program：Comparison of training with maximal voluntary and imagined muscle contractions. *J Neurophysiol* **67**：1114-1123, 1992

29) Fansler CL, Poff CL, Shepard KF, et al：Effect of mental practice on balance in elderly women. *Phys Ther* **65**：1332-1338, 1985

30) Ruby P, Decety J：Effect of subjective perspective taking during simulation of action：a PET investigation of agency. *Nat Neurosci* **4**：546-550, 2001

31) Stevens JA, Stoykov ME：Using motor imagery in the rehabilitation of hemiparesis. *Arch Phys Med Rehabil* **84**：1090-1092, 2003

32) Crosbie JH, McDonough SM, Gilmore DH, et al：The adjunctive role of mental practice in the rehabilitation of the upper limb after hemiplegic stroke：A pilot study. *Clin Rehabil* **18**：60-68, 2004

33) 高取克彦, 松尾 篤, 庄本康治, 他：脳卒中片麻痺患者の上肢運動麻痺に対する Mirror Therapy の即時的効果について―シングルケースデザインでの検討. 脳科とリハ **5**：15-19, 2005

34) 松尾 篤, 高取克彦, 庄本康治, 他：鏡治療による上肢筋活動の即時的変化―シングルケースデザインによる検討. 理学療法学 **32**：368-373, 2005

35) Malouin F, Belleville S, Richards CL, et al：Working memory and mental practice outcomes after stroke. *Arch Phys Med Rehabil* **85**：177-183, 2004

36) Braun SM, Beurskens AJ, Borm PJ, et al：The effect of mental practice in stroke rehabilitation：a systematic review. *Arch Phys Med Rehabil* **87**：842-852, 2006

37) Page SJ, Levine P, Sisto S, et al：A randomized efficacy and feasibility study of imagery in acute stroke. *Clin Rehabil* **15**：233-240, 2001

38) Page SJ, Levine P, Leonard AC：Effects of mental practice on affected limb use and function in chronic stroke. *Arch Phys Med Rehabil* **86**：399-402, 2005

39) Liu KP, Chan CC, Lee TM, et al：Mental imagery for promoting relearning for people after stroke：a randomized controlled trial. *Arch Phys Med Rehabil* **85**：1403-1408, 2004

4 片麻痺の脳科学と臨床

松尾　篤*

◆ Key Questions ◆
1. 損傷脳の可塑的変化機構とは
2. 片麻痺における神経機能回復と運動機能回復および行為の改善
3. 脳イメージング研究成果に基づいた片麻痺の臨床とは

Ⅰ. 損傷脳の可塑的変化機構とは

脳皮質に関する 20 年以上の実験は，脳皮質の「可塑性」と呼ばれる現象の多くの例を証明してきた．損傷後の可塑性に関しても多くの報告があり，実験動物での分子，シナプス，細胞，ネットワークレベルばかりでなく，ヒトでのさまざまな神経イメージング研究を使用した皮質機能の変化も証明されてきた．Nudo ら[1〜3]は皮質の可塑性に関する非常に信頼できる多くの報告をしているが，行動学的レベルにおける回復の必要十分な結論は与えていない．事実，この可塑的変化が適応性のある現象なのか，非適応性の現象なのかを決定することも困難とされている[4]．皮質の可塑性は，多くの内因性，外因性の事象によって引き起こされるが，皮質の構造や機能の最も重要な調整因子としては行動経験であることが明確である[5]．皮質の損傷は，皮質内の協調ネットワークの破綻をもたらし，運動制御の低下や代償性運動ストラテジーの使用につながる[6]．このような皮質ネットワークの破綻は，皮質間そして皮質内ネットワークの再組織化を引き起こし，損傷後の行動

経験は適応性因子として重要な役割を果たすと考えられる．

1. 損傷脳の回復メカニズム

ここで脳損傷後の回復メカニズムを概観していくことにする．脳損傷後の回復メカニズムは，局所性変化と中枢神経系の再組織化に分類することができる．局所性変化は，脳浮腫の改善，虚血性ペナンブラの改善，ディアスキシスの改善があげられ，これらは通常数日から数カ月の期間に起こると考えられている．脳浮腫は損傷脳組織の周辺領域で起こり，脳浮腫の改善により機能回復がみられ，その期間は 8 週間ほど継続するとの報告もある[7]．虚血性ペナンブラは，脳虚血中心の周辺部分における血流低下組織のことであり，この乏血状態からの素早い回復（3 時間以内）が急性期治療の重要なターニングポイントとなっている．医学的治療においては，血栓融解療法として tPA（組織性プラスミノーゲン活性化因子）治療が知られている．ディアスキシスは，脳損傷部分と位置的には隣接していないが，神経線維の連絡がある離れた脳領域で機能障害が起こることを説明した概念として知られている．中枢神経系の再組織化については，神経伝達物質の変化，潜在ニューロ

---
* Atsushi Matsuo／畿央大学健康科学部理学療法学科

表 1　脳卒中後の回復メカニズム（文献 8) より引用）

メカニズム	時　期
【局所過程】	
浮腫の改善	数週間から 2 カ月間
ペナンブラの改善	数時間から数週間
ディアスキシスの改善	数日間から数カ月間
【脳の再組織化】	
神経伝達物質の変化	数週間から数年間
抑制経路（サイレントシナプス）の顕在化	直後から数カ月間
シナプス形成	数週間から数カ月間

ンの顕在化や代償性経路，シナプス可塑性などがあげられる（表1）[8]．この脳の再組織化に関しては，数週間から数カ月，数年間にわたって継続するといわれており，局所性変化に比較してリハビリテーションによる影響をより多く受ける回復メカニズムである．中枢神経系の再組織化は，Nudo[6]の動物実験の成果に基づいて明らかにされてきた．彼らは，脳卒中後の神経可塑的変化が3つの主要概念に基づくと報告している．それは，①正常脳（非損傷半球）において運動の正確性が運動皮質内の機能的変化を引き起こすこと，②残存皮質における機能的変化，③脳卒中後，これら2つの過程は相互作用し，運動スキルの正確化は非損傷皮質での機能的・神経学的再組織化に関係する．この脳の再組織化や神経可塑性は，リハビリテーションにおいては重要事項である．

2．動物実験の成果

　動物実験における脳の再組織化に関する報告においては，損傷領域周辺の非損傷皮質組織で構築学的変化が起こるという強い根拠がある．Nudo[6]は「正常動物における運動学習中の運動皮質の機能的変化の基礎となるメカニズムは，運動皮質損傷後の回復メカニズムと同様のメカニズムである」と述べている．また，皮質の部分的損傷の場合でも，周辺の非損傷皮質の量が機能回復に影響を及ぼすと述べている．これは損傷皮質と入出力連絡をもつ非損傷皮質との皮質内結合が保存されているかどうかが重要と考えられている．それゆえ，脳の再組織化の過程は，損傷領域との隣接および連絡領域である程度予測することが可能である．Frost ら[9]は，脳卒中後の遠隔効果を調べるために，サルの一次運動皮質の梗塞モデルを使用している．彼らは脳損傷の量と脳の可塑性がどのように関係するかを説明する2つの原理を示している．一つは，二次的な（非損傷）皮質領域の再組織化は，脳損傷によって惹起される可塑的変化の一般的特徴であること，もう一つは損傷部位と離れた遠隔領域の再組織化は，さまざまな運動領域との機能的連結性に直接的に関係すると述べている．損傷領域はいくつかの神経学的機能的結合が必要であり，それが最適な機能的再組織化を引き起こす．よって，大きな脳損傷を有する患者は，代償性の脳の再組織化が大きく制限されることになり，脳卒中後の機能回復の程度や予後の観点からも，損傷のサイズは影響要因と考えられている[10]．

　ラットを用いた動物実験で，Hebb[11]は刺激環境が問題解決スキルを改善することを最初に発見した．その後，運動学習が運動皮質の変化の結果として起こることを追試した研究者たちが報告している[12,13]．複雑で豊かな環境で育った動物は，脳重量，神経細胞のサイズが大きく，樹状突起の増加，神経あたりのシナプス数の増加などが起こることが明らかとなっている（図1）．これは，豊富なリハビリテーション環境が

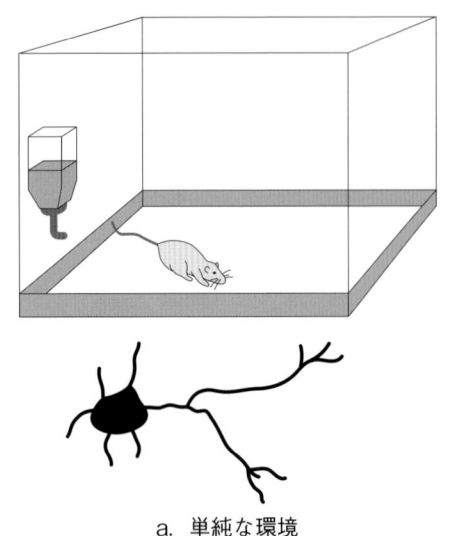

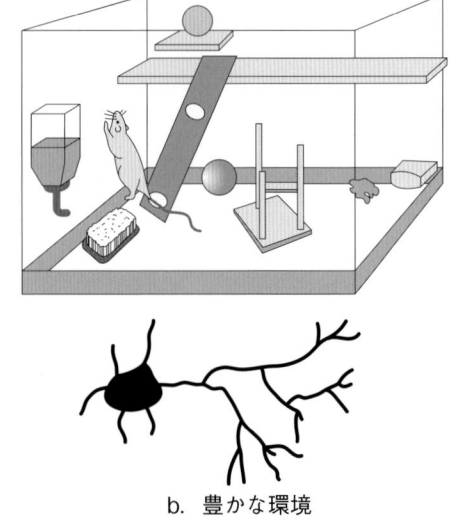

a. 単純な環境　　　　　　　　　　　　　　b. 豊かな環境
図1　豊かな環境で育った場合，樹状突起やシナプス数が増加する

皮質内のシナプス数を増大させ，望ましい治療成果が期待できることを示している証拠である．運動学習の効果から運動皮質再組織化を検討した報告もある．これによると運動学習を要求しない反復性の非スキル化運動では，ラットやサルの運動皮質における変化を導かないことが示されており[13,14]，同様に訓練の失敗は皮質表象の縮小を起こすことが示されている[15,16]．よって単純に運動を反復して訓練することは，皮質の地図変化の結果に結びつく可能性が乏しく，実際的な運動機能回復も起こりにくい可能性がある．

さらに有名な研究として，サルの餌取り課題を使用したNudoら[2]の実験がある．サルは餌を手で把握して取らなければならないが，その際，狭くて難しい穴から餌を取り出す課題と，広くてやさしい穴から餌を取り出す課題のどちらかをサルに訓練した．狭い穴で訓練を受けたサルは手指の運動で操作しなければならず，広い穴で訓練されたサルは手首の粗大な運動で餌を取り上げなければならなかった．訓練後，狭い穴で訓練されたサルの指の皮質表象は拡大し，広い穴で訓練されたサルの手首の皮質表象は増加した．これにより，経験が運動パフォーマンスを改善させるために重要な脳皮質の再組織化を起こし，またそれらはさらなる学習の可能性を広げることが推測される．

3. 臨床研究の成果

脳の再組織化に関する臨床研究について述べていく．機能的核磁気共鳴画像法（fMRI：functional magnetic resonance imaging）を使用して，多くの研究者が特定課題中の脳活動を調査してきた．動物の運動学習と同様に，ヒトの運動学習も運動に関係する広い皮質領域に表象される[17]．Graftonら[18]は，利き手（右手）での運動ターゲット追従課題で運動の正確性と円滑性の改善と同様に，左側の一次運動野の活動増加を報告している．同様に，ピアノ演奏の学習においても手の運動表象の大きさが拡大することが証明されてきた[19]．反復練習がヒトの運動皮質の変化を起こすことがある．系列的指運動の反復練習は，わずか30分以内に一次運動皮質の指表象を漸増性に拡大することができ，練習後8週間は持続することがわかっている[20,21]．また，経頭蓋磁気刺激（TMS：transcranial magnetic stimulation）を使用したCohenら[22,23]の研究では，母指運動に合わせた肩，

顔，足運動によって皮質運動表象に移動が起こるという根拠が示されている．ある特定の運動の欠如が，肢の使用低下を反映した運動皮質の改変を引き起こすことが明らかになっている．末梢神経損傷のない状態で片側足関節を固定した場合に，固定側の前脛骨筋を支配する運動皮質領域の縮小が起こり，これは脊髄興奮性や運動閾値が変化することなく起こるという報告がある[24]．これらの臨床研究の結果から，ヒトは学習や経験に基づいて大脳皮質の運動表象を変化させ，特定運動の反復練習がその運動に一致した皮質表象の拡大変化を導き，一方，反復練習の不足や失敗は皮質表象の縮小を引き起こすことが示されている．

II．片麻痺における神経機能回復と運動機能回復および行為の改善

1．神経学的回復と機能的回復

脳損傷後の回復には2つの定義がある．一つは神経学的回復である．この神経学的回復は脳の修復や再組織化の結果として，発症後6カ月までの期間に起こるとされ，自然回復の意味としても考えられている．Skilbeckら[25]の研究では，平均年齢67.5歳の92名の脳卒中患者を発症後2〜3年で評価している．患者の回復の大部分が発症後6カ月以内であり，6カ月以降も続く回復もあるが統計学的に有意ではなかった．もう一つの定義が機能的回復である．機能的回復はセルフケアや移動性のようなADLなどの活動レベルでの改善と定義され，患者のモチベーション，学習能力や家族支援，リハビリテーションの質や量に依存する．機能的回復はより多様な機能性に関係し，リハビリテーションによって大きく影響される．Jørgensenら[26,27]のCopenhagen Stroke Studyの報告では，神経学的回復のピークは発症後1〜3カ月であり，2〜3カ月はゆっくりと持続する場合があるが，機能的回復は神経学的回復が終了した後も継続することが証明されている．このことはリハビリテーションの重要性を大きく示すものであり，単なる機能障害の回復のみではなく，残存機能の維持・強化，代償動作の習得，杖や補装具の使用，社会資源の利用，家族指導などのさまざまなリハビリテーション介入，そして多職種連携型のチームリハビリテーションの意義がここにあると考えられる．脳卒中後の運動麻痺の回復を経時的に調べたDuncanら[28]の研究においても同様の報告がある．運動機能の回復は，発症後30日までが著しく，3カ月までに大部分が起こり，6カ月までにプラトーに達すると述べられている（図2）[29]．

2．ヒトの運動機能回復

運動機能の回復に焦点をあてて考えてみる．スキルトレーニングは運動皮質内でのシナプス変化や皮質再組織化を引き起こすといわれている．この可塑的変化機構は，スキル化された運動実行を支える基礎となる．対照的に，筋力増強運動は脊髄運動ニューロンの興奮性や脊髄内でのシナプス変化を導くが，運動皮質の再組織化には関与しないといわれている[30]．筋力増強運動は，筋出力トルクと運動単位発火率を増加させる．運動単位発火率を制御する能力は，日常生活で要求される最大下収縮の変動に影響する．筋力増強運動の主効果は，ストレス関連遺伝子の反応によって筋線維量を増加させることであるといわれている[31]．また，持久力訓練は心血管系パラメータを改善させることはできるが，皮質運動表象やシナプス数の再組織化を変化させることはできない[32]．フィットネス訓練は，課題の行動要求に依存して脊髄反射の変化を導くかもしれない[32]．このように，異なる種類の訓練や経験が感覚運動システムに個別に影響し，この経験依存性の脳の特異的可塑変化は，脳卒中後の回復を向上させるための機会を提供する．

実験動物で確認されているような経験に基づ

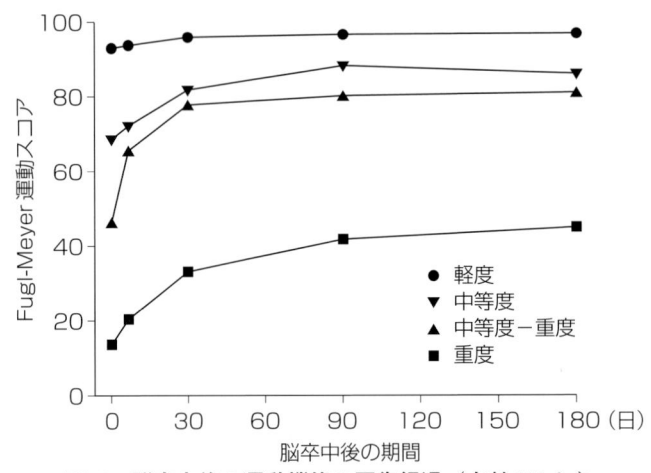

図2 脳卒中後の運動機能の回復経過（文献30)より引用)
発症時のFugl-Meyer運動スコアを基に重症度を4段階に分類．重症度にかかわらず最も大きな回復は最初の30日で起こる．中等度から重度の麻痺では90日間回復は続く

く生物学的変化と比較して，患者における訓練による変化は明らかに少ない．生物学的変化とは，タンパク調節や神経伝達物質の放出などの分子的変化，シナプスの長期増強に関係する樹状突起の成長などの形態的変化，そしてニューロン集団間での興奮や抑制といった生理的変化のことであり，脳の可塑的変化に関わる．反応は脳卒中後から訓練開始までの期間，訓練量，患者が練習した課題実施期間，種類などに依存するように思われる[33]．リハビリテーション場面における練習や訓練が，患者自身の生物学的神経システムに強力に影響することを患者や家族に強調して伝え，目標指向性にリハビリテーション介入を実施できるような環境をつくることが必要である．

Ⅲ．脳イメージング研究成果に基づいた片麻痺の臨床とは

近年の脳イメージング研究による成果は，リハビリテーションの臨床にも大きく影響を及ぼしている．fMRI，ポジトロン断層法（PET：positron emission tomography），単一光子放射断層撮影（SPECT：single photon emission computed tomography），機能的近赤外分光法（fNIRS：functional near-infrared spectroscopy）などのイメージング装置，TMSや経頭蓋直流電気刺激（tDCS：transcranial direct current stimulation）などの刺激装置の進歩や発展により，さまざまな評価・治療が可能となってきた．これらの機能的イメージング研究が，運動障害からの回復や訓練プロトコールに関係する強い根拠を示してきた[32]．明らかとなってきた急性期や回復期における回復機序の説明として，急性期においては脳損傷の部位と範囲が，残存する機能障害の主な原因であるが，急性期以降の段階における機能回復に関しては，非損傷脳領域や残存神経ネットワークの機能的再組織化として知られる機能代行（vicariation）という考えが一般化しつつある．この機能代行のメカニズムを基盤にした理学療法を実施していくことも必要であろう．

1. 上肢の強化治療

　脳卒中患者における運動障害に対する治療・訓練として，課題特異性訓練の有効性はある程度確認されてきている．健常者が新しい運動スキルを学習する場合と同様に，脳卒中患者でも一般的運動を実施するよりも課題特異性訓練を行うほうが日常生活のパフォーマンス改善に効果がある．しかしながら，この訓練の効果を示すうえでの問題がある．それは，課題特異性訓練が比較的低強度で実施されていることであり，これによって良好なアウトカムを生み出すことを強く制限している可能性がある．Kwakkelら[34]のメタアナリシスの結果では，亜急性期の機能障害や能力障害に対する課題特異性訓練の期間は，おおよそ16時間程度の追加が必要であることを示した．リハビリテーション介入時間の増加が，より多くの機能的改善を引き起こす可能性がある．Wolfら[36]は，extremity constraint induced therapy evaluation（EXCITE）試験を用いて，脳卒中患者の課題指向性の神経リハビリテーションの有効性を系統的に調査した[35]．発症後3～9カ月の脳卒中患者を対象として，麻痺側上肢の強制使用（CIT：constraint-induced therapy）介入は，2週間の期間，1日6時間，非麻痺側上肢の使用を妨げるミットグローブを装着し，セラピストは漸増性に反復して課題指向性運動課題を対象者に導いた．訓練課題は40項目のデザインされた活動を含み，自宅においても麻痺肢の使用に対する制限を与えた．この結果，麻痺側上肢のパフォーマンス改善が認められた．彼らのグループによるCITに関する臨床試験は今なお続行中であり，新しい取り組みとしてinterdiciplinary comprehensive arm rehabilitation evaluation stroke initiative（I-CARE）と呼ばれる臨床試験を開始している．これは，強化・集中化した上肢運動プログラムであり，上肢のアクティビティベースド訓練と筋力増強運動に特化したプログラムを10週間，3回/週，1時間/セッションで実施するというものである．彼らの研究成果から脳障害後の運動治療の重要なポイントとして，十分な治療の量と目標指向性活動を確保することが重要であると考えられ，これらは発症後より早期から適用していくのが望ましいと考えられる．

2. 歩行障害に対する治療

　歩行障害に対してはMiyaiら[36,37]の一連の研究が興味深い．彼らは歩行機能回復の脳内メカニズムを調べるため，脳卒中後の片麻痺患者を対象にしたfNIRS研究を実施している．これは酸素化ヘモグロビン増加を指標として脳活動状態を記録することで，皮質下損傷例でも皮質損傷例でも損傷半球の一次運動感覚野が活動低下し，運動前野や前頭前野の活動が増加していることを報告している．また，リハビリテーション介入の効果として促通手技を適応した場合の脳活動も記録している．下肢振り出しの機械的介助に比較して，骨盤の回旋や後傾を徒手的に操作した介助手技を適応すると，感覚運動野の活動パターンの非対称性が改善し，対称性パターンを示し，損傷半球の運動前野の活動も増加することを報告している[36]．さらに，Miyaiら[37]は前述のCIT介入を下肢に適応すべく，体重免荷トレッドミル訓練（BWSTT：body weight supported treadmill training）（図3）を脳卒中患者に実施し脳活動変化を捉えている．BWSTTの臨床的有効性は，いくつかの研究で報告されているが，まだまだ不確かな点も残されている[38]．Duncanら[39]は，このBWSTTの効果を扱ったPhase ⅢのRCTプロトコールを紹介している．locomotor experience applied post-stroke（LEAPS）試験と呼ばれており，5年間で400名を対象に研究が行われている．MiyaiらのfNIRS研究の結果によると，BWSTTの実施により一次感覚運動野の活動は低下することが見いだされ，歩行の自動化に伴い皮質から皮質下・脊髄へ歩行制御の中心

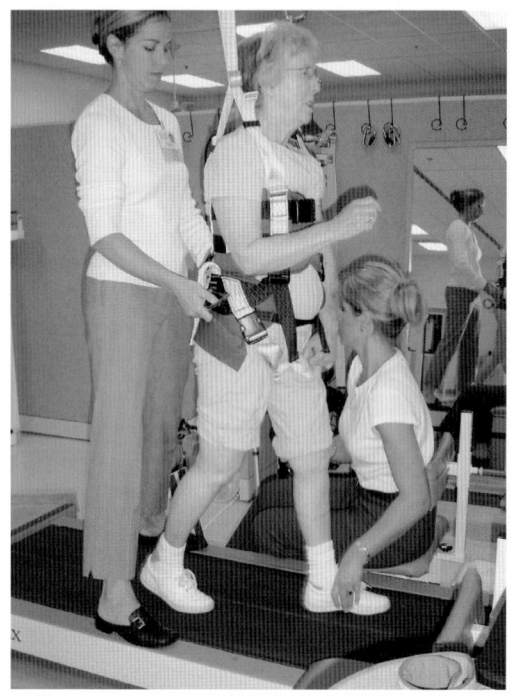

図3 BWSTTを使用した歩行訓練（文献40）より引用）

が移動する可能性が示唆された．

3．両手運動

脳卒中後の左右の大脳半球間における機能のアンバランスについても注目されている．両側の大脳半球は脳梁を介して情報の連絡がなされている．片側の脳卒中後では，罹患半球と非罹患半球が必然的に生まれる．最近のTMS研究で，非罹患半球の過剰な活動が罹患半球の活動を抑制する結果になっていることが判明した[40]．TMSを使用して非罹患半球を反復刺激して抑制したところ，麻痺肢の随意運動が増加することが確認され，このことが非罹患半球の過剰活動による麻痺側回復の遅延につながると考えられるようになってきた．また，言語においても同様の研究報告があり，右側ブローカ野に相当する部位にTMS刺激を与えることにより，右側ブローカ野を抑制し，言語の産生の増加が認められたとの報告もある[41]．最近，Stinearら[42]は，この左右大脳半球のアンバランスを改善させるために両手運動を応用した訓練を報告している．彼らはactive-passive bilateral therapy（APBT）という治療を特殊な装置を使用して実施している．これは，非麻痺側上肢の自動的屈曲・伸展運動に一致して，対称性に麻痺側上肢の他動的屈曲・伸展運動が可能となる装置であり，損傷側運動野の興奮性増大と半球間抑制を減少するようデザインされている．発症後6カ月以上経過した32名の患者で試験されており，介入1カ月後の結果では，コントロール群に比較してAPBT群でより大きな運動機能回復が認められ，さらにはTMSによる評価で一次運動野の興奮性増大が確認された．非麻痺側肢の運動に同期して，麻痺側肢の運動を実施することにより脳の半球間アンバランスを改善したものと考えられる．

4．経頭蓋直流電気刺激

また，最近ではTMSと同様に，tDCSを使用して脳神経活動を興奮，抑制させる手法が注目を浴びている．このtDCSにより，非侵襲的に脳に可塑的変化の機会を与え，大脳皮質の興奮性を変化させることが可能になる．また，tDCSはTMSに比べて刺激装置が安価であることから，今後さらに臨床応用が期待されている．一般的に，刺激する電極の極性が神経細胞の興奮と抑制をコントロールしていると考えられており，陽極（anodal tDCS）を設置した部分の皮質は興奮方向に導かれ，陰極（cathodal tDCS）を設置した部位の皮質は抑制方向に働く．これらのテクニックを応用して，Brownら[43]はTDC治療の安全性と可能性を報告している．また，辻ら[44]の安全性に関する報告でも，tDCS前後の脳波測定によって，異常脳波あるいは有害事象の出現がないことを報告している．脳卒中患者に対する応用であるが，脳卒中後の皮質興奮性変化に対するtDCSによる修正の可能性が検討されている．脳組織損傷後の皮

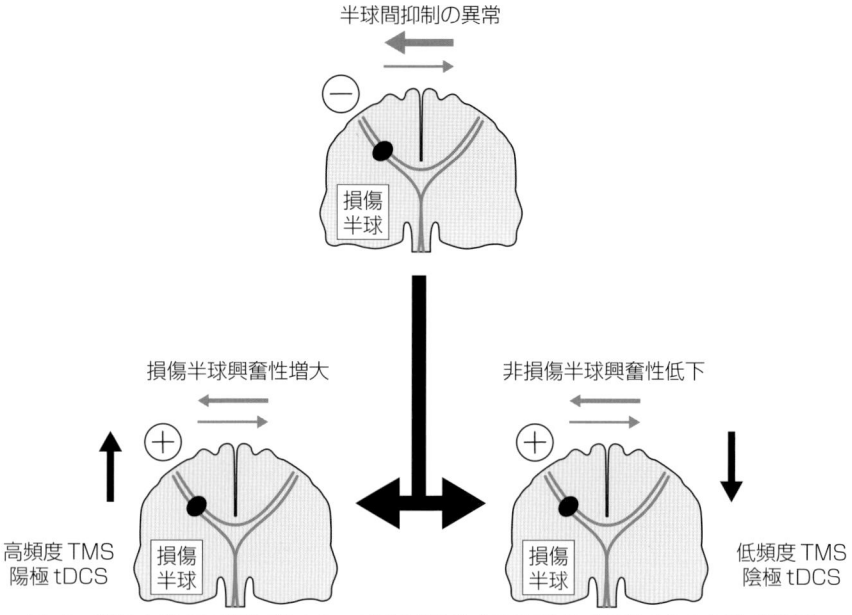

図4 脳卒中後の病態生理メカニズムに基づく介入戦略 (文献47) より改変引用)

質興奮性の変化に関しては，前述のTMSで述べた内容と同様であるが，損傷半球の興奮性低下と合わせて，最近では非損傷半球の過剰な興奮性増大が，損傷半球に対する過剰な半球間抑制を引き起こしているというモデルがある（**図4**）[45]．Hummelら[46]は，脳卒中患者の損傷半球運動野上に20分間の陽極tDCSを行い，その介入前後において麻痺側上肢機能を評価している．コントロール刺激と比較して，陽極tDCS後には有意に麻痺側上肢機能のスコア改善を認めたと報告している．また，Fregniら[47]は損傷半球運動野への陽極tDCS，非損傷半球運動野への陰極tDCS，偽（sham）刺激を使用して，上肢運動機能の変化を調べている．結果は，陽極tDCS，陰極tDCSともに上肢機能の改善を認め，非損傷半球への陰極tDCSの改善がより大きいことを報告している．このように，tDCSを使用することにより非侵襲性に大脳皮質の刺激が可能となり，脳に可塑的変化を導き出せる可能性がある．しかし，その効果の持続性は短期間であり，実際のリハビリテーション治療と組み合わせた治療が最も望ましい介入戦略になると思われる．

5．運動観察治療

近年では，運動イメージ治療，メンタルプラクティスなどの治療の効果も報告されてきている[48]．その報告のほとんどがaction research arm testやFugl-Meyerスコアといった上肢の機能的パフォーマンスの改善に対する報告であり，Pageら[49,50]はテープレコーダを運動イメージのガイドとして使用しながらメンタルプラクティスを実施している．最近では，運動イメージ治療の応用的戦略として，運動観察治療を行っている[51]．この研究では，他者が実施している上肢パフォーマンスを記録したビデオ映像を患者に視聴させ，その後に観察した運動と同じ運動を反復練習する介入を実施している．この治療の神経学的背景メカニズムはミラーニューロンシステムであり，観察しているだけで，あたかも自身で実行しているかのような脳神経活動を引き起こし運動回復に役立てようとするものである．慢性期脳卒中患者に運動観察治療を実施した結果，コントロール群に比べて

有意な上肢機能パフォーマンスの向上を認めている．さらにErteltら[51]は，介入後のfMRI測定によって，両腹側運動前野，両上側頭回，補足運動野，対側縁上回などといったミラーニューロンシステムの活動増加を確認している．このような結果から，他者の行為を意図的に観察することが，運動機能改善に影響を与え，また脳の可塑的変化も導く可能性が示唆された．このような治療介入は，ミラーニューロンシステムの機能的特徴を活用したリハビリテーション戦略であり，神経学的根拠に基づいた新しい神経リハビリテーションの方法であると思われる[52]．

6．バーチャルリアリティ治療

バーチャルリアリティ（VR：virtual reality）技術を利用した運動治療の方法も近年報告されてきている[53,54]．VRシステムにはコンピュータやテレビスクリーンを使用し，患者の手の運動と仮想空間の同期が得られるような環境を作り出し，リーチや把握，物品の徒手操作などを促進する．ゲーム環境を応用できることから，より高いモチベーションでリハビリテーションに参加することが可能である．従来であれば，高価な研究機器開発に基づいて作成されたVRシステムのため，一般臨床への適用は困難なように考えられていた．しかし，科学技術の発展によるVR技術の応用は非常に大きな進歩をみせており，特にゲーム大国と呼ばれるわが国では，まさにその技術発展が日常に溢れている．近年発売された家庭用ゲーム機器では，専用プレート上に立位姿勢を維持するだけでその身体重心を検知し，運動による重心軌跡をモニターすることが可能となっている．このような機器を使用することにより，高価で導入が困難であったVR環境を安価で比較的簡単に構築できるようになっている．欧米では，早速リハビリテーション施設への導入がなされている．Youら[54]の慢性期脳卒中患者での研究では，VRシステムを使用して訓練した患者群で，有意な一次感覚運動皮質の活動増加を認めており，同時にfunctional ambulation category（FAC）などの運動機能においてもコントロール群と比較して有意な改善を報告している．筆者らも，予備実験的に家庭用ゲーム機器を使用したリハビリテーション介入の効果を検討しているが，訓練に対する注意や集中の程度，練習への没入感は，従来のリハビリテーション介入では生み出せない効果を認めている．さらにはfNIRSによる脳活動計測により，ゲーム介入中に運動前野，補足運動野，前頭前野領域の活動増加を確認している．これらのことから，安価で汎用性の高いゲーム機器を使用することでも，脳活動の賦活とそれに一致した運動治療介入が可能である可能性があり，今後さらに研究が進んでいく領域であると考えられる．

文　献

1) Nudo RJ, Milliken GW：Reorganization of movement representations in primary motor cortex following focal ischemic infarcts in adult squirrel monkeys. *J Neurophysiol* **75**：2144-2149, 1996
2) Nudo RJ, Plautz EJ, Frost SB：Role of adaptive plasticity in recovery of function after damage to motor cortex. *Muscle Nerve* **24**：1000-1019, 2001
3) Nudo RJ：Recovery after damage to motor cortical areas. *Curr Opin Neurobiol* **9**：740-747, 1999
4) Rijntjes M：Mechanisms of recovery in stroke patients with hemiparesis or aphasia：new insights, old questions and the meaning of therapies. *Curr Opin Neurol* **19**：76-83, 2006
5) Feldman DE, Brecht M：Map plasticity in somatosensory cortex. *Science* **310**：810-815, 2005
6) Nudo RJ：Adaptive plasticity in motor cortex：implications for rehabilitation after brain injury. *J Rehabil Med* **41**：7-10, 2003
7) Inoue Y, Takemoto K, Miyamoto T, et al：Sequential computed tomography scans in acute cerebral infarction. *Radiology* **135**：655-662, 1980
8) Dombovy ML：Stroke：Clinical course and

neurophysiologic mechanisms of recovery. *Critical Reviews in Physical and Rehabilitation Medicine* **2**：171-188, 1991
9) Frost SB, Barbay S, Friel KM, et al：Reorganization of remote cortical regions after ischemic brain injury：a potential substrate for stroke recovery. *J Neurophysiol* **89**：3205-3214, 2003
10) Hier DB, Mondlock J, Caplan LR：Recovery of behavioral abnormalities after right hemisphere stroke. *Neurology* **33**：345-350, 1983
11) Hebb DO：The Organization of Behavior：A neuropsychological theory. Wiley, New York, 1949
12) Bennett EL, Diamond MC, Krech D, et al：Chemical and anatomical plasticity brain. *Science* **146**：610-619, 1964
13) Kleim JA, Barbay S, Nudo RJ：Functional reorganization of the rat motor cortex following motor skill learning. *J Neurophysiol* **80**：3321-3325, 1998
14) Plautz EJ, Milliken GW, Nudo RJ：Effects of repetitive motor training on movement representations in adult squirrel monkeys：role of use versus learning. *Neurobiol Learn Mem* **74**：27-55, 2000
15) Castro-Alamancos MA, Borrel J：Functional recovery of forelimb response capacity after forelimb primary motor cortex damage in the rat is due to the reorganization of adjacent areas of cortex. *Neuroscience* **68**：793-805, 1995
16) Nudo RJ, Wise BM, SiFuentes F, et al：Neural substrates for the effects of rehabilitative training on motor recovery after ischemic infarct. *Science* **272**：1791-1794, 1996
17) Pascual-Leone A, Nguyet D, Cohen LG, et al：Modulation of muscle responses evoked by transcranial magnetic stimulation during the acquisition of new fine motor skills. *J Neurophysiol* **74**：1037-1045, 1995
18) Grafton ST, Mazziotta JC, Presty S, et al：Functional anatomy of human procedural learning determined with regional cerebral blood flow and PET. *J Neurosci* **12**：2542-2548, 1992
19) Hallett M：Plasticity of the human motor cortex and recovery from stroke. *Brain Res Brain Res Rev* **36**：169-174, 2001
20) Humphrey DR：Representation of movements and muscles within the primate precentral motor cortex：historical and current perspectives. *Fed Proc* **45**：2687-2699, 1986
21) Karni A, Meyer G, Rey-Hipolito C, et al：The acquisition of skilled motor performance：fast and slow experience-driven changes in primary motor cortex. *Proc Natl Acad Sci U S A* **95**：861-868, 1998
22) Cohen LG, Gerloff C, Ikoma K, et al：Plasticity of motor cortex elicited by training of synchronous movements of hand and shoulder. *Soc Neurosci Abstr* **21**：517, 1995
23) Cohen LG, Gerloff C, Faiz L, et al：Directional modulation of motor cortex plasticity induced by synchronicity of motor outputs in humans. *Soc Neurosci Abstr* **22**：1452, 1996
24) Liepert J, Tegenthoff M, Malin JP：Changes of cortical motor area size during immobilization. *Electroencephalogr Clin Neurophysiol* **97**：382-386, 1995
25) Skilbeck CE, Wade DT, Hewer RL, et al：Recovery after stroke. *J Neurol Neurosurg Psychiatry* **46**：5-8, 1983
26) Jørgensen HS, Nakayama H, Raaschou HO, et al：Recovery of walking function in stroke patients：the Copenhagen Stroke Study. *Arch Phys Med Rehabil* **76**：27-32, 1995
27) Jørgensen HS, Nakayama H, Raaschou HO, et al：Outcome and time course of recovery in stroke. Part Ⅰ：Outcome. The Copenhagen Stroke Study. *Arch Phys Med Rehabil* **76**：399-405, 1995
28) Duncan PW, Goldstein LB, Matchar D, et al：Measurement of motor recovery after stroke. Outcome assessment and sample size requirements. *Stroke* **23**：1084-1089, 1992
29) 松嶋泰之，蜂須賀研二：脳卒中後の神経機能回復とニューロリハビリテーションの意義．分子脳血管病 **4**：15-19, 2005
30) Nudo RJ：Postinfarct cortical plasticity and behavioral recovery. *Stroke* **38**：840-845, 2007
31) Lecker SH, Jagoe RT, Gilbert A, et al：Multiple types of skeletal muscle atrophy involve a common program of change in gene expression. *FASEB J* **18**：39-51, 2004
32) Dobkin BH：Training and exercise to drive poststroke recovery. *Nat Clin Pract Neurol* **4**：76-85, 2008
33) Dobkin BH：Behavioral, temporal, and spatial targets for cellular transplants as adjuncts to rehabilitation for stroke. *Stroke* **38**：832-839, 2007
34) Kwakkel G, van Peppen R, Wagenaar RC, et al：Effects of augmented exercise therapy time after stroke：a meta-analysis. *Stroke* **35**：2529-2539, 2004
35) Wolf SL, Winstein CJ, Miller JP, et al：Effect of constraint-induced movement therapy on upper extremity function 3 to 9 months after stroke：the EXCITE randomized clinical trial.

36) Miyai I, Yagura H, Oda I, et al：Premotor cortex is involved in restoration of gait in stroke. *Ann Neurol* **52**：188-194, 2002
37) Miyai I, Suzuki M, Hatakenaka M, et al：Effect of body weight support on cortical activation during gait in patients with stroke. *Exp Brain Res* **169**：85-91, 2006
38) Foley N, Teasell R, Bhogal S：Evidence based Review of Stroke Rehabilitation 11 edition：9. Mobility and the Lower Extremity. 2008, pp31-40；http://www.ebrsr.com/reviews_list.php
39) Duncan PW, Sullivan KJ, Behrman AL, et al：Protocol for the Locomotor Experience Applied Post-stroke (LEAPS) trial：a randomized controlled trial. *BMC Neurol* **7**：39, 2007
40) Fregni F, Pascual-Leone A：Technology insight：noninvasive brain stimulation in neurology-perspectives on the therapeutic potential of rTMS and tDCS. *Nat Clin Pract Neurol* **3**：383-393, 2007
41) Martin PI, Naeser MA, Theoret H, et al：Transcranial magnetic stimulation as a complementary treatment for aphasia. *Semin Speech Lang* **25**：181-191, 2004
42) Stinear CM, Barber PA, Coxon JP, et al：Priming the motor system enhances the effects of upper limb therapy in chronic stroke. *Brain* **131**：1381-1390, 2008
43) Brown JA, Lutsep HL, Weinand M, et al：Motor cortex stimulation for the enhancement of recovery from stroke：a prospective, multicenter safety study. *Neurosurgery* **58**：464-473, 2006
44) 辻 哲也, 藤原俊之, 高橋 修, 他：大脳経頭蓋直流電気刺激（tDCS）の安全性と大脳皮質運動野に対する持続効果について. 臨床神経生理 **34**：427, 2006
45) Hummel FC, Cohen LG：Non-invasive brain stimulation：a new strategy to improve neurorehabilitation after stroke? *Lancet Neurol* **5**：708-712, 2006
46) Hummel F, Cohen LG：Improvement of motor function with noninvasive cortical stimulation in a patient with chronic stroke. *Neurorehabil Neural Repair* **19**：14-19, 2005
47) Fregni F, Boggio PS, Mansur CG, et al：Transcranial direct current stimulation of the unaffected hemisphere in stroke patients. *Neuroreport* **16**：1551-1555, 2005
48) Zimmermann-Schlatter A, Schuster C, Puhan MA, et al：Efficacy of motor imagery in post-stroke rehabilitation：a systematic review. *J Neuroeng Rehabil* **5**：8, 2008
49) Page SJ, Levine P, Leonard AC：Effects of mental practice on affected limb use and function in chronic stroke. *Arch Phys Med Rehabil* **86**：399-402, 2005
50) Page SJ, Levine P, Leonard A：Mental practice in chronic stroke：results of a randomized, placebo-controlled trial. *Stroke* **38**：1293-1297, 2007
51) Ertelt D, Small S, Solodkin A, et al：Action observation has a positive impact on rehabilitation of motor deficits after stroke. *Neuroimage* **36**：T164-173, 2007
52) Buccino G, Solodkin A, Small S：Functions of the mirror neuron system：implications for neurorehabilitation. *Cogn Behav Neurol* **19**：55-63, 2006
53) Deutsch JE, Borbely M, Filler J, et al：Use of a low-cost, commercially available gaming console（Wii）for rehabilitation of an adolescent with cerebral palsy. *Phys Ther* **88**：1196-1207, 2008
54) You SH, Jang SH, Kim YH, et al：Virtual reality-induced cortical reorganization and associated locomotor recovery in chronic stroke：an experimenter-blind randomized study. *Stroke* **36**：1166-1171, 2005

5 失調症の脳科学と臨床

越智　亮[*]

> ◆ Key Questions ◆
> 1. 新しい小脳機能とは
> 2. 小脳における運動学習機構とは
> 3. 脳イメージング研究成果に基づいた失調症の臨床とは

I. 新しい小脳機能とは

　従来，小脳はヒトの運動制御のみに関わっていると考えられてきた．それは，第一次世界大戦の戦場で後頭部を弾丸が貫通し，小脳だけが損傷を受けた患者を調べることで，小脳の役割について記述したことに発する[1]．小脳が破壊されても運動麻痺が生ずることはないが，筋の緊張が低下し，運動の開始が遅れる．最も顕著であったのは，運動調節の障害と姿勢制御の異常であった．Hallettら[2]は，小脳失調患者の素早い肘関節運動における主動筋と拮抗筋を筋電図で解析し，小脳の運動制御に関してあらかじめプログラムした運動を制御する機能があることを考察していた．素早い肘関節の屈曲であれば，主動筋の活動後，拮抗筋がブレーキの役割を果たす．一方，小脳失調患者では拮抗筋の活動開始が遅れ，目標を行き過ぎた後，再度目標へ向かってもまた行き過ぎてしまう（**図1**）[3]．すなわち，あらかじめ結果を予測する制御ができずに伸張反射に頼らざるをえなくなり，振戦が生じる．協調的な運動を行うには，筋の長さ，張力，関節の動きをフィードバックでモニター

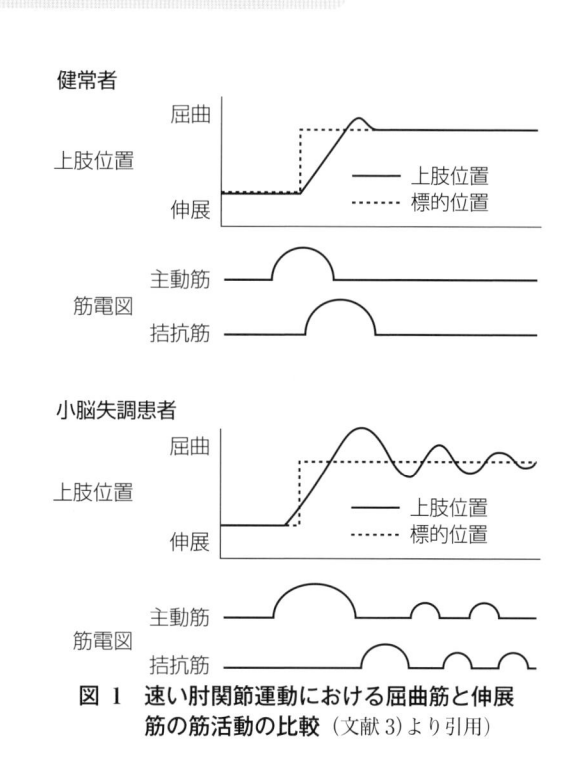

図1　速い肘関節運動における屈曲筋と伸展筋の筋活動の比較（文献3）より引用）

するのではなく，結果を予測して行うフィードフォワード制御が機能していなければ達成できない．本稿では，予測的な制御に本質をもつ小脳が，運動制御以外にどのように関わっているのか，イメージング技術の発展によって近年明らかにされてきた，その新しい機能について触れてみたい．

---

[*] Akira OCHI／星城大学リハビリテーション学部理学療法学専攻

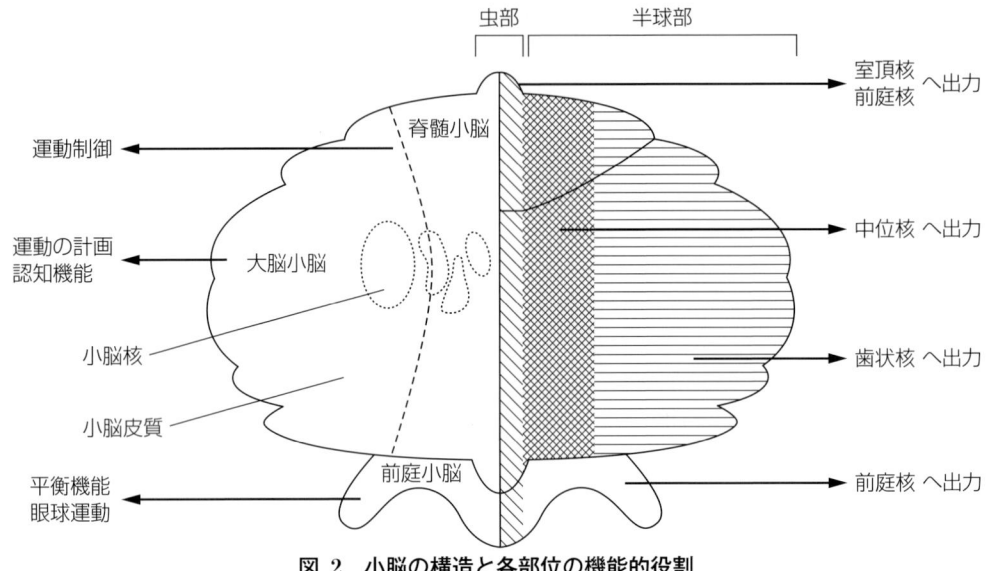

図 2　小脳の構造と各部位の機能的役割

　小脳を生理学的な機能分類にすると，前庭小脳は前庭反射機能に，虫部や中間部は姿勢の平衡や歩行制御，そして半球外側部は随意運動や高次の脳機能に関係している[4]（図2）．これまで，虫部を含む内側部の損傷は体幹姿勢の異常をきたし，中間部と外側部を合わせた半球部の損傷は四肢運動の異常をきたすとされてきた．しかし，ヒトにおいては部分ごとの選択的損傷はめずらしく，四肢運動の障害に関する責任病巣部位は外側部を除いた中間部である可能性が高いと考えられている[5]．

　小脳が障害されると立位平衡機能が障害されることは古くからわかっていたが，虫部，中間部が姿勢制御に関与していることは，Ouchiら[6]のPETを用いたイメージング研究によって明らかになった．開眼静止立位，片脚立位，タンデム肢位のいずれも小脳中間部の領域が活動したのである．Jahnら[7]は，実際の運動だけでなく，立位・歩行・走行の運動イメージにおいても小脳虫部の活動が認められることを報告した．立位の運動イメージにおける小脳の活動が姿勢制御を反映したものかどうかは定かではないが，小脳の中間部が姿勢制御に関わっていることは疑いようのない事実であり，実際の運動を伴わなくとも小脳は活動するのである．

　1990年にDecetyら[8]は，テニスを行う運動イメージの最中に小脳が活動することを報告した．その後，運動イメージ想起中に脳活動を計測した研究は多く，活動する部位に小脳が含まれている[9〜12]．Jueptnerら[10]は，自動的な運動と受動的な運動の双方でともに小脳半球，虫部が活動し，実際の運動と比較して運動イメージでは活動が減少することから，小脳が感覚の情報処理に貢献すると報告している．また，小脳半球の外側部では運動イメージで別に活動する部位があったことから，この部位が運動イメージに特異的に関与していることも示唆されている[11]．さらに，小脳は三人称的な視覚イメージよりも一人称的な運動イメージの際に活性化する[13]．運動イメージは，運動計画と実行の内的なシミュレーションであることから[14]，運動イメージ中の小脳活動は運動制御のみでなく，予測される運動感覚のシミュレーションにも関与しているのであろう．

　小脳は皮膚感覚による知覚弁別，物体認識にも関与する[15〜17]．Gaoら[15]は視覚的分析が不可

図3 認知過程における小脳賦活部位（文献20)より改変引用）

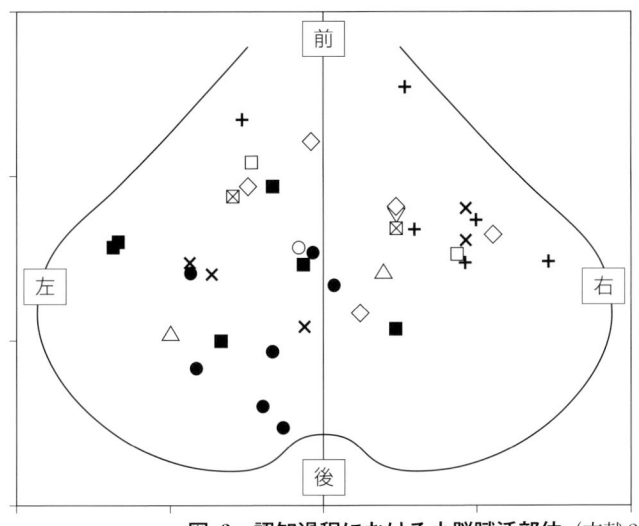

凡例:
○ 注意の保持
□ 物体の知覚
△ 言語理解
▽ 言語生成
⊠ 音韻的なワーキングメモリ
◇ 意味記憶の想起
● 言語性エピソード記憶の想起
■ 非言語性エピソード記憶の想起
＋ 条件づけ
× 技能学習

能な4つの皮膚刺激課題を被験者に与え，その際の小脳活動を記録した．一方は左右の指をサンドペーパーでこすり，その粗さが左右で異なるかどうかを弁別させる課題と，弁別をさせない課題の2つである．他方は一側の手で球を把持し，他側の手で物体を把持した時に両者が同一の物体であるかどうか弁別させる課題と弁別させない物体認識課題である．課題間で異なるのは，運動があるか，ないかということに加え，感覚弁別の有無にある．その結果，運動も感覚弁別もない純粋な皮膚刺激のみで，従来から運動に関与すると考えられた小脳歯状核が活動したのである．さらに小脳歯状核の活動は，運動の有無にかかわらず感覚弁別を被験者に求めている時に増大した．同じく，Persons ら[16]やLiu ら[17]は，小脳半球は運動制御よりもむしろ感覚情報の獲得や識別に対して強く活動することを示唆している．感覚弁別を求めると小脳の活動が増大する背景には，おそらく対象物の性質や種類によって，どのような運動・行為を行うかを決定するために予測や表象を伴うためであると考えられる．

これまで述べてきたように，小脳半球の主たる機能の位置づけとして，運動の調整ではなく，運動イメージや知覚弁別に伴う予測および表象のようなより高次の認知過程に関与することが明らかとなっている．Kim ら[18]は，ピンを盤上に刺すペグボードパズル課題において，単にピンを刺すよりも順序や順番に従った規則性が課された場合に，小脳歯状核の活動が増加することを明らかにした．この解釈は，運動の複雑さは変わらないが，認知的な複雑さに対して小脳半球が関与することを示している．一方，Allen ら[19]は運動や行為とは無関係な視覚による選択的注意に対して小脳が活動することを示した．さらに驚くべきことに，小脳半球は暗算によっても活動することが報告されている[8]．Cabeza ら[20,21]のPETやfMRIを用いた研究のレビューにおいては，認知過程を反映した小脳活動が認められる課題として，ほかに言語生成と理解，ワーキングメモリや陳述記憶の想起，手続き記憶の想起などがあげられ，各課題で賦活した部位が図示されている（図3）．

以上に述べたように，小脳が運動の調整だけに働いているとする古典的概念は払拭され，より高次の認知機能にも活性化することが明らかとなった．また，最近になって小脳半球外側部の歯状核は一次運動野，運動前野，前頭前野と

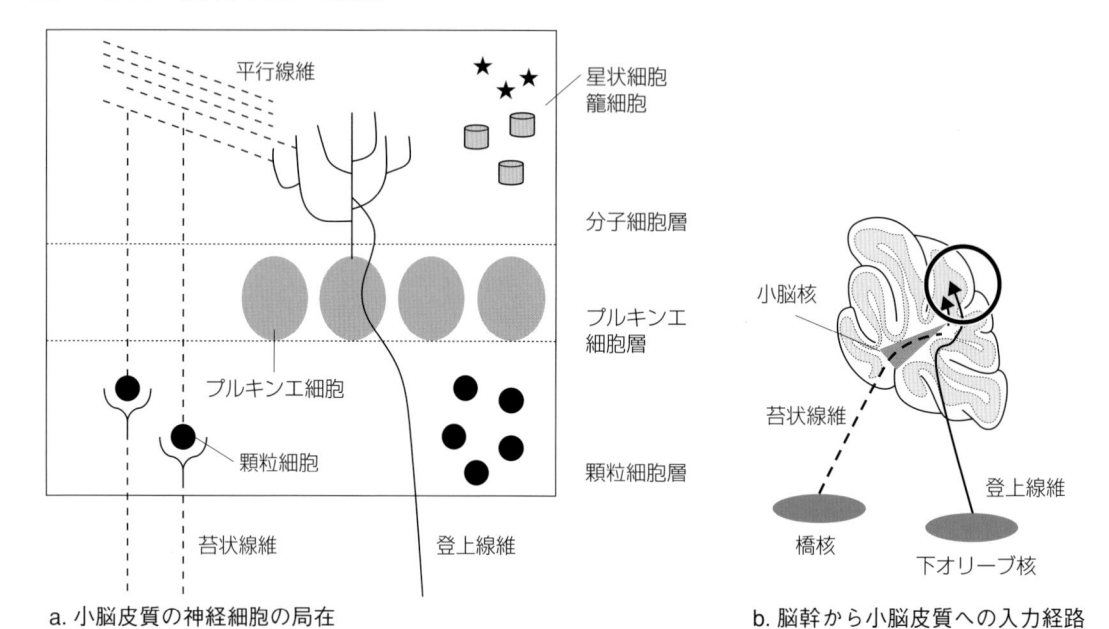

図4 小脳皮質の構造模式図
a. 小脳皮質の神経細胞の局在
b. 脳幹から小脳皮質への入力経路

結合していることが明らかとなり，小脳外側部は大脳連合野と連携して高次な思考過程に関与しているものと考えられている[22]．しかしながら小脳の認知機能に果たす役割は，まだ完全に明らかになったわけではない．伊藤[23]は，思考に運動と共通の面があることを仮定し，大脳によって生成された観念や概念が操作され，同じ思考が繰り返し修正されるうちに小脳に自動的な思考内容の記憶が形成されると推察している．運動と思考の制御に類似性があるかどうか，運動制御において扱われる物理的なパラメータと思考のメカニズムにおける観念や概念のような抽象的なパラメータがどのように整合性をとるのか，今後の研究成果によって科学的な解釈が与えられることが期待される．

II．小脳における運動学習機構とは

「I．新しい小脳機能とは」では，小脳が運動の調整のみならず，他の認知機能においても活動することを述べた．しかしながら活動の意味については，どのような課題で小脳活動が上昇するかといった経験的知見からでは謎を解き明かすことができない．Ito[24]は，小脳皮質が層状の均一構造をなしていることから，学習機能をもつ神経回路の集まりであると考えた．

ここでは，神経生理学的な知見と，それに基づく理論的なモデルが整合性をとることにより[25]，小脳活動がどのように運動学習に関与しているかについて以下に述べていく．

小脳の体積は大脳のおよそ1/10しかないにもかかわらず，神経線維は大脳皮質よりも多い．小脳のマクロの構造では，皮質内の神経回路構成はどの部位でも一様であることから，情報処理の原理としては部位による違いはないと考えられる．小脳皮質は分子細胞層，プルキンエ細胞層，顆粒細胞層の3層構造をなしており，そこを情報が順に流れていく（**図4a**）．入力経路は2つあり，橋核，前庭神経核，脊髄などから由来する苔状線維と，延髄の下オリーブ核から起こる登上線維である（**図4b**）．苔状線維は，顆粒細胞で平行線維と呼ばれる軸索に接続す

る．登上線維と平行線維は，ともに小脳皮質からの唯一の出力であるプルキンエ細胞に興奮性シナプスを形成する．

プルキンエ細胞は，平行線維からの持続的な入力に反応して，運動中に400 Hzを超える頻度で発火している．この平行線維からの興奮性入力によるプルキンエ細胞の発火は単純スパイクと呼ばれる．一方，下オリーブ核のニューロンは誤った運動をした時に興奮し，その誤差信号が登上線維を伝わる．登上線維からの興奮性入力による発火は，複雑スパイクと呼ばれ，その活動は運動時においても1 Hz程度であるが，プルキンエ細胞に大きな興奮性シナプス後電位をもたらす．複雑スパイクが発生している時に，ある平行線維からのシナプス入力が繰り返し生じれば，そのシナプス伝達効率が長期にわたって低下し，プルキンエ細胞の出力を適切なものに変化させる．これを小脳の長期抑圧現象（LTD：long-term depression）という[26,27]．

以上のような解剖学的，神経生理学的根拠はヒトの運動制御にどのように関わっているのであろうか．例えば，遅い単純な運動であれば，視覚や体性感覚などのフィードバックによって遂行が可能であるが，速い運動ではフィードバックの時間遅れによって制御が不可能となる．われわれは，刻々と変化する環境において非常に巧みな動作が可能である．それには，さまざまな場面・状況で予測すること（フィードフォワード制御）が重要となる．フィードフォワード制御の運動は，途中で修正することは不可能であり，フィードバック制御よりも複雑な制御が必要となる．この制御に必要な，運動の結果を予測し，シミュレーションできる運動の記憶が，内部モデルと呼ばれるものである．プルキンエ細胞における平行線維入力からの持続的な単純スパイクは内部モデルに相当し[28]，登上線維からの複雑スパイクは誤差信号に相当する[29]と考えられる．

Kawatoら[30]は平行線維入力を「意図した軌道」，登上線維からの入力を「意図した軌道」と「実現した軌道」のずれとし，フィードバック誤差学習スキーマという学習モデルを考案した．内部モデルには，運動指令から軌道を出力する順モデルと，軌道に見合う運動指令を出力する逆モデルの2つが存在する．「意図した軌道」は連合野で生成され，フィードバック制御器である運動野へ情報が伝わり，最終の運動指令が筋骨格系へ伝達されて実現した軌道が生じる．最初は感覚フィードバックに頼ってぎこちない運動を行っているが，やがて登上線維からの誤差信号によって内部モデルが変化する．繰り返し練習をすると，小脳の内部モデルは「意図した軌道」から，それを達成するための運動指令へ変換ができるようになり，フィードバックに依存しないフィードフォワード制御が可能となる（**図5**）．このフィードバック誤差学習スキーマは，内部モデルによる推定と感覚フィードバックとのずれを瞬時に計算し，誤差を修正することが可能な理論である．すなわち，誤差信号が「教師」の役割を果たすため，こうした学習が「教師あり学習」と呼ばれる由縁である．

学習中の小脳活動を計測するイメージング研究では，新しい課題を学習している時に小脳の広範囲で活動の上昇が認められ，学習されるに従って活動の範囲と量が減少するといわれてきた[31]．すなわち，小脳皮質は，学習初期で運動のタイミングに重要な役割をもち，練習後の獲得された記憶は，脳の別の部位に移されるという説[32]が支持されている．しかし，この説は上述してきた第1の誤差信号を活動として捉えているのみで，第2の学習によって獲得された内部モデルの活動は反映されていない．Imamizuら[33]は，特殊なコンピュータマウスを使ったトラッキング課題を用いて，学習中の小脳における第2の活動（内部モデルを反映する活動）を計測することに成功した．学習の初期では，小脳の広い範囲で信号値の増加が認められるが，学習が進むにつれて活動領域は縮小されている

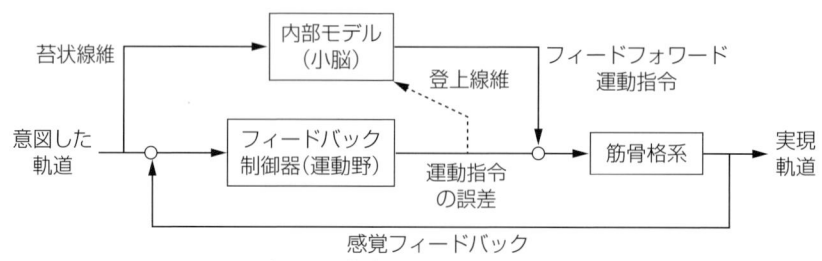

図5 フィードバック誤差学習スキーマ(文献30)より改変引用)

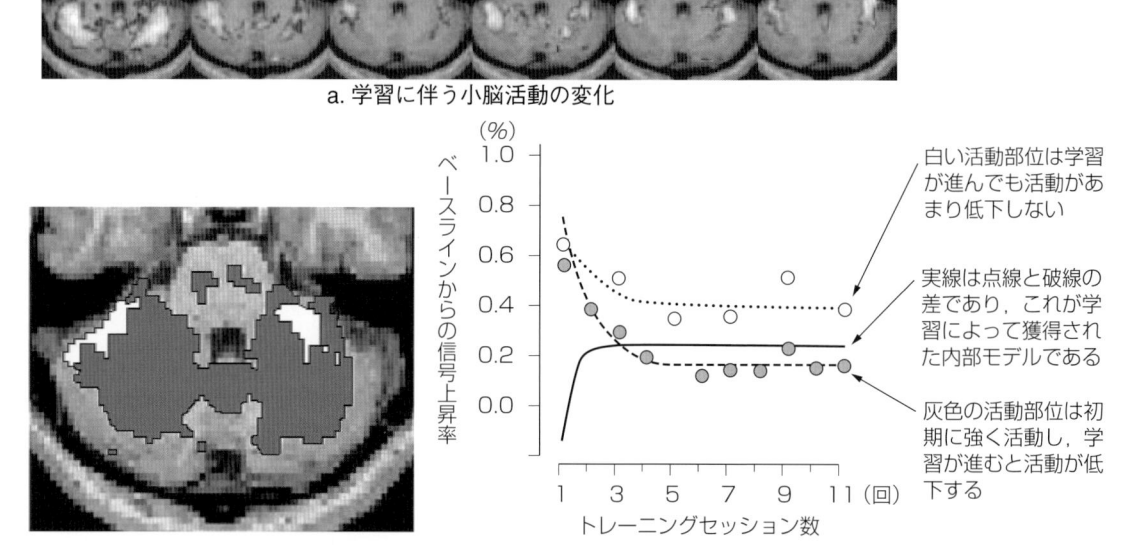

a. 学習に伴う小脳活動の変化

b. 誤差と内部モデルを反映する活動領域と活動量

図6 学習と小脳活動との関係(文献33)より改変引用)

- 白い活動部位は学習が進んでも活動があまり低下しない
- 実線は点線と破線の差であり,これが学習によって獲得された内部モデルである
- 灰色の活動部位は初期に強く活動し,学習が進むと活動が低下する

(図6a).この段階までは,学習とともに小脳活動が減少するという説[31]と一致しているようにみえる.一方,トラッキング誤差と小脳における信号値の相関関係を領域別にみると,信号上昇率に差が認められたことから,ある特定の領域では学習が進むにつれて活動が上昇していることが判明した(図6b).これが学習後に獲得される内部モデルを反映する活動であると考えられている[33].以上のことから,学習によって獲得された内部モデルは小脳に蓄積され,それぞれの運動の記憶は異なる場所に保持されていることが考えられる.

小脳の内部モデルが異なる領域で保持されているとすると,新しい運動を学習するたびに,以前に獲得した運動を忘れてしまうという問題が生じるように思える.それは,小脳に獲得される内部モデルが有限であるためである.運動には,さまざまな質の異なるものがある.例えば,サッカーとテニスは質が異なる運動であることは明白であるが,サッカーを学習するとテニスができなくなるということはない.Wolpertら[34]は,多重順逆モデルという複数のモジュールによる学習制御方式を提案した.このモデルは,順モデルと逆モデルのペアを一つの

構造単位としたモジュールが，複数かつ多重に組み合わさっていると考えるものである．このモデルでは，モジュールが有限個であるにもかかわらず，モジュールの組み合わせによって，それ以上の運動の記憶ができる[35]．実際に，運動の種類に応じて小脳の活動部位が異なったり，一部が重なっていたりすることがイメージングによる実験で証明されている[36]．

さて，実際の日常生活では内部モデルがどのように関わっているのかを考えてみる．ドアの開閉一つにしても，見かけからドアの重さ，ドアノブの滑りやすさなどの予測があって，あらかじめドアノブを把持する力を決定できる．しかし，見かけよりもドアが重いといったような戸惑いは日常生活で少なからず経験する．その場合でも，いったんフィードバックによって手の把握力が修正されれば，以後の動作は円滑なものとなる．すなわち，運動指令と実際の動作の結果が比較照合された結果，予測に基づいたフィードフォワード制御が確立され，円滑な動作が遂行可能となる．物体を持ち上げる時，その対象が既知のものであれば，目でみた段階で重さは予測できるため，過去の記憶に基づいて持ち上げる力を調節することができる[37]．日常で行われている物体の操作は，過去の経験から獲得された内部モデルを基に行われているのであり，厳密な感覚フィードバックのみに頼っているわけではない．しかし，持ち上げる動作では対象となる物体の大きさや形を変化させた時，視覚か体性感覚のどちらかが必ず必要である．例えば，物体を持って腕を上下させる時，把持力と負荷力を計測すると，把持力の変化は負荷力の変化にほぼ同期するか，先行して調整されており，必要最小限の力で物体が滑落しないように把持している[38]．把持力の制御を行うには，感覚フィードバックを使って負荷力の変化を予測する必要があるし，また感覚フィードバックは運動記憶（前回の経験）との関係で使われている．さらに，負荷力の予測は，小さい物は軽い，大きい物は重い，といった意味的な知識にも影響されるため[39,40]，獲得される運動記憶は物理的な値を予測しているのではないと考えられる．

内部モデルは，複雑な行動を予測に基づいて計画し，想像し，実行する仕組みである．このモデルは複雑な運動パターンを認知するうえで重要であり，コミュニケーションにも拡張できることが考えられる．それは，相手にこういった言葉を投げかければ，このような返答があるだろう，といった相手の考え方についての予測が可能だからである．運動制御のみならず，人間の感覚や高次な認知機能のような多岐に渡る領域で内部モデルは注目されつつある．またリハビリテーションの領域においても，運動学習によって運動の組織化や再構築を求めるのであれば，内部モデルという原理が決定的に重要な要素であることは間違いない．

III. 脳イメージング研究成果に基づいた失調症の臨床とは

フレンケルの体操が運動失調の協調性改善の治療法として示唆されてから100年以上が経過した[41]．今日においても運動失調のリハビリテーションにおいて，第一に頭に浮かぶ治療法の選択肢ではなかろうか．この体操は主要な運動を行いながら姿勢変化や運動速度による難易度の調整，固有感覚を代償するために視覚を利用しての運動の改善など，生理学的な機序としては矛盾していないと思われる．小脳失調患者では上肢のリーチングにおいて，確かに視覚情報によって到達誤差を修正している[42]．しかし，視覚による固有感覚の代償は固有感覚のモニターに比べてはるかに効率が悪いのは容易に想像がつく．小脳機能の本質は予測的な制御にあり，小脳の障害によって機能不全がある場合，視覚代償による機能改善には限界がある．Schenkら[43]は，リーチング動作において静止

した物体を捕えることに失調症状を認めるものの，移動する物体を捕えることができる症例を報告し，視覚誘導性に運動を制御するメカニズムと記憶依存性に運動を制御するメカニズムが異なる脳内システムによって達成されていることを議論している．

Martin ら[44]は，小脳梗塞において失調症状がそれほど顕著でない患者であっても，視覚フィードバックを介した運動の適応を認めないことを観察し，小脳後下部の皮質領域，下小脳脚を経た登上線維，中小脳脚を経た苔状線維が視覚情報に基づいた運動学習にとって重要であることを結論づけた．この領域の損傷を受けた患者にとっては，視覚フィードバックを利用した運動機能の代償は不可能であると考えられる．したがって，運動失調症状や姿勢制御に関与する小脳虫部や半球中間部の障害と，運動学習や運動計画，認知機能に関与する半球外側部の障害における病態を区別する必要がある．

小脳機能に関して運動制御のみと考えられてきた伝統的な解釈に対し，特に半球外側部には多くのパラダイムシフトが起こっている．それならば，それら一連の小脳に関する神経生理学的知見は小脳損傷患者に対するリハビリテーションに翻訳されるべきである．例えば，重錘負荷による固有感覚の増大に対しては，重さの弁別のような識別課題を与えて運動指令から予測された感覚と固有感覚からのフィードバックを比較照合し，内部モデルを再形成する，といった具合に，課題設定に関しても試行錯誤的な動作の反復練習であれば，フィードバック誤差学習による逆モデルの獲得には有用であると考えられる．この動作とは，単純な動作から複雑な動作といった分類ではなく，受動的か能動的かといった選択[10,15~17]や選択的注意の数および質[18,19]によって変化する認知的な難易度である．一方，順モデルを利用して運動の結果を予期することで逆モデルを獲得しようとする場合には，運動イメージの想起といった思考的手続き[8~12]，あるいは模倣[13]などが必要であるかもしれない．

リハビリテーションにおいて運動機能の回復に着目した時，その背景にあるメカニズムとして，小脳損傷後に神経系の他の部位でその機能が代償されることがあるのか，興味深いところである．しかし，損傷と同側の小脳半球内における無傷部分のニューロン回路の拡大[45]，あるいは対側半球の機能補充[46]といった仮説はいまだ証明されてはいない[47]．また，幼少期に小脳萎縮から回復した患者の多くは外側小脳皮質に局所的損傷があり，認知的な影響はあっても明らかな運動障害は少ない．Konczak ら[48]は，幼少期に生じる小脳損傷の部位によってはその機能がよりよく改善しないことから，年齢の影響よりも損傷部位の影響が運動回復のために重要であることを結論している．残念ながら，小脳核や運動制御に直接関与する小脳内側の損傷による障害は完全に補償されるという知見はみあたらない．リハビリテーションによる小脳損傷後の言語や認知機能の改善は，最近になって報告されてきたが，運動機能においては満足できるような症状の改善は得られていない[49,50]．小脳失調に対するリハビリテーションの試みは，神経生理学的知見とリンクしたパラダイムシフトが今まさに求められている．

文 献

1) Holmes G：The symptoms of acute cerebellar injuries due to gunshot injuries. *Brain* 40：461-531, 1917
2) Hallett M, Shahani BT, Young RR：EMG analysis of patients with cerebellar deficits. *J Neurol Nurosurg Psychiatry* 38：1154-1162, 1975
3) Gazzaniga MS, Ivry RB, Mangun GR：The control of action：Cognitive Neuroscience 2nded. W・W・Norton & Company, New York, 2002, pp445-498
4) Oscarsson O：Functional units of the cerebellum—sagittal zones and microzones. *Trends in Neurosci* 2：143-145, 1979
5) 桜井正樹：小脳徴候とその理解．*Brain Med-*

ical **19**：63-71, 2007
6) Ouchi Y, Okada H, Yoshikawa E, et al：Brain activation during maintenance of standing postures in humans. *Brain* **122**：329-338, 1999
7) Jahn K, Deutschlander A, Stephan T, et al：Brain activation patterns during imagined stance and locomotion in functional magnetic resonance imaging. *Neuroimage* **22**：1722-1731, 2004
8) Decety J, Sjoholm H, Ryding E, et al：The cerebellum participates in mental activity：tomographic measurements of regional cerebral blood flow. *Brain Res* **535**：313-317, 1990
9) Decety J, Perani D, Jeannerod M, et al：Mapping motor representations with positron emission tomography. *Nature* **371**：600-602, 1994
10) Jueptner M, Ottinger S, Fellows SJ, et al：The relevance of sensory input for the cerebellar control of movements. *Neuroimage* **5**：41-48, 1997
11) Luft AR, Skalej M, Stefanou A, et al：Comparing motion-and imagery-related activation in the human cerebellum：a functional MRI study. *Hum Brain Mapp* **6**：105-113, 1998
12) Lotze M, Montoya P, Erb M, et al：Activation of cortical and cerebellar motor areas during executed and imagined hand movements：an fMRI study. *J Cogn Neurosci* **11**：491-501, 1999
13) Ruby P, Decety J：Effect of subjective perspective taking during simulation of action：a PET investigation of ageny. *Nat Neurosci* **4**：546-550, 2001
14) Jeannerod M：The representing brain：Neural correlates of motor intention and imagery. *Behav Brain Sci* **17**：187-245, 1994
15) Gao JH, Parsons LM, Bower JM, et al：Cerebellum implicated in sensory acquisition and discrimination rather than motor control. *Science* **272**：545-547, 1996
16) Parsons LM, Bower JM, Gao JH, et al：Lateral cerebellar hemispheres actively support sensory acquisition and discrimination rather than motor control. *Learn Mem* **4**：49-62, 1997
17) Liu Y, Pu Y, Gao JH, et al：The human red nucleus and lateral cerebellum in supporting roles for sensory information processing. *Hum Brain Mapp* **10**：147-159, 2000
18) Kim SG, Ugurbil K, Strick PL：Activation of a cerebellar output nucleus during cognitive processing. *Science* **265**：949-951, 1994
19) Allen G, Buxton RB, Wong EC, et al：Attentional activation of the cerebellum independent of motor involvement. *Science* **275**：1940-1943, 1997
20) Cabeza R, Nyberg L：Imaging cognition：An empirical review of PET studies with normal subjects. *J Cogn Neurosci* **9**：1-26, 1997
21) Cabeza R, Nyberg L：Imaging cognition Ⅱ：An empirical review of 275 PET and fMRI studies. *J Cogn Neurosci* **12**：1-47, 2000
22) Kelly RM, Strick PL：Cerebellar loops with motor cortex and prefrontal cortex of a nonhuman primate. *J Neurosci* **23**：8432-8444, 2003
23) 伊藤正男：小脳研究の展望―過去・現在・未来. *Brain Medical* **19**：7-12, 2007
24) Ito M：Mechanisms of motor learning in the cerebellum. *Brain Res* **886**：237-245, 2000
25) Ito M：Cerebellar circuitry as a neuronal machine. *Prog Neurobiol* **78**：272-303, 2006
26) Ito M, Sakurai M, Tongroach P：Climbing fibre induced depression of both mossy fibre responsiveness and glutamate sensitivity of cerebellar Purkinje cells. *J Physiol* **324**：113-134, 1982
27) Ito M：Long-term depression. *Annu Rev Neurosci* **12**：85-102, 1989
28) Kitazawa S, Kimura T, Yin PB：Cerebellar complex spikes encode both destinations and errors in arm movements. *Nature* **392**：494-497, 1998
29) Shidara M, Kawano K, Gomi H, et al：Inverse-dynamics model eye movement control by Purkinje cells in the cerebellum. *Nature* **365**：50-52, 1993
30) Kawato M, Furukawa K, Suzuki R：A hierarchical network model for motor control and learning of voluntary movement. *Biol Cybern* **57**：169-185, 1987
31) Raichle ME, Fiez JA, Videen TO, et al：Practice-related changes in human brain functional anatomy during nonmotor learning. *Cereb Cortex* **4**：8-26, 1994
32) Raymond JL, Lisberger SG, Mauk MD：The cerebellum：a neuronal learning machine? *Science* **272**：1126-1131, 1996
33) Imamizu H, Miyauchi S, Tamada T, et al：Human cerebellar activity reflecting an acquired internal model of a new tool. *Nature* **403**：192-195, 2000
34) Wolpert DM, Kawato M：Multiple paired forward and inverse models for motor control. *Neural Netw* **11**：1317-1329, 1998
35) 伊藤宏司：身体知システム論. 共立出版, 2005, pp281-304
36) Imamizu H, Kuroda T, Miyauchi S, et al：

Modular organization of internal models of tools in the human cerebellum. *Proc Natl Acad Sci USA* **100**：5461-5466, 2003

37) Gordon AM, Westling G, Cole KJ, et al：Memory representations underlying motor commands used during manipulation of common and novel objects. *J Neurophysiol* **69**：1789-1796, 1993

38) Flanagan JR, Wing AM：The role of internal models in motion planning and control：Evidence from grip force adjustments during movements of hand-held loads. *J Neurosci* **17**：1519-1528, 1997

39) Flanagan JR, Beltzner MA：Independence of perceptual and sensorimotor predictions in the size-weight illusion. *Nat Neurosci* **3**：737-741, 2000

40) Morioka S, Matsuo A, Yagi F：The influence of size perception and internal modeling on the control process while lifting. *J Physiol Anthropol* **25**：163-169, 2006

41) 星　文彦：フレンケル体操の再考. 理学療法 **18**：694-699, 2001

42) Day BL, Thompson PD, Harding AE, et al：Influence of vision on upper limb reaching movements in patients with cerebellar ataxia. *Brain* **121**：357-372, 1998

43) Schenk T, Mai N：Time constraints improve reaching movements in an ataxic patient. *Exp Brain Res* **128**：214-218, 1999

44) Martin TA, Keating JG, Goodkin HP, et al：Throwing while looking through prisms. I. Focal olivocerebellar lesions impair adaptation. *Brain* **119**：1183-1198, 1996

45) Gerloff C, Knappe UJ, Hettmannsperger U, et al：Intrastriatal cerebellar grafts：differentiation of cerebellar anlage and sprouting of Purkinje cell axons. *Brain Res Dev Brain Res* **74**：30-40, 1993

46) Gerloff C, Altenmuller E, Dichgans J：Disintegration and reorganization of cortical motor processing in two patients with cerebellar stroke. *Electroencephalogr Clin Neurophysiol* **98**：59-68, 1996

47) Thach WT, Bastian AJ：Role of the cerebellum in the control and adaptation of gait in health and disease. *Prog Brain Res* **143**：353-366, 2004

48) Konczak J, Schoch B, Dimitrova A, et al：Functional recovery of children and adolescents after cerebellar tumour resection. *Brain* **128**：1428-1441, 2005

49) Maeshima S, Osawa A：Stroke rehabilitation in a patient with cerebellar cognitive affective syndrome. *Brain Inj* **21**：877-883, 2007

50) Schweizer TA, Levine B, Rewilak D, et al：Rehabilitation of executive functioning after focal damage to the cerebellum. *Neurorehabil Neural Repair* **22**：72-22, 2008

6 失行症の脳科学と臨床

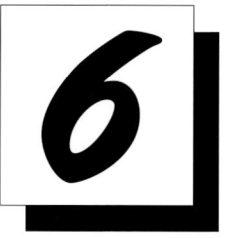

信迫悟志*

◆ Key Questions ◆
1. 失行症における異種感覚統合障害とは
2. 失行症の模倣および道具使用時の行為のシミュレーション障害とは
3. 脳イメージング研究成果に基づいた失行症の臨床とは

I. 失行症の責任病巣

Liepmann[1]は, 失行とは「運動可能であるにもかかわらず合目的的な運動が不可能な状態」と定義し, 3つに分類した. すなわち肢節運動失行, 観念運動失行, 観念失行である. これら失行症状は, どのような脳領域の損傷が原因で多く生じているのであろうか.

Haalandら[2]は, 有意味動作の視覚的模倣障害患者17名の80%に頭頂間溝周辺の上頭頂小葉や下頭頂小葉の損傷を指摘している. Binkofskiら[3]は5名の有意味動作の視覚的模倣障害例で, 頭頂間溝前壁部周辺に損傷が認められたと報告している. Geschwind[4]は, 失行はウェルニッケ領域や前頭前野病変でも起こりうるとした. さらに, De Renziら[5]は有意味動作の視覚的模倣障害は, 左半球後方の側頭頭頂葉領域から左運動前野にかけての広範な領域で起こるとした. Buxbaumら[6]は, 物品使用やパントマイムで障害を認めた9名全員に39野および40野を含む左頭頂連合野の損傷を報告している. Poeckら[7]も同様に左頭頂葉に損傷を認めている. このように多くの報告が左頭頂連合野およ

びそれと結合の強い左運動前野が失行症の責任病巣であると伝えている.

しかしながら, 失行は古典的な分類以外に近年ではさまざまな分類が用いられており, さらに研究者によって失行の定義が微妙に異なっている. すなわち, 失行研究は混乱した状態であるといわざるをえない. そこで, 本稿ではその損傷により失行症状が多く観察される左半球の頭頂連合野と運動前野が健常な脳機能として, どのような役割を担っているのかについて近年の脳イメージング研究をレビューし, それを基にした現時点での病態仮説および治療仮説について論じていきたい.

II. 頭頂連合野の機能

1. 異種感覚情報変換・統合

ヒトの縁上回〔ブロードマン (BA : Brodmann area) の40野〕に相当するサルの下頭頂小葉前外側部 (7b野, PF野) には, 視覚と体性感覚情報の両方に応答するニューロンが数多く分布している. また, サルの7a (PG) 野では視覚情報と前庭 (平衡) 感覚情報の両方に応答するニューロンもみつかっている. このようなニューロンを異種感覚モダリティ情報統合

---

* Satoshi NOBUSAKO/東大阪山路病院リハビリテーション科

ニューロンと呼び，頭頂連合野に多く存在している[8~11]．Kawashimaら[12]は異種感覚情報変換課題において，視覚から体性感覚へ，体性感覚から視覚へのどちらの情報変換においても下頭頂小葉が活性化することを陽電子放射断層撮影（PET：positron emission tomogaphy）を使用して見出し，下頭頂小葉がヒトの視覚と体性感覚との情報変換・統合を担うことを明らかにした．

また，言語機能は左半球が右半球よりも優位であることは古くから知られており，左半球角回（39野）が，視覚領域，ウェルニッケ領域，体性感覚領域からの情報を変換・統合する役割を担うと考えられている[13,14]．すなわちヒトの下頭頂葉（BA39, 40野）では，視覚，体性感覚，言語聴覚情報の変換・統合が行われていると推定される．

現在では，このようなボトムアップされた情報の変換・統合が頭頂連合野で行われるだけでなく，それを基に運動情報への変換を行ったり，また生成された遠心性の運動情報と得られた視覚・体性感覚のフィードバック情報との比較・照合も行われていることが，数々の視覚性随意運動制御研究で明らかにされている．

Ⅲ．頭頂連合野と運動前野の機能

1．視覚性随意運動制御機構

1）到達運動制御系

視覚対象に対する正確な到達運動の達成には，視覚情報から得られる対象の位置情報を，行為の遂行に関する運動プランに変換する過程[15~17]，ついでそのプランに基づく運動を企画，準備し，運動の実現に導く過程[18~21]，そしてプランに基づく行為が実現されているか否かをモニターし，必要に応じて運動の修正を図る過程[22,23]がそれぞれ必要となる．これら到達運動に不可欠な情報処理過程を頭頂連合野と背側運動前野のネットワークが担っていることがサルを用いた研究で明らかになっている[15~23]．

Kawashimaら[12]の研究により，ヒトの頭頂間溝後部が視覚情報処理に関与し，頭頂間溝前部が視覚情報と運動情報の協応に関与することが明らかにされており，ヒトにおける到達運動制御機構は，サルにおける神経生理学研究結果と一致している．

2）操作運動制御系

操作運動関連ニューロンがサルの頭頂間溝前外側領域（AIP）と腹側運動前野（PMv）からみつかっている．AIPでは，運動優位型，視覚運動型，視覚優位型の3型のニューロンがみつかっており，CIPからの3次元的視覚情報に基づき，それを対象の操作に必要な運動情報に変換する役割を担うと考えられる[24~27]．PMvにもAIPと非常によく似た操作運動関連ニューロンが存在しており，AIPからの情報に基づき，その場面に必要な手の運動パターンをレパートリーの中から選択し，その遂行に関する情報を一次運動野に提供すると考えられている[28~31]．さらにPMvで決定された運動指令が一次運動野へ出力されると同時に，その情報の遠心性コピーがAIPにフィードバックされ，運動指令に適切な修正が加えられることで操作運動が円滑に遂行される（図1）[32]．すなわちCIP→AIP→PMvへの投射経路は，視覚情報を効果的な把握・操作運動指令に変換する機能をもつ．CIPやAIPは，ヒトの頭頂間溝前外側部にあたり，視覚情報を手がかりとする操作運動も，頭頂連合野と腹側運動前野を主とする神経回路網により達成されている．

3）ボディイメージ

村田[33,34]は，さらにこの操作運動制御研究を発展させて，頭頂葉がボディイメージの形成に関与することを明らかにしている．彼は，ヒトの下頭頂小葉にあたるサルのPF野の操作運動における視覚フィードバックに関与する神経細胞を調べ，PF野に自分の手の運動の動画にも他者の手の運動の動画にも反応するという後述

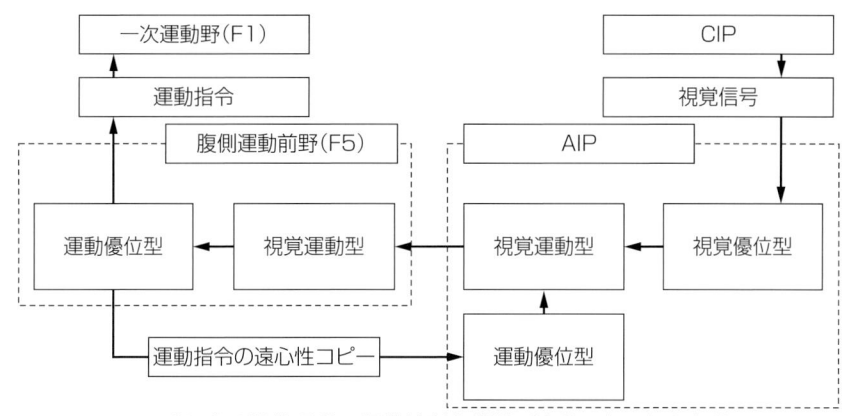

図1 手による操作運動の視覚性制御機構（文献32)より改変引用)

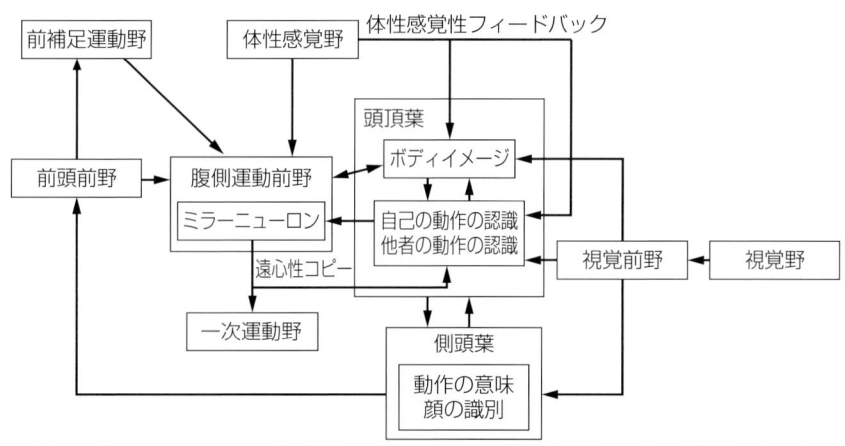

図2 ミラーニューロンとボディイメージとの関係を示すモデル（文献33)より引用)

するミラーニューロン（MN：mirror neuron）の性質をもった細胞があることを確認すると同時に，視覚フィードバックに遅延をかける条件では，手の視覚像に対する反応が抑制されるケースがあったことを報告している．つまり，PF野には視覚フィードバックと遠心性コピーないしは体性感覚フィードバックが一致することで賦活する神経細胞があり，それにより手が自分の手か他人の手かを区別して認識すると考えられている．よって，頭頂連合野は単に上肢の視覚性運動制御に重要なだけでなく，同じ神経機構を利用してボディイメージの形成にも関与していると考えられ，それは視覚情報と体性感覚情報，運動情報との情報変換・統合により成立している（**図2**)[33]．

なお，サルでもヒトでも手の運動における視覚情報から運動情報への変換には左半球が右半球に比べて優位に機能することが示唆されている[35〜37]．

このように到達運動，操作運動のいずれにおいても，頭頂連合野と背側・腹側運動前野の神経ネットワークにより担われており，視覚情報と体性感覚情報，そして予測的な運動情報（遠心性コピー）との統合に基づいてボディイメージを形成して，そこから適切な運動情報（運動イメージ）を生成して，外部世界との適切な相

2. キャノニカルニューロンシステム（物体操作）

　視覚性随意運動制御は，主に左頭頂葉-左運動前野の神経ネットワークにより成立すると述べたが，運動前野には単に対象を把握する，保持するなどの行為に選択的な応答を示すだけでなく，AIPのニューロンと同様に把握可能な3次元対象を視覚的に提示しただけで活動するニューロンが存在し[29]，これをcanonical neuron（CN）と呼び，その存在が指摘される頭頂連合野と運動前野の神経ネットワークをキャノニカルニューロンシステム（CNS：canonical neuron system）と呼ぶ[38,39]．このCNはヒトにおいても存在している．Graftonら[40]は，右利き健常者に日ごろ使い慣れている道具を視覚的に提示した場合とその道具の名称および使用法を内的言語化させた場合における脳活動をPETを用いて解析している．結果，道具の視覚的提示では左半球の背側運動前野が，道具の名称の内的言語化ではブローカ野が，そして道具の使用法の内的言語化ではブローカ野，左半球の背側・腹側運動前野，補足運動野に賦活が認められた．したがって，左半球運動前野は道具の視覚的提示のみで，実際に使用しない状況でも同様の運動情報を処理することが示唆される．また，道具の使用法を内的に言語化した場合，背側・腹側運動前野に賦活が認められることから，これらの領域は対象のもつ意味の理解にも関連していると考えられる．この知見は観念失行患者の行為の異常を部分的に説明するものと考えられ，同時にその回復に向けた訓練にヒントを与えるものと考えられる．

3. 行為シミュレーション（運動イメージ）

　運動イメージ時には，実際に動作を行った場合と同様の脳領域が活動することが知られているが，運動イメージとは運動実行のリハーサル（準備，計画）であり，「実際に体を動かすことなく，心の中でその行為を遂行することができる能力」とされている．

　Imazuら[41]は道具使用のパントマイムやイメージ化の際の脳活動を機能的核磁気共鳴画像（fMRI：functional magnetic resonance imaging）で測定している．その結果，パントマイムやイメージ化では左下頭頂小葉と背側運動前野の活動がみられたとしている．Naitoら[42]は運動錯覚を利用した研究で，手と物体の相互作用とその運動イメージには，左半球の44野と下頭頂葉が重要であることを証明している．例えば，閉眼で手を受動的にボールの側面に置いて手首伸展筋の腱を振動刺激すると，手首が屈曲する運動錯覚に合わせて，ボールも手と一緒に動いている錯覚を経験する．Naitoらはこの時の脳活動をfMRIによって検索し，左半球44野と下頭頂葉が特有に賦活し，特に左下頭頂葉は手の左右にかかわらず共通に賦活することを見出している．さらに手と物体の相互作用の運動イメージ想起時にも，同様に左半球の44野と下頭頂葉が賦活することを明らかにしている．このことから，左半球の44野と下頭頂葉が，ボトムアップで手と物体の相互作用を認識するだけでなく，トップダウンで手と物体の相互作用をシミュレートする場合にも同様の情報処理を行うといえる．

　失行症と運動イメージの関係を調べた研究から，失行症状を呈する患者には，行為のシミュレーションとなる運動イメージの想起が困難であることが明らかになっている．Siriguら[43,44]は観念運動失行患者には運動実行と運動イメージの解離があることを指摘し，自己生産運動の知覚／表象ができないことを明らかにしている．Ochipaら[45]は，観念運動失行患者が道具使用の模倣の障害とともに，動作時の手の関節運動や空間的な位置のイメージを問う質問に解答できなかったことを報告している．Tomasinoら[46]は失行症患者が身体部位とは関係のない二次元

や三次元の物体の傾きについては解答できたが，提示された手が右手か左手かの判断に正解することが困難であったことを報告し，それは運動イメージを用いることが困難になったためとしている．さらにBuxbaumら[47]は，観念運動失行患者では物品使用におけるフィードバックに依存した行為は比較的保たれているが，フィードフォワード要素の高い内部モデルには障害があることを指摘し，これらの患者では物品使用の運動イメージおよび運動計画がきわめて困難であることを明らかにしている．

いずれにせよ手と物体の相互作用における運動イメージは，頭頂連合野と腹側・背側運動前野の神経ネットワークによる視覚情報と体性感覚情報，そして予測的な運動情報（遠心性コピー）との変換・統合に基づいて生成されるという点が重要である．

4．ミラーニューロンシステム（模倣）

腹側運動前野，ブローカ野（サルF5野）[48～50]と形態的に強い結合をもつ下頭頂小葉（サルPF野）[51]や上側頭溝（STS野）[52,53]においてMNの存在が同定されており，この3領域の相互結合によって構成される観察と実行システムをミラーニューロンシステム（MNS：mirror-neuron system）と呼ぶ[54]．MNは，他の個体や実験者の口や手，足の動作を観察している時にも活動し[55]，同時に観察した運動と同じ運動を観察者自身が実行した時にも活動するという特徴をもち，模倣においても活動することが知られている．すなわちMNSは，他者の運動の視覚表象と自己の運動表象とが同じ神経回路によって表現されているもので，模倣は他者の脳内で表現されている運動指令を自己の脳内で再現することであり，模倣にはたいへん都合のよい脳内システムであるといえる．

厳密にはSTS野は視覚反応のみ[56]で，運動の実行に関連する活動はみられないことから，STS野で視覚分析された情報がPF野へ送られ，そこで運動情報への変換が行われる．さらに，運動性言語野を含む運動前野領域で運動の計画・準備が整えられ，実際の模倣が実行されると考えられる．そして，運動前野は運動の実行指令とともに遠心性コピーをPF野へ送り，視覚情報や体性感覚情報などのフィードバック情報との比較・照合を行い，模倣行為の監視・修正なども営むと考えられる．このMNSが興味深い点は，自己の運動を産生する神経ネットワークが，他者の運動の理解をも担っているということである．

5．言語の脳内機構

言語の脳内機構としては，Brocaら[57]によって報告された運動性言語野（44野，45野）と，Wernickeら[58]によって報告された感覚性言語野（22野）が有名である．しかし近年の脳イメージング研究の進歩により，これら言語野の詳細な機能，さらには他の脳領域の言語処理への関与が報告されている．Hickokら[59]は聴覚的音韻処理にBA22野が関わることを明らかにしている．一方，Price[60]は語彙的意味処理にはBA39, 40野（サルのPF野に相当）が関与していることを示した．このように単語レベルの言語処理は，側頭葉から頭頂葉にかけての領域が関係している．さらにSakaiら[61～63]はfMRIを使用した実験から，文法判断において選択的に左下前頭回から左外側運動前野が関わっているとし，この領域を文法中枢としている．また文章の理解に選択的に関わる領域として，BA45, 47野を特定している．すなわち単語レベルの言語処理とは異なり，文法や文章の理解などの文レベルの言語処理には左下前頭回から左外側運動前野が関与していることを明らかにしている．

これら言語の脳内機構に関する知見で興味深いのは，CNSやMNSと同様に，従来から言語や行為の産生に関わると考えられていた領域が，産生のみならず理解（解読）にも関わって

いるということである．このように現在の神経科学では，解読と産生の解離の問題はすでに克服されたといえる．

そしてさらに重要なのは，言語の脳内機構を担っている BA39, 40 野から左下前頭回・外側運動前野に至るネットワークは，上肢の到達・操作運動や道具使用を担う CNS や模倣を担う MNS と解剖学的に共通した領域であることである．

これまで失行症の責任病巣とされる脳領域が，どのような機能的役割を担っているのかについて脳イメージング研究が明らかにしてきた知見をレビューしてきた．すなわち，失行症の責任病巣とされる頭頂葉と前頭葉の神経ネットワークは，異種感覚情報変換の脳内機構，道具操作に必要な視覚性随意運動制御を担う脳内機構，行為シミュレーションを示す運動イメージの脳内機構，模倣の脳内機構，言語の脳内機構という複数の機能的役割を担っていることがわかった．よって，同じ神経ネットワークによって，複数の機能が果たされているということから，リハビリテーション専門家は失行症状を従来からの分類に基づいた観察だけではなく，これら脳領域が果たす機能を考慮した観察を行う必要があると思われる．次に，失行症に特異的な運動の異常である解離と錯行為に焦点を絞り，その病態仮説と検証作業となる訓練について述べる．

IV. 失行症に特異的な運動の異常と病態仮説

1. 解離

Freund[64] は，頭頂葉後部に損傷を負った複数の患者に，手でボールの特性を知覚探索させる実験を行っている．これらの患者には，感覚機能や筋収縮に問題は認められなかったが，健常者と比較すると，閉眼での触覚探索の運動パターンに明らかな異常が認められた．しかし同じ運動を開眼して模倣して行う場合には異常は認められなかったことを報告している．このように感覚機能の異常はなく，視覚誘導性の運動では問題が認められないが，手の触覚を用いて物体の特性を知覚することができない症状を「触覚失行」と呼ぶ．この触覚失行のように，状況が変わることで，運動が正確に行われたり行われなかったりするという特徴を「解離」と呼ぶ．Liepmann[1] は，観念運動失行を「物品を使用しない単純な運動や，一つの物品を対象とする運動が言語命令，模倣，物品使用のいずれでも障害されるが，自然的状況下では障害が認められず，自動運動があるが意図的な運動ができない状態」と定義したが，言語命令から運動を産生する場合には，言語聴覚情報から運動情報への解読・産生という変換過程が必要となり，模倣においては視覚情報から運動情報への変換という別の情報変換過程が必要になってくる．このように解離症状では，あるタイプの情報（視覚情報，体性感覚情報，言語聴覚情報）を活用して運動を実行することができないが，他の情報を介してなら正しく運動を遂行することができる．

失行症の責任病巣として最も多くあげられている上・下頭頂小葉および頭頂間溝周辺の頭頂連合野には，異種感覚モダリティ情報統合ニューロンというものが数多く存在することは先に述べた．われわれは，「四角」という言語聴覚情報から，□（四角形）の視覚情報を認識することが可能であるし，関節での運動覚情報に変換して空中に□（四角形）を描くこともできれば，その逆も可能である．このようなことが可能なのも，視覚情報と体性感覚情報，言語聴覚情報，そして運動情報（遠心性コピー）といった異種感覚情報が集められ統合される頭頂連合野の機能による（**図 3**）[67]．解離が示す現象は，まさにこの頭頂連合野の担う異種感覚情報変換・統合の機能不全といえる．

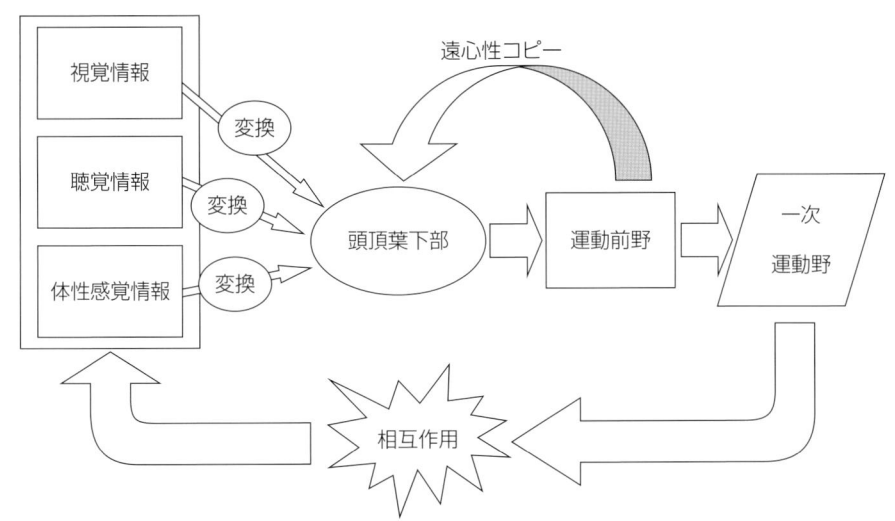

図3 頭頂連合野の機能としての情報分析（文献67）より改変引用）
下頭頂葉では視覚情報，体性感覚情報，言語聴覚情報，そして予測的運動情報といった情報の変換・統合が行われる

2．錯行為

Poizner ら[65,66]は，観念運動失行と判断された患者の運動学的な機能障害を明らかにするために，三次元動作解析装置を用いて分析している．例えば，パンのかたまりをナイフで切る動作において，観念運動失行患者では手関節を伸展して動作を行うという関節運動の異常が認められ，そのジェスチャーの分析では肩，肘，手関節のおのおのの動きが過剰で協調性がなかったとしている．またカギを鍵穴の中で回転させる場合，健常者では前腕の回内外で動作が遂行されるのに対し，観念運動失行患者では肩や肘関節での動作遂行が主であったとしている．このような結果から Poizner らは失行患者には空間における方向づけのエラー，手指関節の制御エラー，時系列的なエラー，時間的・空間的なエラーという複数の運動学的な異常があることを明らかにした．このような運動に関わる諸要素間の空間的・時間的関係の異常のことを「錯行為」と呼ぶ．

Perfetti[67]は失行症患者が注意を身体部位や外部世界のどこに，どの感覚情報に対し向けるのかわからないという注意の問題を抱えていることを詳細な観察から明らかにしている．また注意の問題だけでなく，運動の空間的・時間的側面の認識にも異常が認められることも明らかにしている．すなわち，運動を遂行するためにどの関節を使ったらよいか，どの順番で動かされたかの認識に異常が認められる．さらに，空間のどの平面上に対象があるのか認識できないことが多いとしている．Perfetti[67]は，失行症の患者に伴っていることの多い失語症状がない場合でも，自分の身体の運動感覚や空間に関する言語の理解・産生に問題が認められることを報告している．同時に失行症患者の中には，言語が内言化され，行為を遂行する際の自分自身への指示として言語が用いられるようになることで，行為の改善がみられるケースがあることを報告している．Perfetti が明らかにした失行症患者の注意や認識，言語の異常は，Poizner らが明らかにした失行症患者の運動学的な異常と深い関係があると考えられる．

V．失行症に対する訓練仮説

脳イメージング研究の成果から，失行症とい

う外から観察できる事象（解離や錯行為）が，患者の脳で生じている異種感覚情報変換・統合や行為シミュレーションといった認知的な情報処理が障害された結果として現れているという仮説が想定できるようになってきた．よって，その仮説の検証（失行症からの回復）には，訓練に異種感覚情報変換・統合や行為シミュレーションといった認知的な情報処理を再組織化するプログラムを組む必要があると考えられる．ここでは失行症患者に対して認知神経リハビリテーションで行われている訓練（仮説検証作業）について簡単に紹介する．

認知神経リハビリテーションでは，失行症に特異的な解離と錯行為という問題を克服していくための課題を，どのような認知的能力を獲得させようとしているのかに従い，3つに分類している．すなわち，患者に解読を求める課題（動作に関わる関節に対して注意を向ける能力），変換を求める課題（解読した情報をイメージなどの予測情報や他の情報と比較・照合する能力），産生を求める課題（複数の関節が協調的に組織化され動作が遂行できるように，関節間での適切な空間的・時間的関係をつくっていける能力）である．このことは，MNに代表されるように解読と産生が同じ神経ネットワークで担われているという点，そして失行症に麻痺を伴っている場合を考慮すると有意義な方法であるといえる．しかしながらこの分類は時系列的なものではなく，あくまでも患者にどのような認知的な情報処理能力に問題があり，それを回復させたいのかに従って実施していくことが重要である．具体的な訓練方略としては「視覚を使った訓練」と「体性感覚を使った訓練」の2つのカテゴリーを設けている[67,68]．

1．視覚を使った訓練

この訓練では，患者が複数の感覚情報（視覚，体性感覚，言語聴覚）間の変換を遂行する能力を獲得することが目的となる．

1）視覚（二次元）から視覚（二次元，三次元）への変換課題

二次元視覚情報から二次元視覚情報への変換課題では，患者は**図4**[68]のような複数の図像の中から照合すべき図像と同じものを選択することが求められる．さらに二次元視覚情報から三次元視覚情報への変換課題では，患者は**図4**のような複数の図像の中から一つを選択し，それと同じ図像となっているものを，セラピストが行うさまざまなポーズ（図像）の中から選択することが求められる．

2）視覚と体性感覚の変換課題（解読と産生）

解読の課題では，視覚情報を自己の体性感覚情報に変換したらどのような感じがするのかという予測情報（運動イメージ）と実際のフィードバック情報とを比較・照合する能力が求められる．具体的には，患者は**図4**のような複数の図像の中から一つを選び，それと同じものを，とらされたポーズ（図像）の中から選択する．産生の課題では，患者は視覚で認識した図像を，閉眼して模倣することが求められる．この時，患者は視覚情報を自己の運動情報に変換し，複数の関節間の空間的・時間的関係を的確に産生しなくてはならない．

3）視覚と言語の変換課題（解読と産生）

この解読の訓練では，患者は視覚的に解読したものを，セラピストが言語で表現したものと比較・照合しなければならない．具体的には，患者は**図4**のような図像の中から一つを選択し，それを説明する内容を，セラピストがさまざまな図像の特徴を口頭で説明するものの中から選択する．また産生の課題では，患者は自分の選択した図像の内容を口頭でセラピストに説明しなくてはならない．

筆者ら[69]は，視覚情報と言語聴覚情報の変換に関して同じ視覚情報の認識であっても，それを表現する言語聴覚情報が異なることで，患者の脳の賦活は異なってくることを機能的近赤外光イメージング装置（fNIRS：functional near-

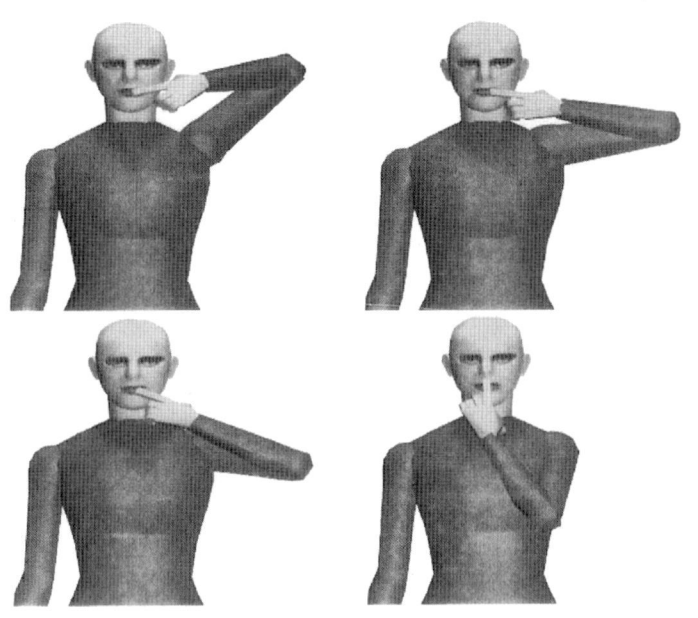

a. 視覚と運動覚の情報変換におけるバリエーション ①

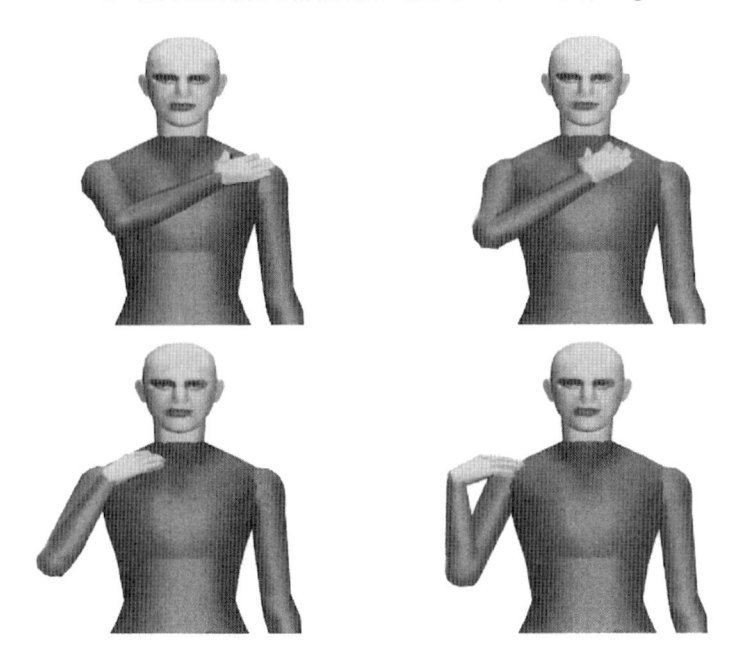

b. 視覚と運動覚の情報変換におけるバリエーション ②
図 4 視覚を使った訓練で使用する図像 (文献 68) より引用)
a の 4 つの図像，b の 4 つの図像のように，4 枚一組となっている．4 つの図像は，関節あるいは身体部位が他の関節あるいは身体部位に対して空間的な関係性が異なるように作成されており，それに対して患者が注意を向けられるように構成されている

a. 条件1　　　　　　　　　　　　b. 条件2

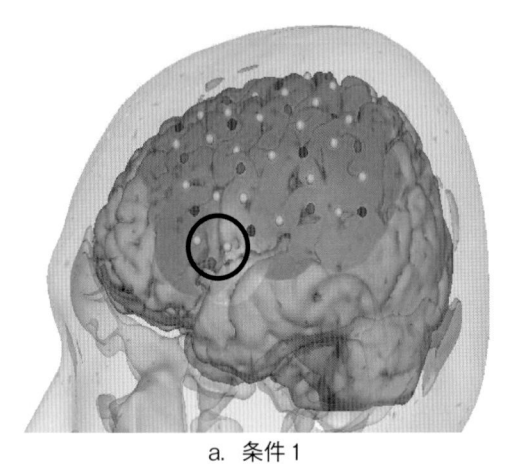

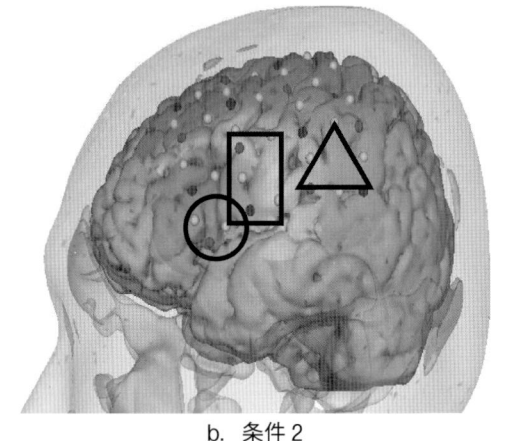

図5　被験者1例の各条件における脳マッピング画像
条件1では，言語解答に伴うブローカ野（○）の賦活のみが認められた．一方，条件2では同じ言語解答にもかかわらず，ブローカ野（○）に加え，運動前野（□）と下頭頂葉（△）の賦活を認めた

infrared spectroscopy）を使用した研究で明らかにした．

　具体的には，言語教示した内容に相当する図像を複数の図像の中から選択する課題を実施した．言語教示は2条件とし，条件1では図像に描かれている行為内容を説明する言語教示（例：外に出て，タバコに火をつけようとしている）をしてから，それに相当する図像を選択することとし，条件2では図像に描かれている身体の空間的位置関係を示す言語教示（例：肩よりも肘は低く，肘よりも手は高い）をしてから，それに相当する図像を選択することとした．結果，選択する図像や言語解答は同じであったにもかかわらず，条件1と比較して，条件2において，運動前野と下頭頂葉の有意な賦活が認められた（図5）．

　この結果に関して筆者は，行為内容を説明する言語教示では，言語聴覚情報から視覚情報への変換という視覚イメージでの記憶化が図られたが，身体部位の空間的位置関係の言語教示では，言語聴覚情報を自己の運動情報へ変換し（運動イメージの想起），その後に視覚情報へ変換するというプロセスが行われたことにより，運動を行っていないにもかかわらず異種感覚情報変換および行為シミュレーション領域である運動前野と下頭頂葉の賦活が認められたと考察している．このように視覚と言語の情報変換課題においてセラピストがどのような言語情報を与えるかは，それ自体が脳の情報処理過程に影響を及ぼすことから非常に重要であると考える．

2．体性感覚を使った訓練

　この訓練では，患者の注意は自己の複数の関節に向けられ，主に体性感覚が使用される．

1）関節の役割認識

　例として，セラピストが閉眼した患者の上肢を他動的に動かして，円状の軌跡をなぞる場合，セラピストはそれを肩関節運動で行ったり，手関節運動で行ったりして，どの関節運動でなぞっているのかを問う．また，事前にどの関節を動かすか情報を与えておき，運動イメージとして予測してもらい，実際のフィードバック情報との比較・照合を行う．頭頂葉と前頭葉の神経ネットワークの機能的再建には，単に異種感覚間の情報変換・統合を図るだけでなく，運動情報（運動イメージ）の生成とフィードバック情報との比較・照合を図ることも重要である．

2）運動平面の認識

　例として，セラピストが閉眼の患者の上肢を他動的に動かして，立方体に描かれた四角形を

なぞり，その運動が矢状面，前額面，水平面上のいずれで行われたのかを認識してもらう．ここでも運動イメージの想起と，実感覚との比較・照合を求めることが可能である．

　脳イメージング研究に基づいた訓練（仮説検証作業）の紹介を簡単に行ったが，いずれの課題においても患者の認知プロセスの変容に応じた適切な課題をもって検証しなければならないことは明記するまでもない．課題が難しすぎたり，やさしすぎたりすれば，どちらにせよ患者の行為を回復するための脳の認知的情報処理能力を再組織化するには至らない．セラピストは，失行症患者の注意や言語，認識といった認知過程を適切に援助しながら，異種感覚情報変換・統合や行為シミュレーション能力を再組織化するための訓練を提供し，仮説検証作業を展開しなければならない．そして訓練の結果として，仮説に正当性，妥当性があったかどうかを吟味していかなくてはならない．そうしてはじめて，脳イメージング研究とその応用科学としての理学療法との相互作用が可能になり，失行症などの脳損傷に起因する高次脳機能障害への治療的接近が可能になるものと考える．

文献

1) Liepmann H : Apraxie. *Erg Ges Med* **1** : 516-543, 1920
2) Haaland KY, Harrington DL, Knight RT : Neural representations of skilled movement. *Brain* **123** : 2306-2313, 2000
3) Binkofski F, Dohle C, Posse S, et al : Human anterior intraparietal area subserves prehension : a combined lesion and functional MRI activation study. *Neurology* **50** : 1253-1259, 1998
4) Geschwind N : The apraxias : neural mechanisms of disorders of learned movement. *Am Sci* **63** : 188-195, 1975
5) De Renzi E, Lucchelli F : Ideational apraxia. *Brain* **111** : 1173-1185, 1988
6) Buxbaum LJ, Sirigu A, Schwartz MF, et al : Cognitive representations of hand posture in ideomotor apraxia. *Neuropsychologia* **41** : 1091-1113, 2003
7) Poeck K, Hartje W : Klinische Neuropsychologie. Georg Thieme Verlag, 1984
8) Leinonen L, Hyvärinen J, Nyman G, et al : I. Functional properties of neurons in lateral part of associative area 7 in awake monkeys. *Exp Brain Res* **34** : 299-320, 1979
9) Leinonen L, Nyman G : II. Functional properties of cells in anterolateral part of area 7 associative face area of awake monkeys. *Exp Brain Res* **34** : 321-333, 1979
10) Kawano K, Sasaki M, Yamashita M : Response properties of neurons in posterior parietal cortex of monkey during visual-vestibular stimulation. I. Visual tracking neurons. *J Neurophysiol* **51** : 340-351, 1984
11) Sakata H, Shibutani H, Ito Y, et al : Functional properties of rotation-sensitive neurons in the posterior parietal association cortex of the monkey. *Exp Brain Res* **101** : 183-202, 1994
12) Kawashima R, Watanabe J, Kato T, et al : Direction of cross-modal information transfer affects human brain activation : a PET study. *Eur J Neurosci* **16** : 137-144, 2002
13) Geschwind N : Disconnexion syndromes in animals and man. I. *Brain* **88** : 237-294, 1965
14) Geschwind N : Disconnexion syndromes in animals and man. II. *Brain* **88** : 585-644, 1965
15) Snyder LH, Batista AP, Andersen RA : Coding of intention in the posterior parietal cortex. *Nature* **386** : 167-170, 1997
16) Galletti C, Fattori P, Kutz DF, et al : Arm movement-related neurons in the visual area V6A of the macaque superior parietal lobule. *Eur J Neurosci* **9** : 410-413, 1997
17) Ferraina S, Garasto MR, Battaglia-Mayer A, et al : Visual control of hand-reaching movement : activity in parietal area 7m. *Eur J Neurosci* **9** : 1090-1095, 1997
18) Kurata K, Wise SP : Premotor cortex of rhesus monkeys : set-related activity during two conditional motor tasks. *Exp Brain Res* **69** : 327-343, 1988
19) Wise SP : The primate premotor cortex : past, present, and preparatory. *Annu Rev Neurosci* **8** : 1-19, 1985
20) Boussaoud D : Primate premotor cortex : modulation of preparatory neuronal activity by gaze angle. *J Neurophysiol* **73** : 886-890, 1995
21) Tanné J, Boussaoud D, Boyer-Zeller N, et al : Direct visual pathways for reaching movements in the macaque monkey. *Neuroreport*

7 : 267-272, 1995
22) Mountcastle VB, Lynch JC, Georgopoulos A, et al : Posterior parietal association cortex of the monkey : command functions for operations within extrapersonal space. *J Neurophysiol* 38 : 871-908, 1975
23) MacKay WA : Properties of reach-related neuronal activity in cortical area 7 A. *J Neurophysiol* 67 : 1335-1345, 1992
24) Jeannerod M, Arbib MA, Rizzolatti G : Grasping objects : the cortical mechanisms of visuomotor transformation. *Trends Neurosci* 18 : 314-320, 1995
25) Sakata H, Taira M, Murata A, et al : Neural mechanisms of visual guidance of hand action in the parietal cortex of the monkey. *Cereb Cortex* 5 : 429-438, 1995
26) 泰羅雅登：手の運動の視覚性制御．神経研究の進歩 42 : 86-97, 1998
27) Taira M, Mine S, Georgopoulos AP, et al : Parietal cortex neurons of the monkey related to the visual guidance of hand movement. *Exp Brain Res* 83 : 29-36, 1990
28) Murata A, Gallese V, Kaseda M, et al : Parietal neurons related to memory-guided hand manipulation. *J Neurophysiol* 75 : 2180-2186, 1996
29) Murata A, Fadiga L, Fogassi L, et al : Object representation in the ventral premotor cortex (area F5) of the monkey. *J Neurophysiol* 78 : 2226-2230, 1997
30) 村田 哲：腹側運動前野と手の運動の空間的制御．神経研究の進歩 42 : 49-58, 1998
31) Murata A, Gallese V, Luppino G, et al : Selectivity for the shape, size, and orientation of objects for grasping in neurons of monkey parietal area AIP. *J Neurophysiol* 83 : 2580-2601, 2000
32) 八木文雄：神経心理学―認知・行為の神経機構とその障害．放送大学教育振興会，2006, pp153-182
33) 村田 哲：ミラーニューロンとボディイメージ．茂木健一郎（編）：脳の謎に挑む―ブレイクスルーへの胎動．サイエンス社，2003, pp26-34
34) 村田 哲：手操作運動のための物体と手の脳内表現．*VISION* 16 : 141-147, 2004
35) Kimura D, Archibald Y : Motor functions of the left hemisphere. *Brain* 97 : 337-350, 1974
36) Perenin MT, Vighetto A : Optic ataxia : a specific disruption in visuomotor mechanisms. I . Different aspects of the deficit in reaching for objects. *Brain* 111 : 643-674, 1988
37) Faillenot I, Toni I, Decety J, et al : Visual pathways for object-oriented action and object recognition : functional anatomy with PET. *Cereb Cortex* 7 : 77-85, 1997
38) Rizzolatti G, Luppino G : The cortical motor system. *Neuron* 31 : 889-901, 2001
39) Fogassi L, Gallese V, Buccino G, et al : Cortical mechanism for the visual guidance of hand grasping movements in the monkey : A reversible inactivation study. *Brain* 124 : 571-586, 2001
40) Grafton ST, Fadiga L, Arbib MA, et al : Premotor cortex activation during observation and naming of familiar tools. *Neuroimage* 6 : 231-236, 1997
41) Imazu S, Sugio T, Tanaka S, et al : Differences between actual and imagined usage of chopsticks : an fMRI study. *Cortex* 41 : 301-307, 2007
42) Naito E, Ehrsson HH : Somatic sensation of hand-object interactive movement is associated with activity in the left inferior parietal cortex. *J Neurosci* 26 : 3783-3790, 2006
43) Sirigu A, Duhamel JR, Cohen L, et al : The mental representation of hand movements after parietal cortex damage. *Science* 273 : 1564-1568, 1996
44) Sirigu A, Daprati E, Pradat-Diehl P, et al : Perception of self-generated movement following left parietal lesion. *Brain* 122 : 1867-1874, 1999
45) Ochipa C, Rapcsak SZ, Maher LM, et al : Selective deficit of praxis imagery in ideomotor apraxia. *Neurology* 49 : 474-480, 1997
46) Tomasino B, Rumiati RI, Umiltà CA : Selective deficit of motor imagery as tapped by a left-right decision of visually presented hands. *Brain Cogn* 53 : 376-380, 2003
47) Buxbaum LJ, Johnson-Frey SH, Bartlett-Williams M : Deficient internal models for planning hand-object interactions in apraxia. *Neuropsychologia* 43 : 917-929, 2005
48) di Pellegrino G, Fadiga L, Fogassi L, et al : Understanding motor events : a neurophysiological study. *Exp Brain Res* 91 : 176-180, 1992
49) Rizzolatti G, Fadiga L, Gallese V, et al : Premotor cortex and the recognition of motor actions. *Brain Res Cogn Brain Res* 3 : 131-141, 1996
50) Gallese V, Fadiga L, Fogassi L, et al : Action recognition in the premotor cortex. *Brain* 119 : 593-609, 1996
51) Rizzolatti G, Fogassi L, Gallese V : Neurophysiological mechanisms underlying the understanding and imitation of action. *Nat Rev Neurosci* 2 : 661-670, 2001

52) Perrett DI, Smith PA, Mistlin AJ, et al : Visual analysis of body movements by neurones in the temporal cortex of the macaque monkey : a preliminary report. *Behav Brain Res* **16** : 153-170, 1985
53) Perrett DI, Harries MH, Bevan R, et al : Frameworks of analysis for the neural representation of animate objects and actions. *J Exp Biol* **146** : 87-113, 1989
54) Rizzolatti G, Craighero L : The mirror-neuron system. *Annu Rev Neurosci.* **27** : 169-192, 2004
55) Buccino G, Binkofski F, Fink GR, et al : Action observation activates premotor and parietal areas in a somatotopic manner : an fMRI study. *Eur J Neurosci* **13** : 400-404, 2001
56) Jellema T, Baker CI, Wicker B, et al : Neural representation for the perception of the intentionality of actions. *Brain Cogn* **44** : 280-302, 2000
57) Castaigne P, Lhermitte F, Signoret JL, et al : Description et étude scannographique du cerveau de Leborgne. *Rev Neurol* (*Paris*) **136** : 563-583, 1980
58) Galaburda AM, Sanides F, Geschwind N : Human brain. Cytoarchitectonic left-right asymmetries in the temporal speech region. *Arch Neurol* **35** : 812-817, 1978
59) Hickok G, Poeppel D : Towards a functional neuroanatomy of speech perception. *Trends Cogn Sci* **4** : 131-138, 2000
60) Price CJ : The anatomy of language : contributions from functional neuroimaging. *J Anat* **197** : 335-359, 2000
61) Homae F, Hashimoto R, Nakajima K, et al : From perception to sentence comprehension : the convergence of auditory and visual information of language in the left inferior frontal cortex. *Neuroimage* **16** : 883-900, 2002
62) Homae F, Yahata N, Sakai KL : Selective enhancement of functional connectivity in the left prefrontal cortex during sentence processing. *Neuroimage* **20** : 578-586, 2003
63) Sakai KL : Language acquisition and brain development. *Science* **310** : 815-819, 2005
64) Freund HJ : Abnormalities of motor behavior after cortical lesion in humans. Williams and Wilkins, Baltimore, 1987
65) Poizner H, Mack L, Verfaellie M, et al : Three-dimensional computergraphic analysis of apraxia. Neural representations of learned movement. *Brain* **113** : 85-101, 1990
66) Poizner H, Clark MA, Merians AS, et al : Joint coordination deficits in limb apraxia. *Brain* **118** : 227-242, 1995
67) Perfetti C（著），小池美納，他（訳）：脳のリハビリテーション：認知運動療法の提言1 中枢神経疾患．協同医書出版社，2005，pp53-148
68) Pante F（著），小池美納（訳），宮本省三（編）：認知運動療法講義．協同医書出版社，2004，pp93-113
69) 信迫悟志，三鬼健太，生野達也，他：失行症における異種感覚統合および行為シミュレーションの障害仮説に関する検証作業．理学療法学 **35**：596，2008

7 半側空間無視の脳科学と臨床

富永孝紀*

◆ Key Questions ◆
1. 半側空間無視の神経心理学的解釈
2. 半側空間無視の脳内機構
3. 半側空間無視に対するニューロリハビリテーションの可能性

I. 半側空間無視の神経心理学的解釈

半側空間無視とは，大脳半球病巣と反対側にある刺激を報告すること，反応すること，方向を定位することが障害される症候である[1]．主に右大脳半球損傷によって生じる左半側空間無視の出現頻度が高く，急性期においては約4割の患者に認められ，軽症な例を除けば症状が長期化し，歩行や日常生活の重大な阻害因子になる[2]．半側空間無視のメカニズムは，空間性（方向性）注意の障害を基盤とする説が有力視されている．Mesulam[3]は，空間性注意について頭頂葉，前頭葉，帯状回と皮質下の視床，線条体，上丘などの神経ネットワークから構成され，右大脳半球は左右の空間に注意を方向づけられるが，左大脳半球は右側空間のみに注意を方向づける機能が主であると報告した．そのため，右大脳半球を損傷することで左側空間へ注意を方向づける機能が欠損し，知覚と運動が右側へ偏位することで左側を無視する（図1）．一方，左大脳半球損傷によって生じる右半側空間無視は，広範な損傷でない限り右大脳半球による右側空間への注意機能が働くため左半側空間無視

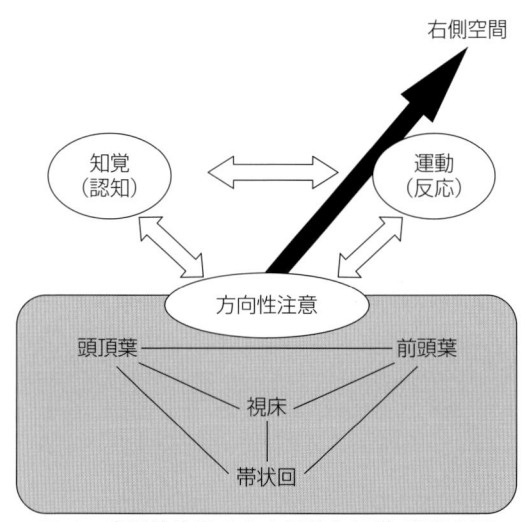

図1 空間性注意の右方偏位と知覚-運動相互作用（文献2）より一部改変引用）

に比較して回復も良好であることが知られている[4]．

またKinsbourne[5]は，空間性注意に関わる機能を両大脳半球間における情報処理の問題として捉えた．ヒトにおける左右大脳半球から対側へ向かう注意機能は，脳梁を介して相互に抑制し合い拮抗関係を保つ．そのため注意が片側のみに向くことはない．しかし，右大脳半球を損傷することで，左大脳半球における右方向へ注意を向けようとする傾向に抑制がきかなくな

---

* Takanori TOMINAGA/医療法人穂翔会村田病院リハビリテーション科

り，逆に右大脳半球における左方向への注意は損傷を受けていない左大脳半球からの抑制がかかる．その結果，右方向への注意機能が開放され右に偏ってしまうと考えた．

半側空間無視の責任病巣については，古くから諸家らにより議論され，右頭頂葉-側頭葉病変，特に下頭頂小葉が重要視されてきた．そのほかにも，前頭葉，後頭葉，基底核，視床，内包後脚病変，脳梁病変などでも生じるという報告があるが，白質の広範な損傷を伴わない限り慢性期まで残存することは少ない[6〜8]．

II．半側空間無視の脳内機構

1．視覚性注意に関わる神経基盤

半側空間無視を引き起こす要因の一つに視覚性注意があげられる．視覚性注意には，受動的な作用と能動的な作用の2種類がある[9]．例えば，本を読んでいる際に突然視界に何か物体が飛び込んでくると否応なしにその物体に視線が向かう．この外的な刺激によって注意が喚起される作用を受動的注意という．一方，本の内容を理解するために注意深く文章を読む際の意識的な作用を能動的注意という．

ニューロイメージング研究の知見から，受動的注意に関わる腹側経路（中・下前頭回-下頭頂小葉・上側頭回）と能動的注意に関わる背側経路（前頭眼野-上頭頂小葉・頭頂間溝）があり，それぞれ視覚野から高次の領域への「ボトムアップ」信号と前部前頭領域からの「トップダウン」信号によるものとして考えられている[10,11]．これらは，一次視覚野に入力された最初の刺激では活性化されず，その後の視覚対象の「何」を選択するのか（空間，属性，事象など），視覚認知のどのレベルに作用するのか，どのような神経ネットワークから立ち上がってくるのかというフィードバック過程の活動によって活性化され，制御的かつ相互的に作用する[12]．

2．ニューロイメージング研究における半側空間無視の脳内機構

Karnathら[13,14]は，急性期において半盲の認められない半側空間無視症例を調査し，多数の症例が右上側頭回領域の損傷であったことを報告した．Committeriら[15]は，52名の半側空間無視症例の解析から，外部空間の無視（extrapersonal neglect）では右前頭葉腹側〜側頭葉（腹側運動前野，中前頭回，上側頭回）領域の損傷が多いのに対し，身体領域の無視（personal neglect）では右下頭頂小葉領域（縁上回，中心後回）に損傷が集中しており，両者に共通してシルビウス裂近傍の損傷が認められた．

一方，Doricchiら[16]は慢性期における半盲の認められない半側空間無視症例21名の調査から，共通病巣として上縦束を含んだ領域で多数の損傷例を報告し，前頭-頭頂葉を結ぶ白質の損傷が重要であるとした．同様な見解が脳神経外科領域において報告がある．脳腫瘍の切除手術の際に，注意機能に関連する領域を温存することを目的に脳表に電気刺激を加え線分二等分課題を実施した．その結果，右下頭頂小葉および上側頭回の後方への刺激の際に線分二等分課題が右側へ偏位し，背外側前頭頭頂束経路への刺激が最も右側への偏位に影響したと結論づけた．この経路は，拡散テンソル画像（DTI：diffusion tensor imaging）によるマッピングから上縦束第II枝（角回および頭頂間溝から中・上前頭回を結ぶ線維；背外側経路）と一致した[17,18]．さらに，半側空間無視症例によるDTIを用いたメタアナリシスによると，皮質下の損傷部位は上縦束第II・III枝（縁上回から前頭弁蓋，中・上前頭回を結ぶ線維；腹背側経路）と重なっていたことを報告した[19]．

Posnerら[20]は，注意の解放の視点から半側空間無視を捉えた．空間性注意が移動する過程には，注意を払っている位置からの解放（頭頂葉上部），注意の移動（上丘），新たな事象への注意の捕捉・増幅（視床枕）の3つの段階がある[21]．

図 2　半側空間無視の脳内機構

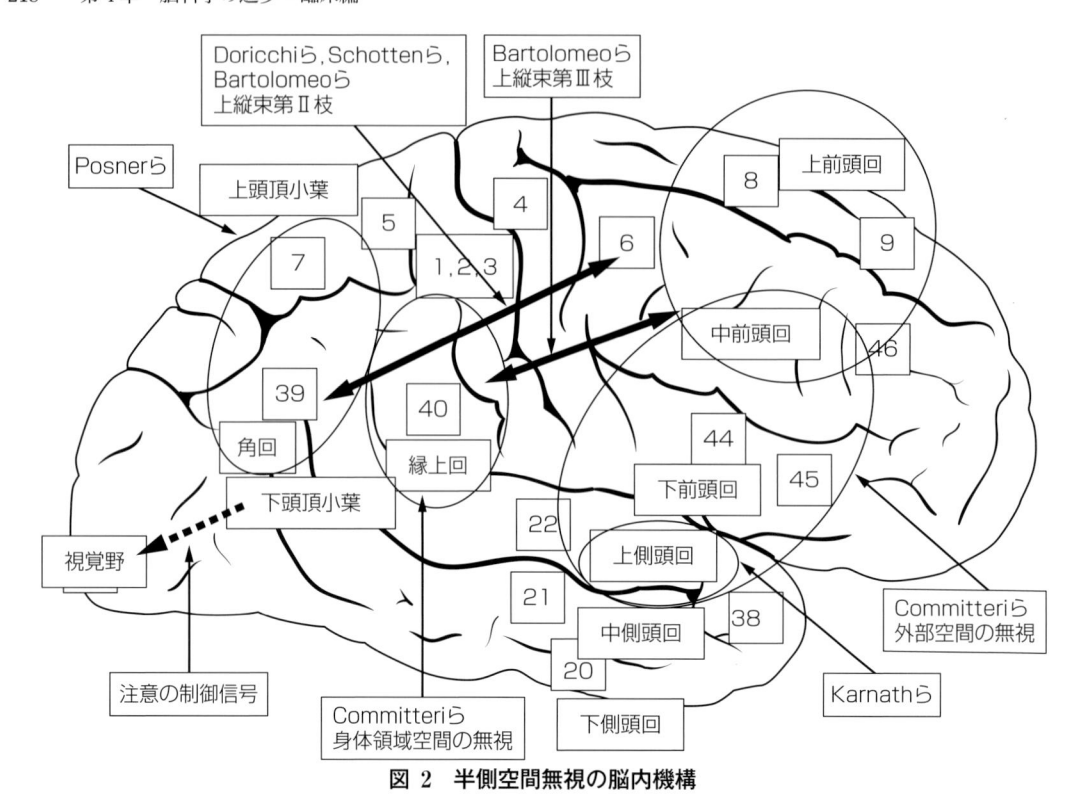

半側空間無視症例を対象に注意の焦点からの解放操作の欠陥の度合いと損傷領域の関係を調べたところ，頭頂葉上部の損傷で相関が高いことを示し，半側空間無視の要因を患者が脳損傷側と同じ側の視野にいったん注意を向けると，その注意を解放することができず対側の視野に容易に注意を移動できないためと解釈した．

これらの知見から，半側空間無視は右大脳半球における上側頭回から前頭葉腹側部への腹側経路，下頭頂小葉，前頭前部（背外側・腹背側）から頭頂葉連合野（下頭頂小葉；角回，縁上回）への連絡経路（上縦束）の損傷，頭頂葉上部の損傷によって引き起こされている可能性が考えられる（図2）．右上側頭回および右前頭葉腹側～側頭葉に関連した領域は，受動的注意に寄与する領域と重なりがある．また，上側頭回領域は視覚対象の特徴（局所）に注意を向ける作用がある．そのため，これらの領域の損傷では左側空間からの視覚情報に対し，どのように注意を作動させるかといったことに障害をきたし無視が起こる．

下頭頂小葉は，直接的に初期視覚野に連結し注意制御信号を送っている．また，腹側運動前野を含むネットワークと連結し三次元物体についての視覚情報を使って，身体表象と運動知覚情報を統合し行為のプログラミングが生成される領域として知られている[22]．そのため，この領域の損傷により行為における自己と空間との関係性において，どのように注意を作動させるかが障害され無視が起こる．すなわち，意識する空間の枠組みの違いによって半側空間無視を引き起こす神経基盤が異なる可能性があることが示唆される．

背外側前頭前野（前頭眼野を含む中・上前頭回）は，下頭頂小葉および視床枕を介して初期視覚野を制御している．その中でも角回は，視空間に対する注意と眼球運動機能に関与する．このことから上縦束は，背外側前頭前野に視空

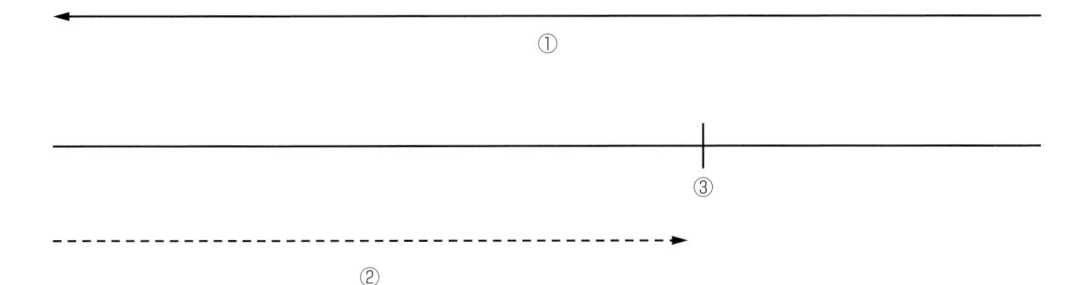

図 3 線分二等分課題における前頭-頭頂葉のネットワーク
① 線の右端から左端へと視線を動かし線の長さを確認
② 左端までいくと線の中央を検索するため右方向へ視線を戻す．この際，右方向への視線の移動は右側へ引き寄せられるように戻る
③ 線の真ん中と判断

自己モニタリングの欠如
空間のワーキングメモリの誤作動

間認知に関する情報を伝えると考えられる．また，背外側前頭前野は空間性のワーキングメモリに関与することが知られており，ここから下頭頂葉（角回，縁上回）の空間に対する注意の焦点情報と空間情報の選択や検索などの能動的な制御指令が送られ初期視覚野を制御していると考えられている[21]．通常は，これらの前頭-頭頂葉にある双方向性の連絡線維によって視空間に対する注意が制御されているが，損傷することでネットワークが遮断され無視が起こることが理解できる．線分二等分課題における前頭-頭頂葉の機能を**図3**に示す．この課題で右側へ偏位する要因は，いったん線の左端に移動した視線を右側へ戻す際に，知覚と運動が右側へ引き寄せられることをモニタリングできないこと，どれだけ戻ったかについて空間のワーキングメモリがうまく作動しないことが考えられる．

半側空間無視症例を観察すると，視覚や音刺激に対して受動的に作動したとしても右側空間に引き寄せられ，認識するに至らないか，認識できた範囲で全体を補完することがある．また，能動的に作動することで余計に右側へ引き寄せられることがあり効率的ではない．花模写課題を例にあげると，右側の花びらを描き左側を書き落としたとしてもその絵が「ひまわり」や「菊」と認識する．視覚によってどの部分を書いてどの部分を書いていないかモニタリングすることはできず，認識できる右空間で全体を補完していることが推測される．また，受動的，能動的に模写作業を通して左側へ注意を移動させにくくなり知覚運動が右側へ偏った結果として捉えられる（**図4**）．

3．言語分析から捉えた半側空間無視患者の世界

筆者は，半側空間無視症例を対象に，質的研究法を用いて「身体」「空間」「生活」における視点からインタビュー形式をとり，得られた言語から回復にいたるまでの意識変化を分析することを試みた[23]．その結果，主観的には半側空間無視が存在していない状態から徐々に認識できない空間があることに気づき始め，意識的に左側への注意を制御することで，患者自身の内的な思考と感覚，環境が照合し始めることが示唆された．例えば，曲がり角を車いすで曲がろうとする際には，視覚にて曲がり角を確認し行為が予測，準備される（フィードフォワード）．実際に行為が遂行される過程において視覚と身体運動感覚を相互作用させながら意識的に左側

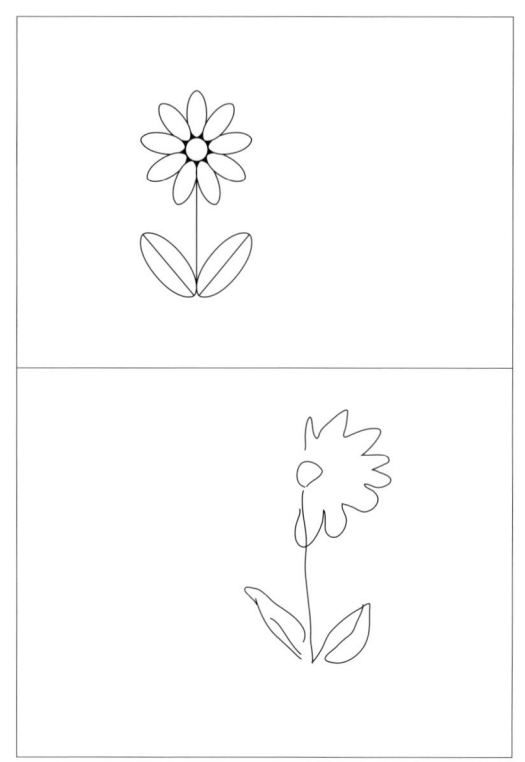

図4　花模写課題

に注意を方向づけて曲がろうとする．誤差を修正しながら左側を衝突することなく曲がれたという結果（フィードバック）が得られることで学習していく．最終的に意識的に制御していた注意機能をなかば無意識的に制御し始めていく．これらの意識の変化を包括的に解釈すると，半側空間無視は「気づき」が得られることが重要であり，さらに注意機能とフィードバック，フィードフォワード制御によって自己をモニタリングする能力を改善させることが回復への重要なポイントになることが垣間みえる．

Ⅲ．半側空間無視に対するニューロリハビリテーションの可能性

筆者は，半側空間無視に対するリハビリテーションについて，気づきを得て自己をモニタリングする能力をどう学習させるかという点に着目して行っている．そのためには，左側への探索，身体性の再構築，注意の操作，ワーキングメモリ，言語をキーワードに頭頂葉を基準にしたネットワークを活性化させることが重要である．以下に，当院で実施しているリハビリテーションの一部を紹介するとともに，現在，機能的近赤外分光装置（fNIRS：functional near infrared spectroscopy，島津製作所 FOIRE3000）を用いて検証中の半側空間無視症例の脳活動をふまえて述べる．

1．視覚を用いたトレーニング

視覚対象を数える過程には，即座に個数を認識できるサビタイジングという様式がある．機能的磁気共鳴画像（fMRI：functional magnetic resonance imaging）を用いた先行研究より，サビタイジングにおいて右頭頂連合野，左右前頭前野が感覚モダリティ非依存的に関与することが知られている[24]．われわれも fNIRS を用いた検討から同様の結果が得られ，即座に提示された視覚情報を空間のパターン認識として捉えることで頭頂葉を基準にした活動が得られることが推察された．また，沖ら[25]によるサビタイジング課題の検討から，課題前後において机上の課題に改善を示す症例が存在し，数認知の活動領域は，空間認知や注意機能と共通の脳内基盤を有している可能性がある（図5）．

2．prism adaptation 課題

Rossetti ら[26]は，視覚と運動順応の再編成を考慮したアプローチとして prism adaptation 課題を報告した（図6）．この課題は，持続的な効果が得られること，課題以外への汎化が得られること，自己の身体表象を改善させ得ること，方法が簡便であることから広く用いられている[27〜29]．Luauté ら[30]は，陽電子放出断層画像（PET：positron emission tomography）を用いた prism adaptation 課題の検証において，左視

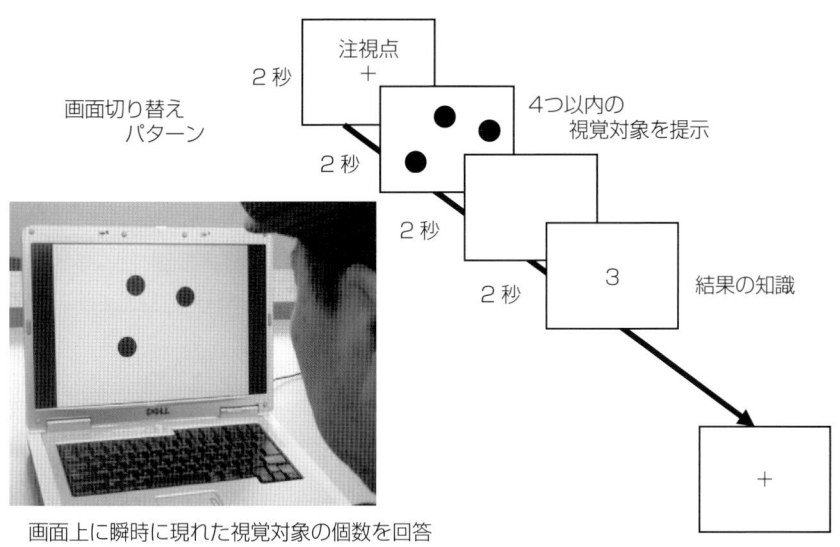

図5 当院で実施している半側空間無視に対するリハビリテーション（サビタイジング課題）

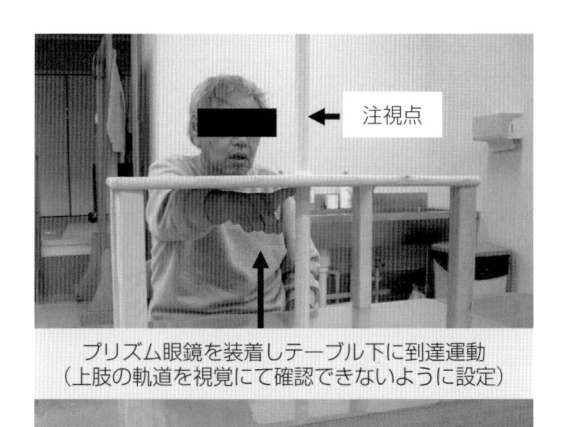

図6 当院で実施している半側空間無視に対するリハビリテーション（prism adaptation課題）

床，左側頭後頭葉接合部，左側頭葉，右小脳の活動を報告した．また，谷口ら[31]によるprism adaptation課題中のfNIRSを用いた検討から，右頭頂葉と左右前頭前野の活動が得られた．これらの結果から，prism adaptation課題によって誤差修正に関わる小脳と左大脳半球における言語的表象，空間性注意や身体的表象に関わる頭頂連合野の関与が，左側への視空間の拡大と身体を介した運動を可能にしていることが示唆される．

3．感覚情報の統合

半側空間無視症例では，認識できる空間が狭くなるだけでなく，誤った空間システムを基にネットワークが作動し誤った行為が生成されることで身体表象に変容をきたすことが考えられる[32]．そのため，身体を基準とした空間の再構築を目的に，体性感覚や視覚を用いて感覚情報の統合を図っていく[33]．具体的には，患者に目を閉じてもらい，自己の身体の左側がどのような空間にあるのか，その行為をプログラミングさせるための空間認知問題を設定していく（**図7**）．左側からの情報を意識化できるようになれば，右側身体からの感覚情報とどのように違いがあるのかを比較させることにより，左右の大脳半球に入力される感覚情報間の照合を図る．また，左右の比較をするということは，ワーキングメモリの活動が必要となる．例えば，机上の空間に左右対称に配置された数字の上に，他動的に患者の手を置き，どこに位置するのかを問う（**図8**）．また，肘が肩に対して外側なのか内側なのか，肘がどの程度曲がっているのか，

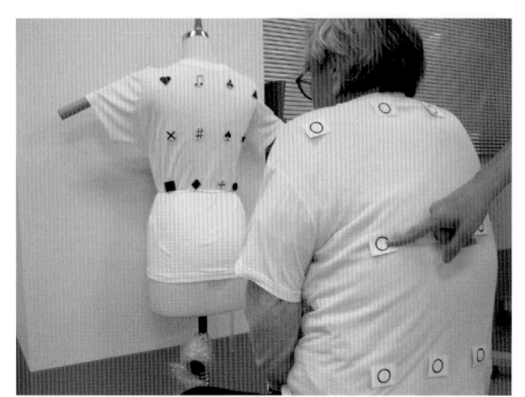

図7 当院で実施している半側空間無視に対するリハビリテーション（体幹に対する感覚統合課題）
背中を押した位置をマネキンと照合させる

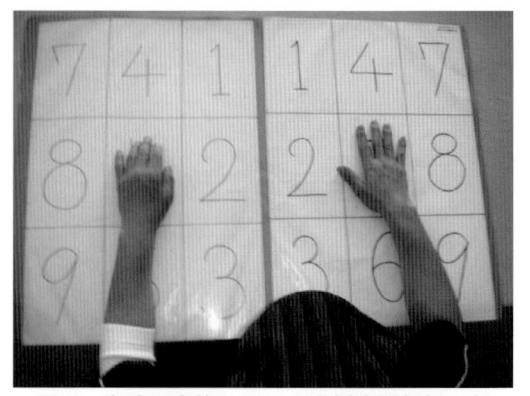

図8 当院で実施している半側空間無視に対するリハビリテーション（上肢に対する感覚統合課題）
左右対称の空間を使用し，どの番号の上にあるのかを問う

肩に対して手はどこに位置するのか，その時の手の感じは右側と比較してどのようなものなのかなど，身体内部に向けた意識を言語を介して詳細に引き出す．そうして得られた感覚や運動および思考が正しいものであったか，体性感覚と体性感覚（同種感覚統合），体性感覚と視覚（異種感覚統合）を用いて比較照合させ，身体を含めた空間関係のどこに注意を向ければいいのか「気づき」が芽生えることを期待する．

筆者らが行ったこの課題中のfNIRSを用いた検証では，左右上肢の位置が対称か非対称かの判断を求める際には，両側の前頭-頭頂葉の活動が得られた．また大植ら[34]は，身体内部・外部に注意を向ける際のfNIRSを用いた検討から，前頭-頭頂葉の活動が得られたことを報告した．このように，問題・仮説・検証を通じて前頭-頭頂葉を基準とした空間性の注意システムや身体性，ワーキングメモリに関わるネットワークを活性化させ，自己をモニタリングできる能力の回復を図る．

半側空間無視は，症状そのものが多様性を示すため，リハビリテーションが確立されていないのが現状である．これらを打開していくためには，ニューロイメージング研究を臨床に応用し，視点を変えて半側空間無視を捉え直してみる必要があると思われる．機能回復の視点から半側空間無視を捉え，症例を積み重ねていく努力が不可欠であり，これらを抜きにして新たな発想は生まれない．

文献

1) Heilman KM, Watson RT, Valenstein E : Neglect and related disorders. Heilman KM, Valenstein E : Clinical Neuropsychology. Oxford University Press, New York, 1993, pp279-336
2) 石合純夫：高次脳機能障害学．医歯薬出版，2003，pp121-158
3) Mesulam MM : Spatial attention and neglect : parietal, frontal and cingulate contributions to the mental representation and attentional targeting of salient extrapersonal events. *Philos Trans R Soc Lond Biol Sci* **354** : 1325-1346, 1999
4) Anderson B : A mathematical model of line bisection behaviour in neglect. *Brain* **119** : 841-850, 1996
5) Kinsbourne M : Hemi-neglect and hemisphere rivalry. Weinstein EA, Friedland RP : Hemi-Inattention and Hemisphere Specialization vol 18. Raven Press, New York, 1977, pp41-49
6) Ishiai S, Watabiki S, Lee E, et al : Preserved leftward movement in left unilateral spatial neglect due to frontal lesions. *J Neurol Neurosurg Psychiatry* **57** : 1085-1090, 1994

7) Bisiach E, Ricci R, Lualdi M, et al：Perceptual and response bias in unilateral neglect：two modified versions of the milner landmark task. *Brain Cogn* **37**：369-386, 1998
8) Vallar G, Perani D：The anatomy of unilateral neglect after right-hemisphere stroke lesions：a clinical/CT-scan correlation study in man. *Neuropsychologia* **24**：609-622, 1986
9) 鈴木匡子：視覚性注意のしくみ. *Brain and Nerve* **59**：23-30, 2007
10) Corbetta M, Kincade JM, Ollinger JM, et al：Voluntary orienting is dissociated from target detection in human posterior parietal cortex. *Nat Neurosci* **3**：292-297, 2000
11) Corbetta M, Kincade JM, Shulman GL：Neural systems for visual orienting and their relationships to spatial working memory. *J Cogn Neurosci* **14**：508-523, 2002
12) Kanwisher N, Wojciulik E：Visual attention：insights from brain imaging. *Nat Rev Neurosci* **1**：91-100, 2000
13) Karnath HO, Ferber S, Himmelbach M：Spatial awareness is a function of the temporal not the posterior parietal lobe. *Nature* **411**：950-953, 2001
14) Karnath HO, Fruhmann Berger M, Küker W, et al：The anatomy of spatial neglect based on voxelwise statistical analysis：A study of 140 patients. *Cerebral Cortex* **14**：1164-1172, 2004
15) Committeri G, Pitzalis S, Galati G, et al：Neural bases of personal and extrapersonal neglect in humans. *Brain* **130**：431-441, 2007
16) Doricchi F, Tomaiuolo F：The anatomy of neglect without hemianopia：a key role for parietal-frontal disconnection? *Neuroreport* **14**：2239-2243, 2003
17) Thiebaut de Schotten M, Urbanski M, Duffau H, et al：Direct evidence for a parietal-frontal pathway subserving spatial awareness in humans. *Science* **309**：2226-2228, 2005
18) Bartolomeo P：A parietofrontal network for spatial awareness in the right hemisphere of the human brain. *Arch Neurol* **63**：1238-1241, 2006
19) Bartolomeo P, Thiebaut de Schotten M, Doricchi F：Left unilateral neglect as a disconnection syndrome. *Cerebral Cortex* **17**：2479-2490, 2007
20) Posner MI, Raichle ME（著），養老 孟, 他（訳）：脳を観る―認知神経が明かす心の謎. 日経サイエンス社, 1997, pp213-244
21) 理化学研究所脳科学総合研究センター（編）：脳研究の最前線（上）脳の認知と進化. 講談社, 2007, pp265-276
22) 森岡 周：リハビリテーションのための認知神経科学入門. 協同医書出版社, 2005, pp37-48
23) 富永孝紀：半側空間無視患者の世界. 現代思想 **34**：180-189, 2006
24) Hubbard EM, Piazza M, Pinel P, et al：Interactions between number and space in parietal cortex. *Nat Rev Neurosci* **6**：435-448, 2005
25) 沖 知実, 富永孝紀, 市村幸盛, 他：数を数える様式の相違が注意障害患者に与える影響について―サビタイジングとカウンティング. 第9回日本認知運動療法研究会学術集会抄録集 2008, p40
26) Rossetti Y, Rode G, Pisella L, et al：Prism adaptation to a rightward optical deviation rehabilitates left hemispatial neglect. *Nature* **395**：166-169, 1998
27) Frassinetti F, Angeli V, Meneghello F, et al：Long-lasting amelioration of visuospatial neglect by prism adaptation. *Brain* **125**：608-623, 2002
28) Tilikete C, Rode G, Rossetti Y, et al：Prism adaptation to rightward optical deviation improves postural imbalance in left-hemiparetic patients. *Curr Biol* **11**：524-528, 2001
29) 富永孝紀, 市村幸盛, 浦千沙江, 他：半側空間無視症例に対するプリズム眼鏡への順応が体性感覚的空間に及ぼす影響について（第2報）. 理学療法 **34**：601, 2007
30) Luauté J, Michel C, Rode G, et al：Functional anatomy of the therapeutic effects of prism adaptation on left neglect. *Neurology* **66**：1859-1867, 2006
31) 谷口 博, 富永孝紀, 大植賢治, 他：プリズム順応課題による誤差検出過程が頭頂葉の血流量に及ぼす影響. 第42回日本作業療法学会誌, 2008, p155
32) 富永孝紀, 香川真二, 山藤真依子, 他：脳卒中片麻痺に対する認知運動療法. PTジャーナル **38**：925-934, 2004
33) 富永孝紀, 高橋昭彦：半側空間失認に対する認知運動療法適用の試み. 認知運動療法研 **2**：108-119, 2002
34) 大植賢治, 富永孝紀, 市村幸盛, 他：自己の筋感覚及び外在物への選択的注意が身体運動知覚時の左右大脳半球の血流量に及ぼす影響―fNIRS研究. 理学療法学 **35**：125, 2008

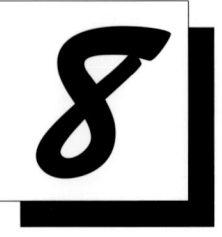

8 パーキンソン病の脳科学と臨床

松尾善美* 鎌田理之** 阿部和夫***

◆ Key Questions ◆
1. 運動制御および運動学習における大脳基底核機能とは
2. 脳イメージング研究におけるパーキンソン病の病態とは
3. 脳イメージング研究成果に基づいたパーキンソン病の臨床とは

I. パーキンソン病の病態

パーキンソン病（PD：Parkinson's disease）は，中脳黒質緻密部のドパミン作動性ニューロンの脱落により生じる緩徐進行性疾患とされている．しかし，病理学的変化は青斑核，脚橋核，迷走神経背側運動核，心交感神経節後線維，扁桃核，大脳皮質など広範に及んでおり，ドパミン系のみならず，ノルアドレナリン系，セロトニン系，アセチルコリン系などの伝達物質異常が起こっている．治療は主として薬物治療が行われ，脳外科的治療およびリハビリテーションも行われる．PD の平均余命は健常者と同じであり，機能的予後も改善しており，自立した生活を長く維持すること，あるいはよりよい機能を長く保つことが課題となっている．

振戦，筋固縮，無動・寡動，姿勢反射障害のいわゆる四大徴候などの運動障害が有名ではあるが，うつ，睡眠障害，嗅覚障害，起立性低血圧，排尿障害，陰萎などの非運動症状も注目されている．PD では認知機能障害は認められないが，遂行障害などの高次機能障害が認められることがある．また，wearing-off 現象や on-off 現象といった日内および日差変動，あるいは幻覚などの精神症状が出現する．このほか疾患に伴う不活動による廃用症候群や転倒に伴う合併症が出現することで，機能的予後が悪化する．

II. 運動制御および運動学習における大脳基底核機能

1. 大脳基底核の神経回路
1）大脳基底核を構成する神経核とその回路

大脳基底核は，脳のほぼ中心部に位置する複数の神経核の総称であり，線条体，淡蒼球，視床下核，黒質の4つの神経核から構成される．線条体はさらに尾状核と被殻に，淡蒼球は内節と外節に，黒質は緻密部と網様部に分類される（図1）．大脳基底核は大脳皮質の広範な領野から入力を受けており，入力された情報を処理した後，一部は脚橋被蓋核（PPN：pedunculopontine tegmental nucleus）など，脳幹へ情報を伝達するものの，その大部分を再び大脳皮質に戻すといった，いわゆる大脳皮質-基底核ルー

---

* Yoshimi MATSUO／神戸学院大学総合リハビリテーション学部医療リハビリテーション学科理学療法学専攻
** Noriyuki KAMATA／大阪大学医学部附属病院リハビリテーション部
*** Kazuo ABE／大阪保健医療大学保健医療学部

図1 大脳基底核を構成する神経核

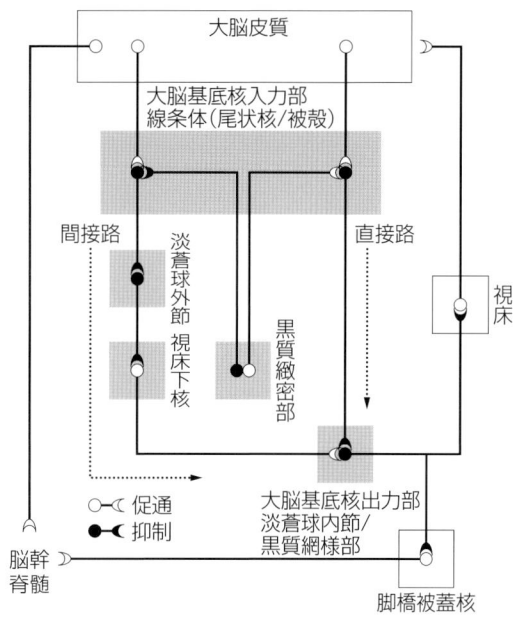

図2 大脳皮質-基底核ループ（文献2）より改変引用）

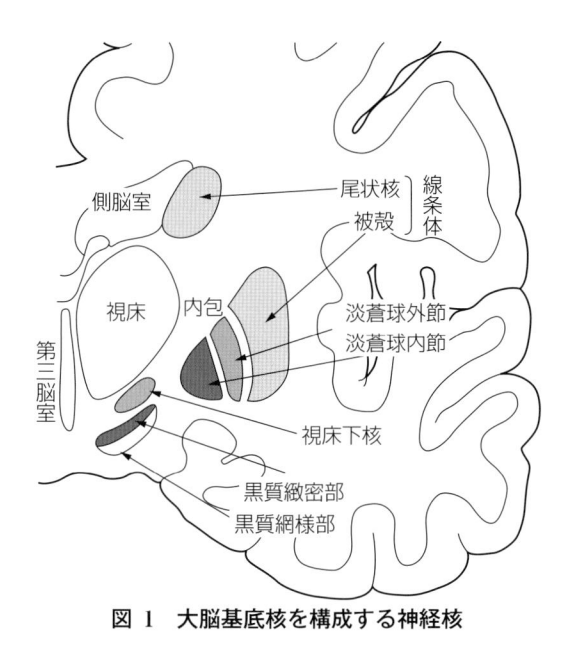

プを形成している（**図2**）[1,2]．大脳皮質からの情報は大脳基底核の神経核のうち線条体に入力される．また，大脳基底核で処理された情報は，淡蒼球内節および黒質網様部より出力され，視床を介して大脳皮質に伝達される．大脳基底核の入力部である線条体と出力部である淡蒼球内節間の連絡は，主に2つの回路から形成される[1~3]．一つは線条体から直接淡蒼球内節に至る直接路であり，もう一つは線条体から淡蒼球外節と視床下核を経て淡蒼球内節・黒質網様部へ至る間接路である．黒質緻密部は線条体へドパミン作動性ニューロンを投射し，皮質線条体シナプス結合の可塑性に関わっている[3]．

2）直接路と間接路

大脳基底核の出力部である淡蒼球内節および黒質網様部は，抑制性に投射し，視床を介して大脳皮質や下位運動中枢に定常的な抑制作用を及ぼす．この抑制作用は大脳基底核の機能の基本であり，脳幹や脊髄などの下位の運動システムがそれぞれ並列に機能している中で，それらの運動が通常は抑制され，同時に発現して混乱が生じないようにする役割を有している．線条体からの直接路は，淡蒼球内節や黒質網様部へ抑制性に投射し，出力部を抑制することで，出力部の抑制を開放（脱抑制）する．大脳基底核は運動を通常は抑制しており，環境や行動の文脈により適切と判断された運動を開放する．この「判断から行動発現への橋渡し」が線条体の役割と考えられている[4]．線条体からの間接路は，淡蒼球外節と視床下核を中継して淡蒼球内節に興奮性に作用し，大脳基底核出力部の抑制を強化する．これは大脳基底核の出力が興奮性と抑制性の2つの作用をもつことを意味するが，それらの作用が同一部位に作用するとは限らない．すなわち，直接路が運動発現の必要な狭い領域を脱抑制し，間接路がそれ以外の比較的広い周辺領域を抑制することで，より円滑な運動発現が可能になる[5]．

3）大脳皮質-基底核ループ

大脳基底核の線条体には，少なくとも5つの大脳皮質領野からの入力がある（**図3**）[6]．一次運動野や補足運動野（SMA：supplementary motor area），運動前野などの大脳皮質運動関連領野だけでなく，前頭前野などの皮質連合野などの広範な大脳皮質領野から入力を受け，大

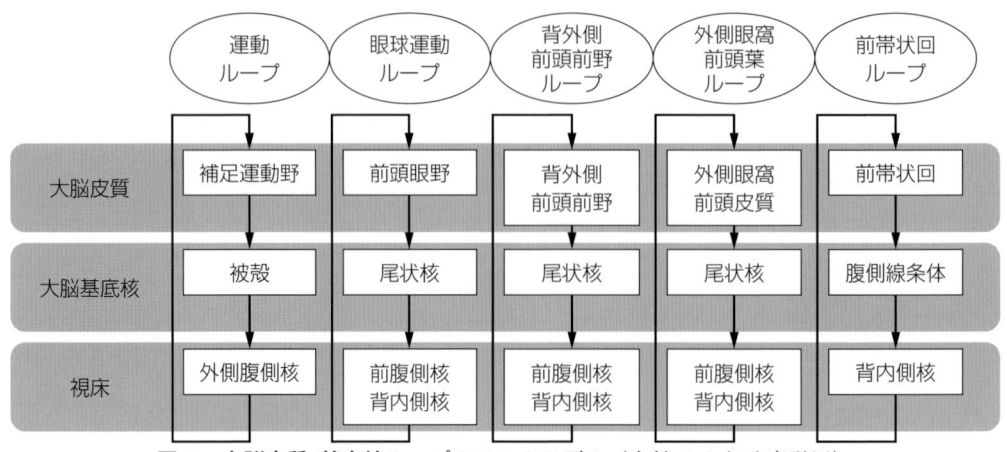

	運動ループ	眼球運動ループ	背外側前頭前野ループ	外側眼窩前頭葉ループ	前帯状回ループ
大脳皮質	補足運動野	前頭眼野	背外側前頭前野	外側眼窩前頭皮質	前帯状回
大脳基底核	被殻	尾状核	尾状核	尾状核	腹側線条体
視床	外側腹側核	前腹側核 背内側核	前腹側核 背内側核	前腹側核 背内側核	背内側核

図3 大脳皮質-基底核ループの5つのモデル（文献6）より改変引用）

脳皮質-基底核ループを形成している．これらの入力は基本的に線条体の異なる部位に投射しており，一部は重複しながらも基本的には別のループを構成するため，各ループはお互い並列分散処理系として機能する[7]．線条体は運動関連領野だけでなく連合野からも入力を受けるため，大脳基底核が運動以外に思考や意思決定などの認知機能の制御にも関わる可能性がある[8]．

4）黒質線条体系の役割

黒質緻密部のドパミン作動性ニューロンの活動は，運動発現には影響せず，運動課題における報酬に依存している．ドパミンニューロンの活動は，運動課題時の予期しない報酬によって強くなり，予測通りであれば変化はなく，予測より報酬が少ない場合は抑制される．そのため，ドパミンニューロンの活動は報酬予測誤差情報を表現していると考えられ，この振る舞いが強化学習理論とよく合致していることがわかっている[9]．また，このような報酬誤差情報は運動を動機づけ，運動学習の促進に機能している[4]．

2．順序運動の制御・学習に関する大脳基底核の機能

運動の制御・学習に関する大脳皮質-皮質下回路として，小脳系の回路と大脳基底核系の回路があげられる[10,11]．小脳系の回路は，大脳皮質からの入力と末梢からの直接的な感覚入力を受け，運動の速度や力などのパラメータ（in movement）の制御・学習に関与する．一方，大脳基底核系の回路は直接感覚情報の入力は受けておらず，前述のような大脳皮質からの入力や黒質緻密部よりドパミン作動性ニューロンの入力を受け，運動の順序や組み合わせ（between movement）の制御・学習に関与する．

日常生活において，目的に合った運動を遂行するには，単一運動での達成は皆無であり，複数の運動要素が適切な順序で組み合わされることが必要である．このような運動は手続き記憶として脳に記憶され，その初期の学習は注意を払い，一つずつ行われるが，学習が進むとほぼ自動的に意識せずに行われるようになる[12]．大脳基底核は，このような順序運動の制御・学習にとって2つの構造的な特徴を有している．一つは黒質線条体ドパミン系の存在であり，もう一つは複数の大脳皮質-基底核ループが運動制御・学習に独立して機能することである[11]．黒質緻密部からの線条体へのドパミン入力は，順序運動の学習に適した信号である報酬信号を与えることで，その運動の動機づけを行い，線条体におけるシナプス可塑性を調整する．また，

大脳皮質-基底核ループのうち，前頭前野ループおよびSMAループがおのおの視覚座標系と運動座標系を用いて，並列に運動の制御・学習を行い，前者が前頭前野に存在する作業記憶を用いた順序運動の初期学習に，後者が後期学習に関与するといった，大脳基底核の運動制御・学習モデルが提唱されている[11]．

3．歩行運動の制御・学習に関する大脳基底核の機能

歩行運動制御における大脳基底核の機能は，PDを対象にした研究により推測することができる．Morrisら[13]は，PDの歩行の特徴として歩行速度の低下および歩幅の減少をあげている．また，PD患者は歩行速度を上げる場合，歩幅ではなくケイデンスの増加において行うため，適切な歩幅の形成不全がPDの歩行障害の原因であると報告した．さらに，PDの歩行は視覚刺激や注意戦略を用いることで改善可能であることから，PDでは通常の歩行パターン発生機序は残存しており，大脳基底核を含む運動制御システムの活動不全が歩行障害を反映していると述べた[14]．

ヒトの歩行運動の制御における生得的機序として，脳幹に位置する中脳歩行誘発野（MLR：mesencephalic locomotor region）とPPN，脊髄の中枢パターン発生器（central pattern generator）が備わっていると考えられている[8,15]．大脳基底核は，淡蒼球内節や黒質網様部よりMLRとPPNに直接投射しており，自動的な歩行リズムや筋トーヌスなどを調整する機能をもつ（脳幹-基底核系）[16]．さらに，大脳基底核は視床を介した大脳皮質，特にSMAからの入力により歩行開始や停止などの歩行運動を調整するとされている（基底核-視床-大脳皮質系）（図4）．この2つの系の協調的な働きが適切な歩行運動の発現に重要であり，これらはおそらくMorrisらの述べた運動制御システムに一致するものと考えられる．なお，二足歩行の獲得に

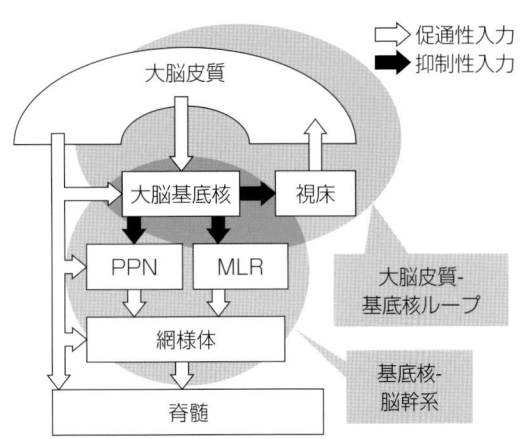

図4 歩行運動制御に関する大脳皮質-基底核ループと基底核-脳幹系
PPN：脚橋被蓋核，MLR：中脳歩行誘発野

は生後長期間の学習が必要とされることから，ヒトでは基底核-視床-大脳皮質系が歩行運動の制御に占める比重が大きいことが指摘されている[8]．

このように，下位運動中枢が正常であるにもかかわらず，大脳基底核を含む上位運動中枢の機能異常による誤った指令（入力）のために生じる運動障害のメカニズムは，PDの下肢間協調性（interlimb coordination）において実際に証明されている．Abeら[17]は，左右のペダルが独立して駆動可能なエルゴメータを用いてPD患者の下肢間協調性を評価した結果，PD患者の左右下肢駆動パターンは，健常者の左右完全逆相のパターンとは異なる4パターンの波形に分類できると報告した（図5）．PD患者でみられる下肢間協調障害は，運動失調患者では保たれている[18]ため，脊髄への下行信号には，小脳よりも主に大脳基底核の関与が考えられる．PD患者における下肢間協調障害は，実際の歩行運動においても認められている．Plotnikら[19]は，歩行時の左右重複歩時間の計測から左右下肢対称性の指標であるgait asymmetry（GA）を算出し，すくみ足（FOG：freezing of gait）を有するPD患者ではFOGのない群よりGAの値が有意に大きく，左右下肢非対称性を

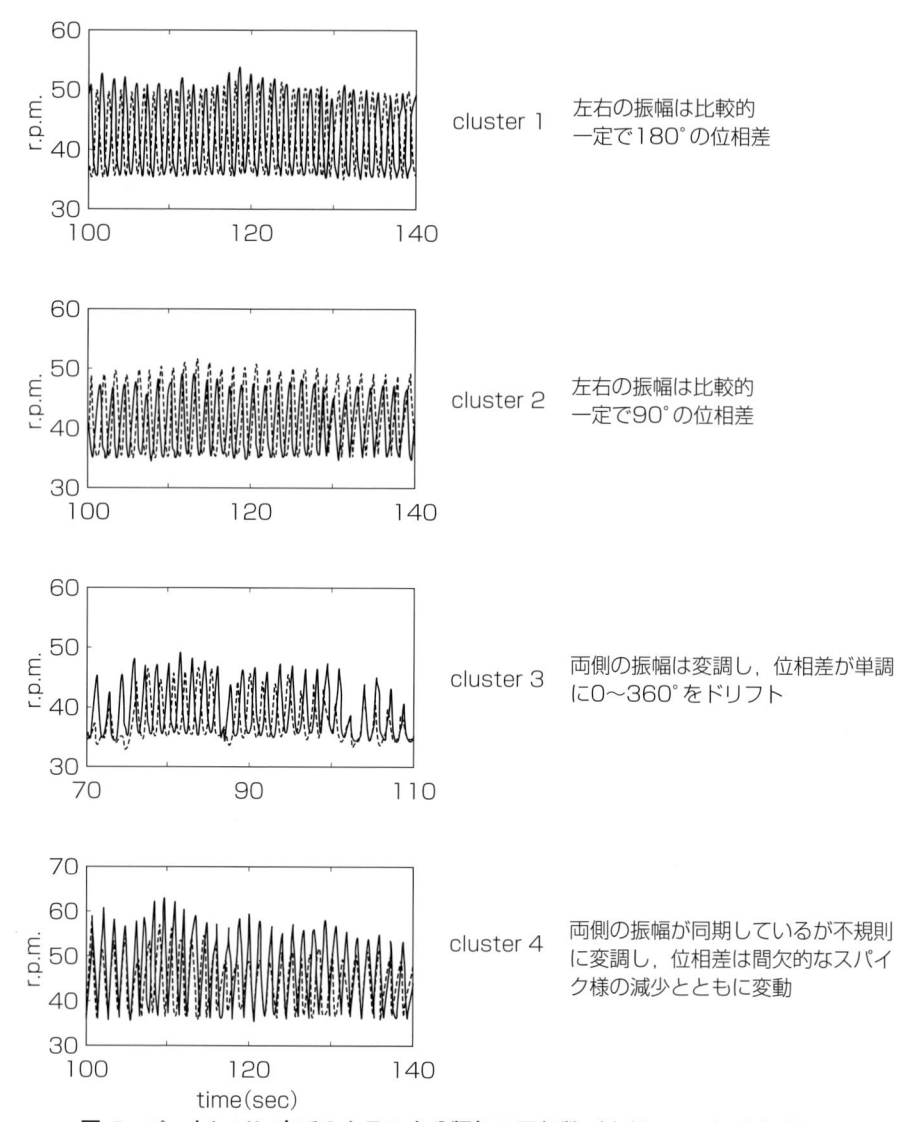

図 5 パーキンソン病でのクラスタ分類毎の回転数（文献 17）より改変引用）

cluster 1　左右の振幅は比較的一定で180°の位相差

cluster 2　左右の振幅は比較的一定で90°の位相差

cluster 3　両側の振幅は変調し，位相差が単調に0〜360°をドリフト

cluster 4　両側の振幅が同期しているが不規則に変調し，位相差は間欠的なスパイク様の減少とともに変動

認めると報告している．そのため，下肢間協調運動障害がFOGの原因の一つと考えられている[20]．

Ⅲ．脳イメージング研究におけるパーキンソン病の病態

1．運動制御と脳機能イメージング研究

脳機能イメージングとは，人の脳機能を解明する手法であり，多彩な神経活動または神経活動に附随した脳循環代謝を測定し，脳を外部から連続的に計測する方法である．Nandhagopalら[21]は，脳機能イメージングは，PDの運動系・非運動系機能不全のさまざまな側面に基礎をなすメカニズムと，運動制御を含む行動プロセスにおける線条体でのドパミン伝達の役割に，重要な意味を与えることができるとしている．

陽電子断層撮影（PET：positron emission tomography）を用いたPDの運動制御に関連した研究では，運動している状態を想像する場

合と実際に運動を行っている場合の双方で，健常者には認められない淡蒼球の異常出力が認められ，SMAと背外側前頭前野（DLPFC：dorsolateral prefronatal cortex）の活動が障害されていた[22,23]．連続した手指運動動作を健常者が行うことで認められる下外側頭頂葉と運動前野での過剰な活動は，PD患者では外的キューによる運動開始を促通することで認められる活動と相似していた[24,25]．また，同じく核医学的検査である単光子放出断層撮影（SPECT：single photon emission tomography）は，PETと比較して空間分解は劣るが，より非侵襲的であり，安価でもあることから，PETで行われることと同様の課題が行われている．さらに，感覚刺激を用いた研究では，体性感覚皮質活動の異常と代償性の同側島皮質の活動増加が明らかとなっている[26]．

機能的磁気共鳴画像（fMRI：functional magnetic resonance imaging）は，脳血管内の酸化ヘモグロビンと還元ヘモグロビンの差から神経細胞における代謝を推定することで，ある課題に関連する脳活動部位を推定することに用いられている．fMRIはPETとは異なり，アイソトープや造影剤を用いないことから，より非侵襲的であり，空間分解能および時間分解能に優れている．PDを対象とした研究では，両側の運動野（M1）と外側運動前野で運動中に過剰な活動が認められており，障害された運動機能の代償メカニズムの存在を示唆していた[27]．さらに，前補足運動野とDLPFCの活動が健常者と比較して障害されていたことから，皮質-線条体-淡蒼球-視床-皮質ループを介した出力異常が存在している可能性がある．こうした出力異常がPDで認められる注意障害を反映している可能性が考えられている[28]．

2．歩行運動の制御

正常歩行には，基底核-脳幹系と基底核-視床-大脳皮質系が歩行発現になんらかの役割を果たしている可能性は高いが，両者がどのように機能分担をしているのかは明らかではない[8]．しかし，PDでの歩行障害では，これらの両者それぞれと両者の関連が障害されていることが予想されている．同じ歩行速度で歩いた場合，PD患者は健常者より歩幅が小さく，時間あたりの歩数が多い．さらにSPECTで測定すると，歩行中の脳血流はPDでは健常者と比較して，特にSMAの前方と小脳半球傍正中部の活動が低下しており，逆に小脳虫部や島回の活動は亢進していることが認められている．小脳虫部の活動亢進と半球傍正中部の活動低下は，PDの歩行における重心の側方移動の減少を反映しており[29]，基底核-視床-SMAループがPDでは障害されている[8]とする報告がある．これらの仮説については，今後の検討が必要である．

トレッドミル上を横断するラインをまたいで歩く条件（横線条件）では，PD患者は健常者と有意差のない歩幅で歩くことが可能であるが，進行方向に沿って引かれたライン上を歩く条件（縦線条件）では，PDの歩幅は健常者の約半分となる．このように歩行ができないにもかかわらず，横線条件ではラインをまたぎ越す，階段を上るなど視覚的に補助刺激を与えると移動が可能となる逆説的歩行がみられた．SPECTを用いた計測では，縦線条件と比較して横線条件では後部頭頂葉と小脳で脳血流が増加しており，このことはPD患者と健常者で共通していた．しかし，横線条件では歩幅の改善が認められたPD患者でのみ右外側運動前野での脳血流が増加していた．こうしたことから，逆説的歩行は，外側運動前野が後部頭頂葉や小脳と直接連絡することで成り立つとする報告[30,31]がある．

3．すくみ足と脳機能イメージング

SPECTを用いた研究では，FOGを呈する患者は安静時における両側眼窩前頭野（Broadman area 11）の局所脳血流の減少を認め，総合

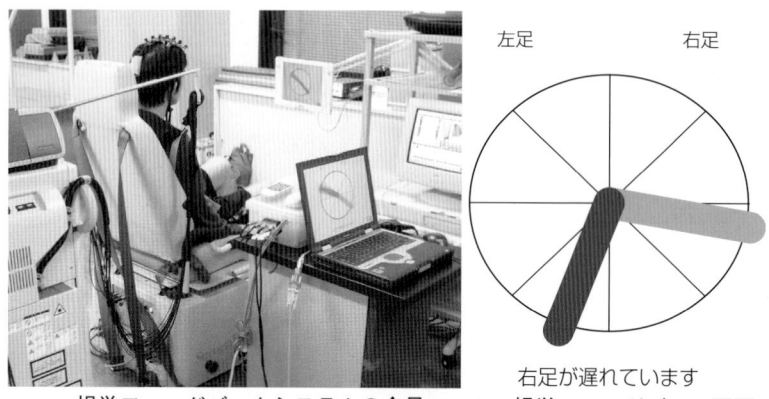

a. 視覚フィードバックシステムの全景　　b. 視覚フィードバック画面

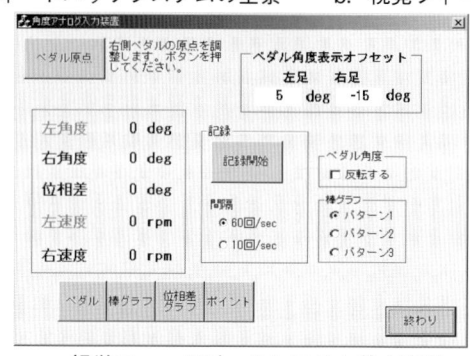

c. 視覚フィードバックシステム基本画面

図6　視覚フィードバックシステム

パーキンソン病評価尺度（UPDRS：unified Parkinson's disease rating scale）によるFOGの重症度や罹患期間とも相関していた[32]．このために，すくみと意思決定（decision making）との関連を示唆している報告[33]がある．

PETによる研究では，FOG患者の被殻は，^{18}［F］-fluoro-deoxy-glucose（FDG）の取り込みが亢進しており，^{18}［F］-6-fluoro-L-dopa（FDOPA）の取り込み低下が，特に右半球で顕著であった．また，尾状核ではFDG，FDOPAの取り込みが減少していた．左運動前野の最上部でFDGの代謝が減少していたが，前頭葉では有意差がなかった．また，FOGを呈する患者では右頭頂葉の二次感覚野でのFDGの低下が顕著であった．こうしたことから，Bartelsら[34]は感覚関連皮質と大脳基底核との神経連絡が特に右半球で障害されていることが，すくみの出現と関係していることを示唆している．

FDG-PETスキャンを用いた研究では，深部脳刺激術によるFOGの改善と頭頂葉，後頭葉，側頭葉の感覚関連皮質での代謝の間に正の相関が認められたことから，感覚関連皮質における異常を深部脳刺激術が改善したのではないかとの報告[35]がある．

［^{11}C］-CFT-PETスキャンを用いた歩行時のドパミントランスポーターに関する研究[36,37]では，健常者では被殻と尾状核の［^{11}C］取り込みが減少していたが，PD患者では尾状核の［^{11}C］取り込みのみが減少していた．これは，歩行におけるドパミンのシナプスからの放出を調節する被殻での機能障害が，PD患者では存在している可能性を示唆していた．

IV. 脳イメージング研究成果に基づいたパーキンソン病のリハビリテーション

1. 協調運動フィードバックが脳機能に及ぼす影響

松尾らは、左右独立駆動型エルゴメータでのペダリング運動時、PD では下肢協調運動障害が存在することを示し、協調運動障害改善のために、運動時の左右位相差を視覚的に提示し修正する協調運動フィードバックプログラムを開発した。さらに、脳血流動態を PD 患者と健常者において検討した。実験では、左右独立駆動型エルゴメータによるアシストモードでの自由ペダリング中の前頭頭頂部の脳血液動態を近赤外線分光法（NIRS：near infrared spectroscopy）で計測した。この時、左右ペダリングの位相差の障害が認められた。回転数と左右ペダルの位相差を実時間で表示する視覚フィードバック装置（**図6**）を用いて、同様の計測を行った。PD 患者では、フィードバックにより非優位側下肢でペダリング運動を改善しようとする意図がみられ、運動パターンを正常化していた。フィードバック条件下では、PD 患者の右前頭前野の酸化ヘモグロビン量および総血流量が有意に低下していたが、右運動野では酸化ヘモグロビン量および総血流量が有意に上昇していた[38,39]。右前頭前野は、視運動再校正過程（visuomotor recalibration process）に関連していると考えられる[40]。このように、脳イメージング研究成果に立脚した PD のリハビリテーションが行われることが期待される。

2. 外部刺激と注意機能

逆説的歩行にみられるように、FOG は視覚的あるいは聴覚的刺激などの外部刺激により改善することが知られている[41]。外部刺激は運動へのスイッチにもなる[42]が、逆に妨げになることもある。歩行運動の制御には、正常な注意機能が必要である。注意障害が存在すると外部からの刺激は十分に認識されずにすくみを改善しない[43]。注意障害をはじめとする認知機能と PD における歩行障害との関連の解明は、歩行障害を改善するリハビリテーションの開発のためには不可欠である[37,44,45]。NIRS を含む脳機能イメージングを用いたさらなる研究が行われることが期待される。

文献

1) 高田昌彦：大脳基底核をめぐる神経回路．脳 21　**3**：291-298, 2000
2) 高田昌彦：特集にあたって—大脳基底核：謎に満ちた運動中枢．脳の科学　**23**：1029-1032, 2001
3) 南部　篤：大脳基底核をめぐる神経回路．脳の科学　**22**：1055, 2000
4) 木村　實：大脳基底核の運動制御メカニズム．臨床スポーツ科学　**21**：997-1008, 2004
5) 蔵田　潔：運動制御の神経機構とその障害．理学療法　**22**：960-965, 2005
6) Alexander GE, DeLong MR, Strick PL：Parallel organization of functionally segregated circuits linking basal ganglia and cortex. *Annu Rev Neurosci* **9**：357-381, 1986
7) 南部　篤：大脳基底核をめぐる運動系ループの構造と機能．脳の科学　**23**：1033-1040, 2001
8) 花川　隆：行動制御における大脳基底核-皮質系の役割：脳機能イメージングからの知見．ロボティクス・メカトロニクス講演会, 2008, pp1-4
9) Schultz W, Dayan P, Montague PR：A neural substrate of prediction and reward. *Science* **275**：1593-1599, 1997
10) 長谷公隆：運動学習の神経機構とその障害．理学療法　**22**：966-974, 2005
11) 中原裕之, 銅谷賢治, 彦坂興秀：大脳皮質基底核系機能の計算理論．脳21　**3**：305-310, 2000
12) 渡辺克成：記憶と大脳基底核．永井洋一(選)：セラピストのための基礎研究論文集第4集 人間行動と皮質下機能．協同医書出版社, 2002, pp181-207
13) Morris ME, Iansek R, Matyas TA, et al：The pathogenesis of gait hypokinesia in Parkinson's disease. *Brain* **117**：1169-1181, 1994
14) Morris ME, Iansek R, Matyas TA, et al：Stride length regulation in Parkinson's disease. Normalization strategies and underlying mechanisms. *Brain* **119**：551-568, 1996

15) Takakusaki K : Forebrain control of locomotor behaviors. *Brain Res Rev* **57** : 192-198, 2007
16) 高草木薫, 斎藤和也, 幅口達也, 他：大脳基底核による歩行と筋緊張の制御. 脳の科学 **23**：1049-1054, 2003
17) Abe K, Asai Y, Matsuo Y, et al : Classifying lower limb dynamics in Parkinson's disease. *Brain Res Bull* **61** : 219-226, 2003
18) Matsuo Y, Asai Y, Nomura T, et al : Intralimb and interlimb incoordination-comparative study between patients with Parkinson's disease and with cerebellar ataxia. *J Jpn Phys Ther Assoc* **8** : 47-52, 2005
19) Plotnik M, Giladi N, Balash Y, et al : Is freezing of gait in Parkinson's disease related to asymmetric motor function? *Ann Neurol* **57** : 656-663, 2005
20) 阿部和夫：パーキンソン病におけるすくみ足と両下肢協調運動障害. リハ医学 **43**：315-321, 2006
21) Nandhagopal R, McKeown MJ, Stoessl AJ : Functional imaging in Parkinson disease. *Neurology* **70** : 1478-1488, 2008
22) Cunnington R, Egan GF, O'Sullivan JD, et al : Motor imagery in Parkinson's disease : a PET study. *Mov Disord* **16** : 849-857, 2001
23) Thobois S, Dominey P, Fraix V, et al : Effects of subthalamic nucleus stimulation on actual and imagined movement in Parkinson's disease : a PET study. *J Neurol* **249** : 1689-1698, 2002
24) Catalan MJ, Ishii K, Honda M, et al : A PET study of sequential finger movements of varying length in patients with Parkinson's disease. *Brain* **122** : 483-495, 1999
25) Samuel M, Ceballos-Baumann AO, Blin J, et al : Evidence for lateral premotor and premotor overactivity in Parkinson's disease during sequential and bimanual movements. A PET study. *Brain* **120** : 963-976, 1997
26) Brefel-Courbon C, Payoux P, Thalamas C, et al : Effect of levodopa on pain threshold in Parkinson's disease : a clinical and positron emission tomography study. *Mov Disord* **20** : 1557-1563, 2005
27) Haslinger B, Erhard P, Kämpfe N, et al : Event-related functional magnetic resonance imaging in Parkinson's disease before and after levodopa. *Brain* **124** : 558-570, 2001
28) Rowe J, Stephan KE, Friston K, et al : Attention to action in Parkinson's disease : impaired effective connectivity among frontal cortical regions. *Brain* **125** : 276-289, 2002
29) Hanakawa T, Katsumi Y, Fukuyama H, et al : Mechanisms underlying gait disturbance in Parkinson's disease : a single photon emission computed tomography study. *Brain* **122** : 1271-1282, 1999
30) Hanakawa T, Fukuyama H, Katsumi Y, et al : Enhanced lateral premotor activity during paradoxical gait in Parkinson's disease. *Ann Neurol* **45** : 329-336, 1999
31) Okuma Y : Freezing of gait in Parkinson's disease. *J Neurol* **253** : VII27-VII32, 2006
32) Matsui H, Udaka F, Miyoshi T, et al : Three-dimensional stereotactic surface projection study of freezing of gait and brain perfusion image in Parkinson's disease. *Mov Disord* **20** : 1272-1277, 2005
33) Rogers RD, Owen AM, Middleton HC, et al : Choosing between small, likely rewards and large, unlikely rewards activates inferior and orbital prefrontal cortex. *J Neurosci* **19** : 9029-9038, 1999
34) Bartels AL, de Jong BM, Giladi N, et al : Striatal dopa and glucose metabolism in PD patients with freezing of gait. *Mov Disord* **21** : 1326-1332, 2006
35) Lyoo CH, Aalto S, Rinne JO, et al : Different cerebral cortical areas influence the effect of subthalamic nucleus stimulation on Parkinsonian motor deficits and freezing of gait. *Mov Disord* **22** : 2176-2182, 2007
36) Ouchi Y, Kanno T, Okada H, et al : Changes in dopamine availability in the nigrostriatal and mesocortical dopaminergic systems by gait in Parkinson's disease. *Brain* **124** : 784-792, 2001
37) Bartels AL, Leenders KL : Brain imaging in patients with freezing of gait. *Mov Disord* **23** : S461-S467, 2008
38) 松尾善美, 鎌田理之, 松谷綾子, 他：視覚フィードバックプログラムによるパーキンソン病患者の下肢間協調性改善. 神戸学院総合リハビリテーション研究 **3**：5-11, 2008
39) Matsuo Y, Kamata N, Abe K : Real-time visual feedback and brain function for interlimb coordination. The Proceedings of 1st Asian and Oceanian Parkinson's Disease and Movement Disorders Congress 50, 2007
40) Matsuo Y, Kamata N, Abe K : Central mechanism of visual feedback for motor dysfunction in Parkinson's disease. near infra-red spectroscopic (NIRS) topographic study. *Parkinsonism & Related Disorders* **14** : S61, 2008
41) Nieuwboer A, Feys P, de Weerdt W, et al : Is using a cue the clue to the treatment of freezing in Parkinson's disease? *Physiother*

Res Int **2**：125-132, 1997
42) Stern GM, Lander CM, Lees AJ：Akinetic freezing and trick movements in Parkinson's disease. *J Neural Transm Suppl* **16**：137-141, 1980
43) Giladi N, Hausdorff JM：The role of mental function in the pathogenesis of freezing of gait in Parkinson's disease. *J Neurol Sci* **248**：173-176, 2006
44) Nieuwboer A：Cueing for freezing of gait in patients with Parkinson's disease：a rehabilitation perspective. *Mov Disord* **23**：S475-S481, 2008
45) Boonstra TA, van der Kooij H, Munneke M, et al：Gait disorders and balance disturbances in Parkinson's disease：clinical update and pathophysiology. *Curr Opin Neurol* **21**：461-471, 2008

9 痛みの脳科学と臨床

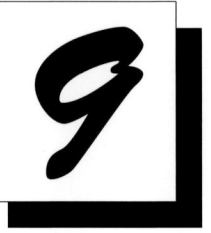

前岡 浩　瓜谷大輔　森岡 周*

◆ Key Questions ◆
1. 新しい痛みの捉え方
2. 痛みの神経機構とは
3. 脳イメージング研究成果に基づいた痛みの臨床とは

I．はじめに

痛覚（algesthesia）は，あくまでも感覚であり，第一次体性感覚野のみの活動を示すことになるが，痛み（pain）は情動を含んだ知覚，認知であり，侵害刺激がなくとも起こる．慢性痛においては末梢器官である身体局所に問題がないのであれば，おそらくこの知覚・認知的側面に由来した痛みの出現であることが考えられる．しかしながら，痛みは情動的体験を含むことから，過去の一人称的な経験に大きく影響され，脳の活動領域あるいはその活動量は個人によって異なる．したがって，痛みの感受性は個人によって違い，その高低は脳活動の違いに基づく可能性がある．医療者における共感的対話や注意の操作によって，脳活動が変化し，痛みが軽減したりするのも，そうした側面に対して，効果的に作用していることが予想される．一方，炎症といった痛み所見がなくとも，脳が痛みの知覚を生み出すこともありうる．したがって，身体局所をいくら治療しても成果は上がらない．患者の不定愁訴は，なんらかの認知的あるいは情動的な比較機構によって言語化されているケースがある．

近年，脳イメージング研究により，ヒトが痛みを感じている時の脳活動が明らかにされてきた[1]．なかでも，受容器刺激や周辺組織の損傷でなく，神経系の機能変質とされている神経因性疼痛の脳研究により，痛みの所在が末梢器官に存在せず，脳に存在していることが判明してきた．本稿ではそうした成果を中心に，痛みの脳科学と臨床と題して，特に認知的側面からの出現機構と痛みに関連する脳領域について述べたい．

II．痛みの分類

ヒトの知覚とは，身体内・外の環境を知るための機能である．その中で痛みは，生体にとって危害や損傷というような有害な刺激から身体を守る生体防御反応として知られている．国際疼痛学会（IASP：International Association for the Study of Pain）は「痛みは，不快な感覚性・情動性の体験であり，それには組織損傷を伴うもの，または伴っている可能性のあるものと，そのような損傷があるような言葉で表現されるものがある」と定義している[2]．

1960年代まで，痛みは組織損傷に伴う必然的

---

* Hiroshi MAEOKA, Daisuke URITANI, Shu MORIOKA／畿央大学健康科学部理学療法学科

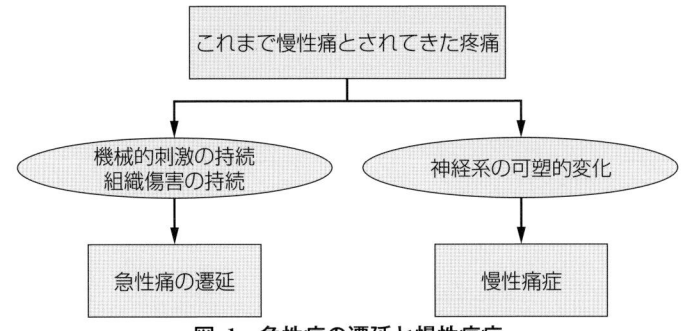

```
┌─────────────────────────────┐
│  これまで慢性痛とされてきた疼痛  │
└─────────────────────────────┘
         │           │
         ▼           ▼
  ╭──────────╮  ╭──────────╮
  │機械的刺激の持続│  │神経系の可塑的変化│
  │組織傷害の持続 │  │          │
  ╰──────────╯  ╰──────────╯
         │           │
         ▼           ▼
  ┌──────────┐  ┌──────────┐
  │ 急性痛の遷延 │  │  慢性痛症  │
  └──────────┘  └──────────┘
```

図 1　急性痛の遷延と慢性痛症

な感覚の反応と考えられ，遺伝的な相違や過去の経験，不安などの情動の部分についてはほとんど触れられなかった．しかし近年，痛みのメカニズムの解明と痛みに対する治療は大きな発展を遂げている．それに伴い痛みは身体外の要因に大きく影響を受けることが明らかになってきた．

痛みの分類にはいくつかあり，発生原因により分類すると，①侵害受容性疼痛（組織の痛み），②神経因性疼痛（神経系の痛み），③精神的原因による疼痛，④心因性疼痛，などに分けられる[3]．また，症状でみると，急性痛と慢性痛に分類される．ほかに一次痛と二次痛，表在痛と深部痛などの痛みの受容器と伝達経路や発生部位による分類によって整理される．

1．急性痛と慢性痛

急性痛は器質的損傷から発生する痛みであり，侵害刺激に対する痛覚受容器の興奮によって生理的に発生する基本的な反応である．そして，急性痛は警告信号としての役割を果たし，損傷部位が治癒すれば消失する．一方，慢性痛は従来，痛みが3カ月または半年以上持続するものとされ，時間的経過を基に急性痛と区別されていた．しかし，時間経過による分類では組織への機械的ストレスの長期化による痛みも含まれる可能性がある．この場合，長期化しても発生機序は急性痛と同様である．このことから，これまで慢性痛として一括りにされていた痛みに関し，その病態メカニズムに基づいて急性痛が遷延している状態と症状ではなく新たに発生した疾患の2つに区別して考えられるようになった．熊澤[4]は後者について「慢性痛症」と呼称している．（図1）

痛覚系は，神経系の発生学的観点からみて未分化なシステムであり，過興奮状態が持続すると可塑的変化を生じさせ，その結果，神経回路の混線状態が起こる．これが通常では，痛みを生じるはずのない触覚刺激や交感神経の興奮でも痛みを生じさせ，急性痛とはまったく異なる機序で新たに発生する慢性痛症という病気を作り出すと考えられている．具体例としては帯状疱疹後神経痛や肢の切断後に認められる幻肢痛，後述するアロディニア（allodynia）があげられる．さらにこのような痛みが長期に及ぶと，苦悩としての記憶・学習をもたらし，さらに心理的・社会的要因の修飾などが痛みの認知にまで歪みを生じさせる場合も報告されている[5]．

2．一次痛と二次痛

痛みは局所にはっきりと知覚することができる一次痛と部位を限局しにくい鈍痛として知覚される二次痛とに大別される．

一次痛は主に皮膚に存在する高閾値機械受容器の興奮がAδ線維を介して脊髄後角から脊髄視床路，視床外側部を経て大脳皮質第一次体性感覚野へと至る．一次痛は痛みの原因部位や痛

みの持続時間など，触覚などの非侵害的な皮膚感覚の機械的刺激の受容に類似した性質を備えている．一方，二次痛は皮膚，筋，関節，内臓を含めた全身に広く存在するポリモーダル受容器の興奮がC線維を介して延髄，橋，中脳，視床下部などに入力し，島，前帯状回，扁桃体などへと至る．帯状回領域は主観的な痛みの程度や不快感の程度と相関し，痛みの認知に重要な部位である[6]．また，扁桃体は体性痛情報が入力されることによって負の情動反応を引き起こすと考えられている[7]．

3．表在痛と深部痛

池本ら[8]は健常ボランティアに対して，右下腿皮内への生理食塩水注入による皮内痛と右前脛骨筋内への3％高張食塩水注入による筋痛を主観的評価とfMRI（functional magnetic resonance imaging）による脳活動の計測で評価した．その結果，主観的評価においては刺激の強さは同程度であったが，刺激の不快感は筋痛群のほうが大きい傾向がみられたと報告している．またfMRIでは，皮内痛群で両側頭頂葉（BA5/7/40）や刺激反対側の第一次体性感覚野など，これまで報告されている痛みの体性局在を認知する部位の活動を認めたのに対して，筋痛群では刺激反対側の島領域後方以外には有意な活動を認めなかったと報告している．受容器から脳への情報伝達経路を合わせて考えてみても，表在痛は体性局在が明確であるのに対して，深部痛は局在が曖昧な鈍痛として感じられ，またポリモーダル受容器からの情報が辺縁系へと伝達されることを考えると，深部痛には情動との関係も推察される．以上のことから考えると，深部痛はより慢性化する可能性があると考えられる．

4．神経因性疼痛

組織の損傷や機械的刺激に対する警告信号である生理的疼痛（physiological pain）に対して，神経系の一次的な損傷あるいは機能不全によって生じた痛みを神経因性疼痛（neuropathic pain）と呼ぶ．神経因性疼痛は複合性局所疼痛症候群（CRPS：complex regional pain syndrome）type-1の症状であり，末梢神経，脊髄，脳幹，視床，大脳皮質におけるニューロンの感作やリモデリングによって生じ，情動の変化に伴った症状の緩解・増悪の変化を認める．本来の傷害部から離れた広い範囲にまで症状が及ぶことが多いとされ，アロディニア（allodynia）と痛覚増強（hyperalgesia）に大別される．アロディニアは，本来侵害的でない刺激入力を痛みとして認識するものであり，痛覚増強は侵害刺激の入力に対する反応が増強した状態である（図2）．

III．痛みの情報伝達経路

一般に，侵害刺激とは痛みを引き起こす強い機械的刺激，温度刺激，化学的刺激などを呼び，これに反応する受容器を侵害受容器と呼ぶ．侵害受容器には，侵害刺激にのみ反応する高閾値機械受容器と，非侵害刺激にも反応し侵害刺激に対しては強度依存性に反応するポリモーダル受容器がある．高閾値機械受容器の情報は，部位が限局できる一次痛に関連するAδ線維を伝わる．そしてポリモーダル受容器は，機械的な刺激だけでなく，温度刺激や化学的刺激にも反応し，部位の特定がはっきりしない二次痛に関連するC線維を伝わる．侵害情報は脊髄神経後根神経節を経由して脊髄後角に伝えられ[9,10]，その後，脊髄視床路，脊髄網様体路，脊髄中脳路の上行性神経経路が，大脳皮質体性感覚野へ刺激を送る．これら痛覚線維はすべて視床を経由し，視床下部，大脳辺縁系，網様体賦活系，大脳皮質と密接な接続をもつ．古い概念では，皮質は神経経路の最終であり，そして痛みの処理はここでは起こらないと考えられていたが，催眠を使用した研究では，経験は実際以上に不

急性痛　　　　　　　　　　　神経因性疼痛

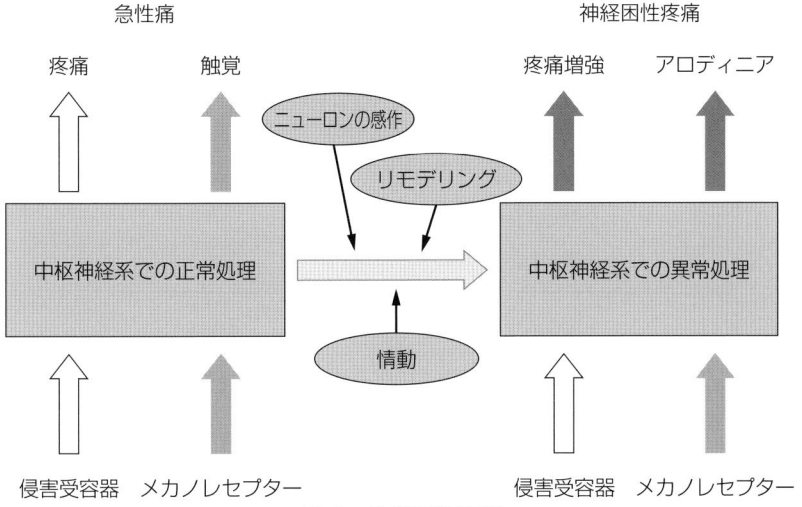

疼痛　触覚　　　　　　　　疼痛増強　アロディニア

ニューロンの感作

リモデリング

中枢神経系での正常処理　→　中枢神経系での異常処理

情動

侵害受容器　メカノレセプター　　　侵害受容器　メカノレセプター

図2　神経因性疼痛

快の程度に影響するということを示し，陽電子断層撮影（PET：positron emission tomography）の使用において，被験者が加えられた刺激がより強く，痛いと考えた時に帯状回皮質はより活性化し，活発な皮質の痛み処理が関与すると報告されている[11,12]．

IV．下行性疼痛抑制系

慢性痛がさまざまな心理的・身体的状況や環境に影響を受けることは，経験的によく知られる．そのメカニズムとして下行性疼痛抑制系があげられる．下行性疼痛抑制系は，主にノルアドレナリンとセロトニンにより抑制し，脊髄後角のII層でのサブスタンスPの遊離を抑制する機能をもっている．介在ニューロンによって，直接的にまたは内因性オピオイドの遊離により間接的に抑制される[13]．Reynolds[13]は，ラットの中脳水道灰白質への焦点電気刺激によって麻酔なしでの手術が可能であったと報告し，痛み調節に関与する内因性システムとして下行性疼痛抑制の概念を導いた．また仙波は[14]，下行性疼痛抑制系には中脳中心灰白質，吻側延髄腹内側部，背外側橋中脳被蓋，視床下部弓状核，扁桃体など多くの領域が関与しており，中脳中心灰白質は大脳辺縁系・視床下部などから幅広い入力を受け，吻側延髄腹内側部，背外側橋中脳被蓋に投射すると述べている．また吻側延髄腹内側部，背外側橋中脳被蓋からは，それぞれセロトニン作動性，ノルアドレナリン作動性の投射が脊髄後角に下行し，痛覚を調節するとも述べている．

V．痛みの認知機構

脳の中には身体地図が存在している[15]．その身体地図は，末梢器官に痛みが生じ持続することで可塑的に変化する[16]．Melzack[17]はゲートコントロール理論を超えるものとして，「脳は身体がなくとも，身体を感じ，知覚経験を作り出すことができる」「外傷がなくとも痛みを感じ，外傷があっても痛みを感じないことがある」といったニューロマトリックス理論を発表した．すなわち，これは自己の身体を知覚するという現象は，脳の中の身体に関する経験に由来するというものである．

慢性痛として知られるCRPSのtype1においては，痛みに対応した第一次体性感覚野領域

の縮小や身体地図に基づく身体の図式化に異常をきたしていることが報告されている[16]．身体図式は，主に頭頂連合野に蓄えられている．この身体図式は，視覚情報と体性感覚情報の統合によって生成される[15]．

Ramachandranら[18]は，幻肢痛は意図した運動と視覚結果の食い違い（sensory discrepancy）によって生まれることを報告した．Finkら[19]は，視覚と体性感覚情報に食い違いが生じれば，前頭連合野外側部が活性化することを明らかにした．さらにMcCabeら[20]は，遠心性コピーによって出現する随伴発射と実際の感覚結果の食い違いが脳内で更新され，それが記憶化されてしまうと痛みが知覚されるという認知的側面からの仮説を報告した．上田ら[21]は，慢性腰痛者と非慢性腰痛者の体幹伸展運動における視覚と体性感覚に基づく実際の運動結果の食い違いを調べ，慢性腰痛者において，その食い違い（誤差）が有意に大きく，同時に記録した脳活動において，Finkらの結果[19]と同じように，前頭連合野外側部に活動の増大を認めた．また同時に，身体図式が蓄積されている頭頂連合野（7野）においても活動の増大を認めた．この領域は，感覚刺激がなくとも身体知覚を生成する場所であり，痛みを知覚として生成している可能性が考えられている[22]．中枢神経系にとって身体は情報器官となる．その情報に問題があれば，中枢神経系における予測機構との間に食い違いが生じる．末梢器官を実行・支持器官のみと捉えず，情報器官として捉えることも，今日の痛み治療には必要なのかもしれない．

最近になって，イメージ想起と実際の運動において，CRPS type 1群と対照群を比較した結果，対照群ではその両方において類似した脳活動が得られたが，CRPS type Ⅰでは，イメージ想起時の活動が著しく少なく，イメージ想起と実際の運動時の脳活動に解離が生じていることが明らかにされた[23]．これらの問題に対して，運動イメージ想起を用いた治療的介入の効果がいくつか報告され注目されている[24〜26]．この効果は，前述した随伴発射と実際の感覚結果に整合性をもたらす機構によるものと考えることができる．

Ⅵ．慢性痛の情動的側面に関わる脳の局在

1．視　床

脳への求心性入力の中継である視床は，解剖学的に内側視床と外側視床に分けることができる．外側視床は，体性感覚性に組織される．外側脊髄視床路から入力を受け，大脳皮質の第一次そして第二次体性感覚野に神経線維を送る．そして，刺激の局在と識別に関与する．内側と髄板内核を含む内側視床は，体性感覚性に組織されておらず，痛覚の識別に関与していないと考えられる．内側脊髄視床路と脊髄網様体視床路から入力を受け，内側視床からの神経経路は，皮質の広い領域に散在性に投射される．

個体内での比較による研究では，痛み刺激と非振動性刺激が視床を活性化させたことを示している[27]．また，単ニューロパチーによって慢性的に持続している痛みに対し，リドカイン注入による不快感の軽減が，痛みの軽減と脳血流量の増加を引き起こしたと報告されている[28]．神経因性疼痛患者においては罹患側と反対側の視床の脳血流量は減少を示したため，本来の視床における痛みの処理過程が機能的変化を起こし，神経因性疼痛の要因となっている可能性があると報告されている[29]．

2．島

島は第二次体性感覚野と隣接し，視床からの投射を受ける．その後，島は嗅覚，味覚，体性感覚，そして聴覚における感覚領域や帯状回と接続をもつとされる．後背側島は聴覚，体性感覚，骨格運動機能に関連し，前腹側島は嗅覚，味覚，自律神経機能に関連するとされ，大脳辺

縁系と広範な相互接続をもつ．また，扁桃体との接続を通して，島は体性感覚，聴覚，味覚，嗅覚，内臓感覚のための神経路を供給する[30]．神経因性疼痛患者において，第一次，第二次体性感覚野では変化がなかったが，慢性疼痛でも島葉の前部に血流増加が認められる[28]．

3．前帯状回

前帯状回は，多くの痛み研究で活性化が報告されている．大脳辺縁系に属する前帯状回は，視床髄板内核群からの投射を受け，情動や痛み，自律神経と関連している．前帯状回は，機能的に「情動」と「認知」に関与する領域に分けられ，情動に関与する領域は25野，33野，24野とされている．また，認知に関与する領域は24野，32野，帯状回運動野および感覚野を含むとされている[31]．

Rainville[32]の研究では，催眠状態において知覚強度のレベルを変化させずに，有害刺激の不快感を選択的に変化させ，前帯状回内の痛みによる活性化を有意に減少させた．しかし，第一次体性感覚皮質の活性化には，変化がなかったと報告している．このことからも前帯状回は，情動的側面に密接に関与していることが理解できる．

4．小 脳

小脳は記憶や学習，運動を含む多くの統合的な機能において役割をなす．多くの痛み研究では，小脳虫部や小脳半球の活性化が示されている．例えば，小脳への経頭蓋磁気刺激では，感覚閾値の変化が出現することが報告されている．また，機能的イメージング研究では痛み刺激に対する小脳の活性化が示されている．動物実験では，小脳損傷と化学的あるいは電気的刺激は痛み知覚の変容をもたらす．例えば，ラットの小脳前部へのモルヒネの微量注入による著明な鎮痛や[33]，サルの上小脳脚と関係する小脳の領域への刺激による侵害受容性閾値の上昇などが報告されている[34]．

5．前頭前野

前頭前野が障害されると，計画の立案や，人格，行動の制御，情動，注意などが障害される．情動は複雑で，認知的評価，活動電位，パターン化された身体反応からなる組織化された心理生理学的反応を伴うとしている．

前頭前野や前帯状回などの前頭葉と辺縁系の切断は，難治性の痛みを良好に軽減すると報告され，また24野，32野の前帯状回とともに眼窩前頭皮質や腹内側前頭前野皮質は，辺縁系から痛みに関連する情動シグナルにおける抑制性調節に影響を与えることが報告されている[35]．特に，心的状態と情動において影響する慢性痛は，より眼窩前頭皮質に影響を与える[36]．

6．後部頭頂葉

頭頂葉は，多様な評価領域として考えられる．後部頭頂皮質は，自己の身体図式を含む空間的再現性（個体内外の空間）を処理する[37]．また，後部頭頂葉は痛みの短期記憶と関連があるとされ，空間的な識別と強度の識別課題には第一次体性感覚野，前島皮質とともに活性化が観察されている[38]．

VII．慢性痛症と理学療法

急性痛に対しては，疼痛の原因となっている機械的あるいは化学的ストレスを取り除き，組織の傷害や炎症状態を改善させることが必要となる．それに対して理学療法ではクリニカルリーズニングによって問題点を明らかにし，種々の治療的介入によって疼痛の原因を除去し適切に管理することが役割となる．これまで慢性痛として一括りにされていた疼痛の中でも遷延している急性痛に対しては，同様の手段によって問題の解決が図られるものと考えられる．

一方で，慢性痛症の治療については決定的な方法がいまだ確立されていない．しかし，これまでの議論を踏まえると，理学療法としては疼痛を遷延化させて慢性痛症を発症させないようにすること，痛み系をその可塑性を逆に利用して新たに再構築すること，情動の慢性痛症に対する影響を除去することが考えられる．

1．疼痛の遷延の予防

Ikedaら[39]は長期間の痛覚亢進状態が扁桃体シナプス伝達に及ぼす影響についての動物実験の結果から，1週間以上の痛みの持続による扁桃体シナプス伝達増強の固定化によって，慢性痛の本態である原発性の組織傷害や強い侵害受容なしに生じる強力かつ持続的な負の情動を形成する可能性があると述べている．どの時点で急性痛が慢性痛症へと移行するのかは，現時点で明らかではないが，痛みの遷延が慢性痛症へと発展する可能性は，多くの研究結果より示唆されていることから，慢性痛症を生み出さないためには，できる限り早期に急性痛に対しての適切な対応をしなければならない．

2．慢性痛症に対する医療者の姿勢

セラピストが不安を回避するような行動あるいは姿勢を fear-avoidance behaviours あるいは恐怖回避感（FAB：fear-avoidance beliefs）と呼ぶ．セラピストのFABは患者をかえって不必要に疼痛へと意識させ，慢性痛症の発症や助長に影響を与えかねない．セラピスト側の疼痛に対する姿勢は，臨床での思考過程に影響を及ぼし，また患者に負の情動を喚起させる可能性がある．Bishopら[40]はイギリス国内の一般開業医と理学療法士を対象とした研究で，腰痛患者には活動制限や欠勤の必要性があると信じている医療者がいまだ多く存在し，彼らの姿勢や考えが患者に対する治療や指導に影響を与え，腰痛そのものの状態や疼痛に対する患者自身の認識にも影響を与えていると述べている．

またそのような傾向は，行動学的要素よりも生物医学的要素を重視した治療方針を指向する者に多くみられると報告している．Coudeyreら[41]も一般開業医の腰痛に対するFABは腰痛患者の身体および職業活動に関する治療ガイドラインの実践に対して負の影響を与えると述べている．

3．運動の重要性

運動の可否についてきちんと評価したうえでの判断であれば，場合によっては安静が必要とされる場合もあるが，FABによる無用な安静は百害あって一利なしといえる．現在では，急性腰痛の治療においてさえ，もはや床上安静は推奨されておらず，必要とされる場合でも最長3日間以内にとどめるべきであるとされている[42]．

不活動が痛みを作り出すという報告は，これまでに多くされており，Allenら[43]はCRPS患者についての後ろ向き疫学的調査の中で，47％の患者が平均3週間（1～24週間）のギプスやスプリントによる固定を経験していたと報告している．Ushidaら[44]はラットの前肢を骨折させたモデルと骨折させなかったモデルに4週間の不動期間を経て手関節拘縮を生じさせたところ，頸髄後角の神経活動は外傷の有無にかかわらず，同様の割合で閾値の低下を認めたと報告している．つまり，外傷の有無にかかわらず不必要な不動状態を安易に設けることは筋骨格系の構造の廃用性変化を招くだけでなく，刺激に対する神経活動の閾値を低下させ，痛みを生み出すことになる．

一方で痛みのために運動が妨げられたり，運動によって痛みが増悪したりするケースに難渋する場合が多いのも現実である．そのような患者に対しては，実際に四肢の運動をさせるのではなく，運動をイメージし，運動をつかさどる脳領域を活動させることから始めることで，症状の軽減を図れる可能性が示唆されている．

Moseley[24]は手関節骨折後のCRPStype 1の患者に対して,さまざまな肢位の手の写真からその左右を認識する課題,写真で示された手と同じ肢位への患側手の運動を想起する課題,ミラーセラピーからなる運動イメージプログラム(MIP:motor imagery program)を実施した群としなかった群では,MIPを実施した群のほうが有意に疼痛と手指の腫脹が軽減したと報告している.また,その効果は運動野の皮質神経回路を連続的に活性化させることで得られるのではないかと述べている[45].

欧米では,活動指向型あるいは機能優先的リハビリテーションと呼ばれる,痛みの治療を主眼にするのではなく,個々の患者の活動性や能力の改善を主眼としたアプローチについて数々報告されており,活動指向型リハビリテーションは主観的な疼痛の強度を大きく軽減させるには至らなくても,患者の活動性を高め,身体機能の許容量を高めることができると報告されている.Koolら[46]は慢性的な非特異性腰痛によって6週間以上仕事を欠勤している患者に対して行ったランダム化比較試験(RCT:randomized controlled trial)で,機能改善を主目的にリハビリテーションを実施した群は,疼痛改善を主目的にリハビリテーションを実施した群と比べて,退院後3カ月時点での労働時間,自己効力感,リフティング能力において有意な改善を認めたと報告している.

4.患者教育

患者自身が自分の身体について現状を理解することで,負の情動の発生を抑制し,そこから生まれる痛みを抑えることができる可能性がある.Moseley[47]はシングルケーススタディの中で,腹横筋の収縮時に用いる下腹部を引き込む課題を実施し,その脳活動をfMRIを用いて測定した.fMRIは,課題を練習した直後および,その1週間後で2時間半にわたる痛みの神経生理学に関する患者教育を実施した前後の3点で計測された.その結果,課題は疼痛を伴うようなものではないにもかかわらず,患者教育前のfMRIでは課題実施中に一次体性感覚野,前帯状回,頭頂葉,前頭葉など広範囲におよぶ脳活動を認めたが,患者教育後には一次体性感覚野以外の活動は認められなくなっていたと報告している.つまり,患者に対して適切な情報を提供し,教育・管理することで,情動に影響される痛みをコントロールできる可能性が示唆された.

文 献

1) Apkarian AV, Bushnell MC, Treede RD, et al: Human brain mechanisms of pain perception and regulation in health and disease. *Eur J Pain* 9:463-484, 2005
2) Merskey H, Bogduk N: Classification of Chronic Pain: Descriptions of Chronic Pain Syndromes and Definitions of Pain Terms, Second Edition. IASP Press, Seattle, 1994
3) 横田敏勝:臨床医のための痛みのメカニズム 改訂第2版.南江堂,2001,pp1-7
4) 熊澤孝朗:"痛みの10年"宣言と脳の世紀.医学のあゆみ 211:605-609, 2004
5) 大道裕介,熊澤孝朗:痛みの病態生理学.理学療法 23:13-22, 2006
6) 葛巻直子,成田 年,鈴木 勉:痛みシグナルによる情動障害と帯状回領域の変化.医学のあゆみ 223:713-716, 2007
7) 柿木隆介:痛みは脳でどのようにして認知されるか―神経イメージング手法による痛覚認知メカニズムの解析.医学のあゆみ 223:717-722, 2007
8) 池本竜則,牛田享宏,谷口慎一郎,他:表在性疼痛と深部疼痛の脳内認知機構に関する研究:FMRI study. *Pain Research* 21:117-125, 2006
9) 角田俊信,花岡一雄:痛みのメカニズム.*Pharma Medica* 21:15-18, 2003
10) 黒田良太郎,川畑篤史:痛み情報伝達経路:末梢から大脳皮質まで.薬學雜誌 123:533-546, 2003
11) Deleo JA: Basic Science of Pain. *J Bone Joint Surg Am* 88:58-62, 2006
12) Hofbauer RK, Rainville P, Duncan GH, et al: Cortical Representation of the sensory dimension of pain. *J Neurophysiol* 86:402-411, 2001
13) Reynolds DV: Surgery in the rat during electrical analgesia induced by focal brain stimulation. *Science* 164:444-445, 1969

14) 仙波恵美子：慢性疼痛はどうして生じるか―痛み方とそのメカニズム．ストレスと臨床 24：4-7, 2005
15) 森岡 周：リハビリテーションのための脳・神経科学入門．協同医書出版社, 2005
16) Harris AJ：Cortical origin of pathological pain. *Lancet* 354：1464-1466, 1999
17) Melzack R：Pain and the neuromatrix in the brain. *J Dent Educ* 65：1378-1382, 2001
18) Ramachandran VS, Rogers-Ramachandran D：Synaesthesia in phantom limbs induced with mirrors. *Proc Biol Sci* 263：377-386, 1996
19) Fink GR, Marshall JC, Halligan PW, et al：The neural consequences of conflict between intention and the senses. *Brain* 122：497-512, 1999
20) McCabe CS, Haigh RC, Halligan PW, et al：Simulating sensory-motor incongruence in healthy volunteers：implications for a cortical model of pain. *Rheumatology* 44：509-516, 2005
21) 上田知世恵, 森岡 周：慢性腰痛者における体幹運動の誤認角度と脳活動―fNIRS 研究．認知運動療法研究 7：99-106, 2008
22) Duncan GH, Albanese MC：Is there a role for the parietal lobes in the perception of pain? *Adv Neurol* 93：69-86, 2003
23) Gieteling EW, van Rijn MA, de Jong BM, et al：Cerebral activation during motor imagery in complex regional pain syndrome type 1 with dystonia. *Pain* 134：302-309, 2008
24) Moseley GL：Graded motor imagery is effective for long-standing complex regional pain syndrome：a randomized controlled trial. *Pain* 108：192-198, 2004
25) Moseley GL：Graded motor imagery for pathologic pain：a randomized controlled trial. *Neurology* 67：2129-2134, 2006
26) 高取克彦, 松尾 篤, 庄本康治, 他：脳卒中後 CRPS type 1 に対する運動イメージプログラム（MIP）の試み―1 事例研究デザインによる予備的研究．理学療法科学 23：61-65, 2008
27) Coghill RC, Talbot JD, Evans AC, et al：Distributed processing of pain and vibration by the human brain. *J Neurosci* 14：4095-4108, 1994
28) Hsieh JC, Belfrage M, Stone-Elander S, et al：Central representation of chronic ongoing neuropathic pain studied by positron emission tomography. *Pain* 63：225-236, 1995
29) Iadarola MJ, Max MB, Berman KF, et al：Unilateral decrease in thalamic activity observed with positron emission tomography in patients with chronic neuropathic pain. *Pain* 63：55-64, 1995
30) Mesulam MM, Mufson EJ：Insula of old world monkey. Ⅲ：Efferent cortical output and comments on function. *J Comp Neurol* 212：38-52, 1982
31) 仙波恵美子：痛みのメカニズムの解明―末梢から大脳まで．中井吉英, 他（編）：慢性痛はどこまで解明されたか―臨床・基礎医学から痛みへのアプローチ．昭和堂, 2005, pp73-92
32) Rainville P, Duncan GH, Price DD, et al：Pain affect encoded in human anterior cingulate but not somatosensory cortex. *Science* 277：968-971, 1997
33) Dey PK, Ray AK：Anterior cerebellum as a site for morphine analgesia and post-stimulation analgesia. *Indian J Physiol Pharmacol* 26：3-12, 1982
34) Siegel P, Wepsic JG：Alteration of nociception by stimulation of cerebellar structures in the monkey. *Physiol Behav* 13：189-194, 1974
35) Peyron R, García-Larrea L, Grégoire MC, et al：Allodynia after lateral-medullary (Wallenberg) infarct. A PET study. *Brain* 121：345-356, 1998
36) Gyulai FE, Firestone LL, Mintun MA, et al：In vivo imaging of nitrous oxide-induced changes in cerebral activation during noxious heat stimuli. *Anesthesiology* 86：538-548, 1997
37) Deiber MP, Passingham RE, Colebatch JG, et al：Cortical areas and the selection of movement：a study with positron emission tomography. *Exp Brain Res* 84：393-402, 1991
38) Albanese MC, Duerden EG, Rainville P, et al：Memory traces of pain in human cortex. *J Neurosci* 27：4612-4620, 2007
39) Ikeda R, Takahashi Y, Inoue K, et al：NMDA receptor-independent synaptic plasticity in the central amygdala in the rat model of neuropathic pain. *Pain* 127：161-172, 2007
40) Bishop A, Foster NE, Thomas E, et al：How does the self-reported clinical management of patients with low back pain relate to the attitudes and beliefs of health care practitioners? A survey of UK general practitioners and physiotherapists. *Pain* 135：187-195, 2008
41) Coudeyre E, Rannou F, Tubach F, et al：General practitioners' fear-avoidance beliefs influence their management of patients with low back pain. *Pain* 124：330-337, 2006
42) Abenhaim L, Rossignol M, Valat JP, et al：

The role of activity in the therapeutic management of back pain. Report of the International Paris Task Force on Back Pain. *Spine* **25**:1S-33S, 2000

43) Allen G, Galer BS, Schwartz L:Epidemiology of complex regional pain syndrome:a retrospective chart review of 134 patients. *Pain* **80**:539-544, 1999

44) Ushida T, Willis WD:Changes in dorsal horn neuronal responses in an experimental wrist contracture model. *J Orthop Sci* **6**:46-52, 2001

45) Moseley GL:Is successful rehabilitation of complex regional pain syndrome due to sustained attention to the affected limb? A randomised clinical trial. *Pain* **114**:54-61, 2005

46) Kool JP, Oesch PR, Bachmann S, et al:Increasing days at work using function-centered rehabilitation in nonacute nonspecific low back pain:a randomized controlled trial. *Arch Phys Med Rehabil* **86**:857-864, 2005

47) Moseley GL:Widespread brain activity during an abdominal task markedly reduced after pain physiology education:fMRI evaluation of a single patient with chronic low back pain. *Aust J Physiother* **51**:49-52, 2005

理学療法MOOK 16
脳科学と理学療法

発　　　　行	2009年3月30日　第1版第1刷
	2010年9月30日　第1版第2刷Ⓒ
シリーズ編集	黒川幸雄・高橋正明・鶴見隆正
責任編集	大西秀明・森岡　周
発　行　者	青山　智
発　行　所	株式会社 三輪書店
	〒113-0033　東京都文京区本郷6-17-9　本郷綱ビル
	☎ 03-3816-7796　FAX 03-3816-7756
	http://www.miwapubl.com
印　刷　所	三報社印刷 株式会社

本書の無断複写・複製・転載は，著作権・出版権の侵害となることがありますのでご注意ください．

ISBN 978-4-89590-325-7　C 3047

JCOPY　＜(社)出版者著作権管理機構　委託出版物＞
本書の無断複写は著作権法上での例外を除き禁じられています．複写される場合は，そのつど事前に，(社)出版者著作権管理機構（電話 03-3513-6969, FAX 03-3513-6979, e-mail：info@jcopy.or.jp）の許諾を得てください．

■ 最新の医学とスポーツ科学に基づいた臨床情報が満載！

理学療法MOOK 9

スポーツ傷害の理学療法
第2版

シリーズ編集 黒川 幸雄（埼玉医科大学）
高橋 正明（群馬パース大学）
鶴見 隆正（神奈川県立保健福祉大学）

責任編集 福井 勉（文京学院大学）
小柳 磨毅（大阪電気通信大学）

● 定価 4,830円（本体4,600円＋税5％）
B5 頁400 2009年 ISBN 978-4-89590-340-0

近年、理学療法士の活動の場は医療機関に止まらず、スポーツ医科学の専門施設、プロスポーツや実業団、大学、地域におけるスポーツ選手の健康管理へと広がっている。さらに日常業務とは別に、さまざまなスポーツ大会で医務班の一員として活動する機会も増え、スポーツ医療における理学療法士の認知度が高まってきている。

本書では、スポーツ傷害と理学療法士を取り巻く現状と今後の課題、および現在第一線で活躍する方々に競技特徴を踏まえたアプローチの仕方、傷害予防、パフォーマンス向上、コンディショニングについて分りやすく解説した。

好評を博した第1版に、①的確な治療を行うためのスポーツ傷害の機能解剖と評価、②疾患だけではなく身体各部位に対しての治療技術、③さまざまな地域活動といった項目を増やし、理学療法の根幹から新たな可能性と治療ヒントを示した。

理学療法の固有技術のうち、何がスポーツ傷害にとって有益となるのか？ぜひ本書で感じてほしい。

■ **主な内容** ■

第1章 スポーツと理学療法
1. スポーツ傷害と理学療法
2. スポーツ動作と理学療法

第2章 スポーツ傷害の機能解剖と評価

第3章 四肢と体幹の傷害に対する理学療法
1. 上肢・体幹のスポーツ傷害の理学療法①
2. 上肢・体幹のスポーツ傷害の理学療法②
3. 体幹のスポーツ傷害の理学療法
4. 下肢のスポーツ障害の理学療法①
5. 下肢のスポーツ障害の理学療法②
6. 運動連鎖と理学療法

第4章 スポーツ傷害と理学療法
1. 投球障害肩と理学療法①
2. 投球障害肩と理学療法②
3. 肩関節外傷と理学療法
4. 野球肘と理学療法
5. 膝関節靭帯損傷に対するリハビリテーション
6. 足関節捻挫に対する理学療法
7. 足部障害に対する理学療法
8. 頸椎外傷に対する理学療法
9. 腰痛に対する理学療法

第5章 スポーツ傷害とコンディショニング
1. スポーツ現場におけるアスレティックリハビリテーションの実際
2. コンディショニングとしてのスリングエクササイズセラピー
3. トップアスリートへの理学療法
4. プロ野球選手への理学療法
5. プロサッカーチーム内における理学療法士の役割
6. 水泳選手のコンディショニング
7. テニス選手のコンディショニング
8. ラグビー選手のコンディショニング

第6章 スポーツ傷害への地域支援
1. 地域におけるスポーツ医科学の支援体制
2. 医療機関を核とした支援体制
3. 中学サッカー選手の地域支援
4. 高校野球の地域支援活動
5. 少年野球選手の地域支援
6. パーソナルトレーナーとしての理学療法
7. 障害者スポーツにおける理学療法士サポート

好評既刊 理学療法MOOK

理学療法MOOK 1	脳損傷の理学療法①【第2版】超早期から急性期のリハビリテーション
理学療法MOOK 2	脳損傷の理学療法②【第2版】回復期から維持期のリハビリテーション
理学療法MOOK 3	疼痛の理学療法【第2版】
理学療法MOOK 4	呼吸理学療法【第2版】
理学療法MOOK 5	物理療法
理学療法MOOK 6	運動分析
理学療法MOOK 7	義肢装具
理学療法MOOK 8	下肢関節疾患の理学療法
理学療法MOOK 10	高齢者の理学療法
理学療法MOOK 11	健康増進と介護予防【増補版】
理学療法MOOK 12	循環器疾患のリハビリテーション
理学療法MOOK 13	QOLと理学療法
理学療法MOOK 14	腰痛の理学療法
理学療法MOOK 15	子どもの理学療法
理学療法MOOK 16	脳科学と理学療法

お求めの三輪書店の出版物が小売書店にない場合は、その書店にご注文ください。お急ぎの場合は直接小社に。

〒113-0033
東京都文京区本郷6-17-9 本郷綱ビル

三輪書店

編集 ☎03-3816-7796 FAX 03-3816-7756
販売 ☎03-3831-3063 FAX 03-3816-8762
ホームページ：http://www.miwapubl.com

■訓練効果UPの秘訣、教えます!!

リハビリテーション効果を最大限に引き出すコツ
― 応用行動分析で運動療法とADL訓練は変わる ―

編集　山﨑 裕司・山本 淳一

- せっかく考えた訓練なのにやってくれない!!
- 思うように訓練効果が上がらない!!
- 患者さんにやる気がないから仕方がない・・・!?
・・・こんな悩みに遭遇したとき、あなたは諦めていませんか？

　本書では、患者さんの病態・障害だけでなく、患者さんを取り巻く環境も含めて捉えることで、これらの悩みを解決します。運動療法やADL訓練への具体的な介入方法や事例集、具体的な目標設定に不可欠である筋力やバランス能力などの基準値データも掲載しており、すぐに臨床での実践・応用が可能です。

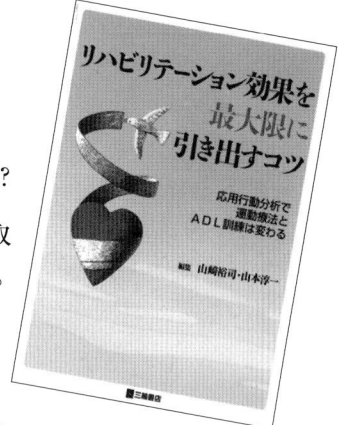

　運動療法やADL訓練は患者さんの協力なしでは成立しません。応用行動分析の視点から「患者力」を引き出す秘訣が満載の本書は、臨床で悩むセラピストにとって、目からウロコの一冊です。

■ 主な内容 ■

第Ⅰ章　なぜ,運動療法・ADL訓練に行動分析が必要なのか
1 実践してもらえない運動療法
2 ADL訓練の現状
3 行動分析の導入

第Ⅱ章　応用行動分析
1 応用行動分析の特徴
2 応用行動分析の基礎
3 行動に働きかける
4 まとめ

第Ⅲ章　理学療法,作業療法現場における応用行動分析の活用
1 うまくいかない場合の原因分析
2 運動療法の効果を最大限に引き出す方法
3 ADL訓練の効果を最大限に引き出す方法

第Ⅳ章　事例集
1 行動レパートリーがある場合 ―運動療法場面への介入―
2 行動レパートリーがない場合 ―ADL訓練場面への介入―

第Ⅴ章　今後の展望
1 強化の理論を支持する事実
2 行動分析と理学療法・作業療法の発展

第Ⅵ章　見通しを与える基準値
1 筋力の基準値
2 関節可動域の基準値
3 バランス能力の基準値
4 酸素摂取量の基準値
5 身体機能維持に必要な歩行量
6 日常生活に必要な歩行スピード
7 まとめ

● 定価3,570円(本体3,400円+税5%)　B5　頁224　2008年　ISBN 978-4-89590-298-4

お求めの三輪書店の出版物が小売書店にない場合は、その書店にご注文ください。お急ぎの場合は直接小社に。

〒113-0033
東京都文京区本郷6-17-9 本郷綱ビル

三輪書店
編集 ☎03-3816-7796　FAX 03-3816-7756
販売 ☎03-3831-3063　FAX 03-3816-8762
ホームページ：http://www.miwapubl.com

■世界水準の知を総結集した夢の「神経科学総合テキスト」誕生!!

脳神経科学

監修	伊藤　正男	東京大学名誉教授、理化学研究所 脳科学総合研究センター 特別顧問
編集	金澤　一郎	国立精神・神経センター 総長
	篠田　義一	東京医科歯科大学大学院医歯総合研究科 システム神経機能学 教授
	廣川　信隆	東京大学大学院医学系研究科 分子細胞生物学専攻 細胞生物学・解剖学 教授
	御子柴克彦	東京大学医科学研究所 脳神経発生・文化分野 教授
	宮下　保司	東京大学大学院医学系研究科 機能生物学専攻 総合生理学 教授

かつて「神の領域」であった脳や心が科学的に解明されはじめてから一世紀。われわれは多くの知見を得たが、それに倍する新たな研究課題に直面することになった。脳科学は人類に残された最後の科学といわれ、現在を「脳科学の時代」と位置づけた国家的プロジェクトが展開されている。

本書はわが国におけるそれぞれの研究の第一人者たち100名が、領域を越え結集することによって実現した本邦初の脳神経学のスタンダードテキストである。本文中に設けられたBOX欄では、研究の歴史、エピソード、臨床との関連などが興味深く、かつわかりやすく解説されている。脳神経の臨床家、研究者、大学院生、学生にとっては見逃すことができない一冊。

■主な内容

序　章	脳神経科学の歩み
第1章	神経系の構造と進化
第2章	細胞
第3章	神経系の細胞の分化
第4章	神経細胞の機能分子と細胞間相互作用
第5章	システムの構造と機能
第6章	認知機能の神経機構

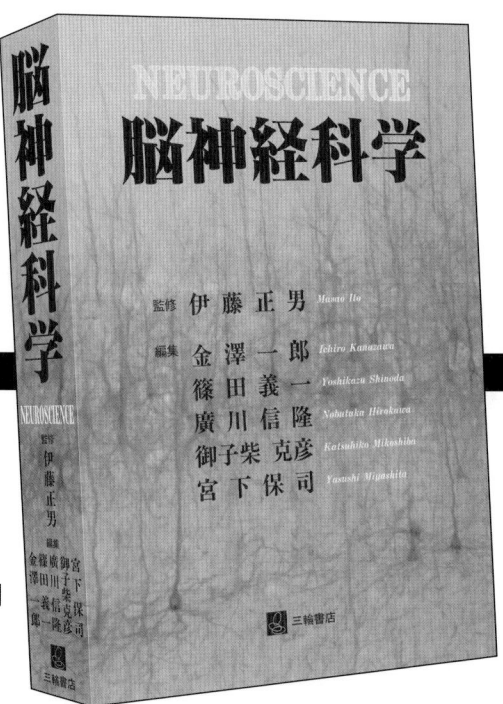

●定価（本体15,000円+税）　B5　頁840　2003年
ISBN978-4-89590-192-5

お求めの三輪書店の出版物が小売書店にない場合は、その書店にご注文ください．お急ぎの場合は直接小社まで．

〒113-0033
東京都文京区本郷6-17-9 本郷綱ビル
三輪書店
編集 03-3816-7796　FAX 03-3816-7756
販売 03-3831-3063　FAX 03-3816-8762
ホームページ：http://www.miwapubl.com

■ 症候から神経形態学を学べるユニークな教科書誕生!!

臨床のための神経形態学入門

後藤 昇・柳下 章・大浜 栄作・宮田 元

　神経系，特に中枢神経系の形態を理解するのは，初学者，ことに学生にとって最大の難関である。その難関は，まず神経解剖学の理解が簡単にはできないという「ジレンマ」に始まる。さらに，その先には神経病理学という病的な形態学の理解がある。この2つの難所だけなら，労を厭う人やこの分野が嫌いな人は避けてしまえばよいわけであるが，現実はそれを許してはくれない。それは神経画像診断学の急速な進歩のためでもある。現在では，医師・医学生のみではなく，看護をはじめとする医療に携わるコメディカルの人たちにも中枢神経系を知ろうとする意識が高くなっている。したがって，これら医療全般の本来はまず神経形態学を学ばなくてはならない立場の人たちには，この領域を楽しく勉強できるよい教科書がなく，たいへんな不便を感じているのが現実でもある。このような諸般の事情を十分に考慮して誕生したのが本書である。

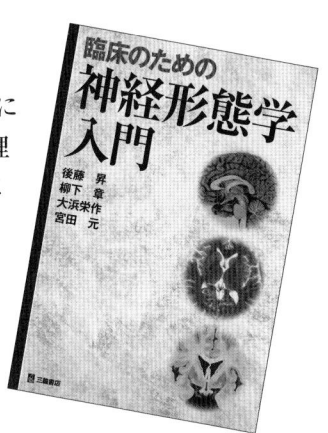

　本書はまさに神経解剖学，画像診断学，神経病理学などの既成の領域概念を超えた神経形態学という新しい分野を目指しての執筆である。神経学に関心のある医師・医学生、多くのコメディカル・スタッフに読んでいただきたい神経学の最新の教科書である。

■ 主な内容 ■

第1章　正常構造と画像解剖
第2章　症候から見た神経形態学
　1. 運動麻痺
　2. 運動失調
　3. 不随意運動
　4. 錐体外路症候
　5. 知覚障害
　6. 高次脳機能障害
　7. 認知症（痴呆）
　8. 頭蓋内圧亢進と脳ヘルニア
　9. 血管障害
　10. 頭部外傷と脊髄損傷
　11. 脳腫瘍
　12. 髄膜と脳脊髄液の異常
　13. 脊髄と脊髄神経の障害
　14. 顔面の異常
　15. 眼と視覚の異常
　16. 耳・聴覚・平衡覚の異常
　17. 舌・咽頭・喉頭の異常
　18. けいれん発作
　19. 自律神経異常
　20. 神経系の発生と発生異常
　21. 筋と筋力の異常
　22. 中毒性疾患
　23. 代謝性疾患
　24. 大脳白質の病変

第3章　補遺：その他の知っておきたい事項
　1. 脳血管障害の大型染色切片
　2. 神経皮膚症候群（母斑症）
　3. 神経形態学人名録

●定価25,200円（本体24,000円+税5%）　A4　頁420　2008年　ISBN 978-4-89590-320-2

お求めの三輪書店の出版物が小売書店にない場合は，その書店にご注文ください．お急ぎの場合は直接小社に．

〒113-0033
東京都文京区本郷6-17-9 本郷綱ビル

三輪書店
編集●03-3816-7796　FAX 03-3816-7756
販売●03-3831-3063　FAX 03-3816-8762
ホームページ：http://www.miwapubl.com

■ 知覚・認知の視点から，身体運動がもつ新たな一面を解き明かす

身体運動学
── 知覚・認知からのメッセージ

樋口 貴広（首都大学東京 人間健康科学研究科）
森岡　周（畿央大学健康科学部理学療法学科）

　従来，身体運動学といえば，運動の出力に関わる機能解剖学，運動力学，運動生理学などの機能を取り扱う学問であった。しかし近年，認知科学の急速な発展に伴い，知覚・認知機能が運動制御や運動機能に密接に関連しているという事実が次々と明らかにされている。リハビリテーション領域においても，知覚や認知機能の重要性を認識するセラピストが増加し，その成果を臨床に活かそうという気運が高まっている。

　本書は，二人の筆者がそれぞれの専門である『実験心理学』と『リハビリテーション科学』の立場から認知科学の研究成果を紹介したうえで，知覚・認知機能が身体運動に対してどのような貢献をしているか，また知覚・認知の機能を理解することの臨床的重要性について，わかりやすく解説した秀逸な一冊である。

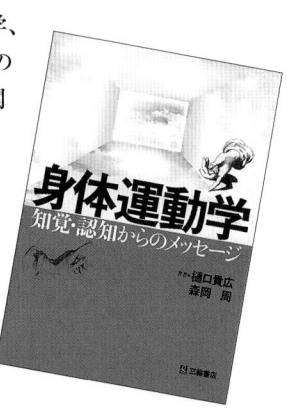

■ 主な内容 ■

第1章　知覚・認知と身体運動の不可分性……樋口貴広
　第1節　関連用語の整理
　第2節　知覚と身体運動
　第3節　認知と身体運動
　第4節　リハビリテーションとの接点

第2章　知覚の顕在性，潜在性と身体運動……樋口貴広
　第1節　意識経験と身体
　　◆ 身体意識
　　◆ 身体意識を物語る不思議な現象
　第2節　意識と注意
　　◆ 空間的注意，視覚的注意
　　◆ 非注意性盲目，チェンジ・ブラインドネス
　　◆ 注意の瞬き
　　◆ 半側空間無視─注意の障害？
　第3節　意識にのぼらない知覚
　　◆ 意識にのぼらない知覚情報処理
　　◆ 意識にのぼらない知覚情報に対する意味的な処理
　　◆ 意識にのぼらない知覚情報処理と身体運動
　　◆ 身体運動に意識は必要ないのか？

第3章　知覚運動系という考え方……樋口貴広
　第1節　知覚と運動の循環論
　　◆ 生態心理学の発想
　　◆ 知覚と行為の循環論
　第2節　視線行動と身体運動
　　◆ 視線行動の基礎
　　◆ 視線行動と歩行
　　◆ 視線行動と上肢動作
　　◆ 視線行動のもつ可能性

第4章　身体と空間の表象……樋口貴広
　第1節　身体の表象
　　◆ 身体図式の特性
　　◆ 身体図式と道具，半側空間無視
　第2節　空間の表象─身体との接点
　　◆ 「手の届く空間」の表象
　　◆ 「移動する空間」の表象

第5章　運動の認知的制御……森岡 周
　第1節　情報器官としての身体
　　◆ 身体を通して獲得する情報とその情報処理
　第2節　運動の認知的制御システム
　　◆ 運動の認知的制御
　　◆ 上肢動作の認知的制御
　　◆ 歩行の認知的制御

第6章　運動学習……森岡 周
　第1節　運動学習とは何か
　　◆ 運動学習の定義
　第2節　運動学習の諸理論
　　◆ 発達・行動心理学に基づく学習の諸理論
　　◆ 運動学習理論の展開
　第3節　運動学習の神経科学
　　◆ 運動学習の神経科学的基盤
　　◆ 運動学習の神経科学モデル

● 定価2,940円（本体2,800円+税5%）　A5　頁250　2008年　ISBN 978-4-89590-319-6

お求めの三輪書店の出版物が小売書店にない場合は，そちらにご注文ください．お急ぎの場合は直接小社へ．

〒113-0033
東京都文京区本郷6-17-9 本郷綱ビル

三輪書店

編集 ☎03-3816-7796　FAX 03-3816-7756
販売 ☎03-3831-3063　FAX 03-3816-8762
ホームページ ◆ http://www.miwapubl.com